Volker zur Linden, Maria Ursula Kreye

Der Immun-Code

Schriften der Bayerischen Akademie für Gesundheit
Hg. Bayerische Akademie für Gesundheit
Lauterbacher Mühle – Osterseen e.V.

Autorin und Autor:

Volker zur Linden (Jg. 1924), Dr. med.; internistische Fachausbildung mit psychosomatischer Ausrichtung; Leiter eines internistischen Krankenhauses mit psychosomatischer Abteilung; 26 Jahre internistische Praxis mit Schwerpunkt Onkologie in München; seit 1989 überwiegend schriftstellerische Tätigkeit mit Schwerpunkt Psychoneuro-Immunologie. Spezielle Thematik: Tumorentstehung aus morphogenetischer Sicht.

Maria Ursula Kreye (Jg. 1955), Dr. med.; 5-jährige internistische Weiterbildung Univ.-Klinik Kiel, Kreiskrankenhaus Ansbach, Anthroposophische Klinik Öschelbronn; seit 1989 Praxistätigkeit in München mit Schwerpunkt Psychosomatik; seit 2006 zusätzlich freie Mitarbeit als Psychotherapeutin in der Herz/Kreislauf-Reha-Klinik Lauterbacher Mühle/Osterseen; Ausbildung in Therapeutischer Psychosynthese, Traumanalyse nach Ortrud Grön; Weiterbildung Traumatherapie, Neurobiofeedback, Sakraler Tanz.

Volker zur Linden / Maria Ursula Kreye

Der Immun-Code

Das Immunsystem als Schlüssel
zu Vorbeugung und Selbstheilung

EHP
– 2010 –

© 2010 EHP – Verlag Andreas Kohlhage, Bergisch Gladbach
www.ehp.biz

Bibliografische Information der Deutschen Nationalbibliothek

Die Deutsche Nationalbibliothek verzeichnet diese Publikation in der
Deutschen Nationalbibliografie; detaillierte Daten sind im Internet
über http://dnb.d-nb.de abrufbar.

Umschlagentwurf: Uwe Giese MarktTransparenz
– unter Verwendung eines Bildes von Dorothea Cyran-Daboul: Untitled –

Gedruckt in der EU

ISBN 978-3-89797-063-2

Inhalt

Danksagung

Von Herzen Dank sagen möchten wir Prof. Dr. Uwe Tewes, der sich mit größtem persönlichen Engagement dafür eingesetzt hat, dass dieses Buch erscheinen konnte, als immer ansprechbarer Vermittler, konstruktiver Gesprächspartner und kritischer Lektor.

Ein weiterer Dank gilt Herrn Kohlhage vom EHP-Verlag, der die Herausgabe des Buches so schnell und unkompliziert ermöglichte.

Den vielen Menschen, die dieses Buch inspirierten, sei ebenfalls gedankt, stellvertretend namentlich erwähnt sei Helga zur Linden, deren Archiv praktischer themenbezogener Übungen Grundlage war für die endgültige Ausarbeitung und Erweiterung.

Insbesondere gilt unser Dank aber auch unseren Patienten, die durch ihre Fragen und Probleme den Themenkatalog bereichert und aktualisiert haben. Nicht zuletzt möchten wir uns gegenseitig danken für eine freudige, bereichernde, wohlwollende und respektvolle Zusammenarbeit.

Vorwort der Herausgeber

Ein wesentliches Anliegen der Bayerischen Akademie für Gesundheit und ihrer Publikationen ist die Förderung des Wissens über die menschlichen Selbstheilungskräfte und deren Einflüsse auf die Verhinderung oder den Verlauf von Erkrankungen. Der vorliegende Band beleuchtet die Bedeutung des Immunsystems für die Gesunderhaltung und für die Fähigkeit zur Selbstheilung.

Während man früher das Immunsystem als autonomes System betrachtete, dessen Funktionen weitgehend im Reagenzglas untersucht wurden, fand man in neuerer Zeit immer mehr Belege dafür, dass die Immunantwort auch durch Prozesse des Hormonsystems und des Nervensystems moduliert wird. Schon bei grober Betrachtung fallen Gemeinsamkeiten in der Organisation des Zentralen Nervensystems und des Immunsystems auf. Beide Systeme besitzen die Fähigkeit zur Kommunikation über Entfernungen (Nerven bzw. »wandernde« immunkompetente Zellen), sie können ein Gedächtnis entwickeln (Gehirn bzw. lang lebende Gedächtnis-Lymphozyten), und schließlich verwenden beide Systeme chemische Botenstoffe zur Signalübermittlung (Neurotransmitter/Neuropeptide bzw. Lymphokine/Zytokine).

Die Wechselbeziehungen zwischen Nerven-, Hormon- und Immunsystem sind jedoch sehr komplex, da diese Systeme in einem komplizierten biochemischen Netzwerk miteinander kommunizieren. So kann beispielsweise einerseits eine neurale Regulation der immunologischen Aktivitäten durch autonome Nerven erfolgen, die die primären und sekundären lymphatischen Organe versorgen. Und andererseits können Hormone, Neurotransmitter und Neuropeptide immunologische Funktionen über spezifische Membranrezeptoren auf immunkompetenten Zellen beeinflussen. Das Gehirn kann somit sowohl auf direktem Weg als auch auf dem Umweg über das Hormonsystem Einfluss auf das Immunsystem nehmen.

Aber auch der umgekehrte Weg vom Immunsystem zum Nerven- und Hormonsystem ist mittlerweile erforscht. Aktivierungen des Immunsystems führen beispielsweise zu Veränderungen der neurophysiologischen und neuroendokrinen Aktivitäten des Zentralen Nervensystems. Aktivierte Lymphozyten synthetisieren und sezernieren Hormone in kleinen Dosen, und Zytokine (Interleukine und Interferone) wirken auf zentralnervöse Funktionen ein.

Vereinfacht könnte man sagen: Unsere seelischen Vorgänge sind nicht verstehbar ohne Berücksichtigung der Aktivitäten unseres Immunsystems, und die Frage, warum Krankheiten so unterschiedliche Verläufe nehmen können, lässt sich ohne Berücksichtigung der seelischen Einflüsse auf die Immunfunktionen nicht beantworten.

Der vorliegende Band unserer Reihe gibt einen auch für den medizinischen Laien verstehbaren Einblick in diese außerordentlich komplexen Strukturen. Die Autoren bedienen sich dabei des Kunstgriffs der Veranschaulichung dieser auf vielen Wegen miteinander vernetzten Vorgänge durch die Übersetzung in Metaphern in Form einer mittelalterlich befestigten Stadt, die dem Leser deutlich macht, was dieses System zu leisten hat und wie es diesen Aufgaben nachkommt. Wer sich auf diese Sichtweise einlässt, versteht schnell, dass das Immunsystem mehr ist, als ein bloßes Abwehrbollwerk gegen feindliche Attacken auf unsere körperliche Gesundheit, sondern dass es als wesentlicher Bestandteil unsere einzigartigen Identität mit dafür verantwortlich ist, wie wir uns fühlen, wie wir uns verhalten und wie wir unvermeidliche Krisen in unserem Leben bewältigen. Man versteht auch, wie sehr wir uns Schaden zufügen, wenn wir mit dem Potenzial, den Ressourcen unseres Immunsystems nicht sorgsam umgehen.

Die Autoren zeigen außerdem, dass die Natur das Rad nicht immer wieder neu erfinden musste. Das Immunsystem als ältestes informationsverarbeitendes System unseres Körpers verfügt schon in rudimentärer Form über alle Fähigkeiten, die sich später auch im Gehirn und Nervensystem entwickelt haben. Wenn wir dem menschlichen Gehirn beispielsweise die Fähigkeiten zur Wahrnehmung und Erkennung, zum Lernen und Wiedererinnern, zur Informationsverarbeitung und zum Informationsaustausch, zur Steuerung und Koordination zuschreiben, so zeigen uns die Autoren, dass all diese Fähigkeiten auch schon im Immunsystem angelegt sind.

Nur unter dieser Voraussetzung werden wir lernen, uns den Reichtum an Selbstheilungskräften, den uns die Natur mitgegeben hat, in vollem Umfang nutzbar zu machen.

Ortrud Grön
Prof. Dr. med. Friedrich-Wilhelm Schwartz
Prof. Dr. phil. Uwe Tewes

Das Immunsystem – eine dynamische Betrachtung

Schöpferische Wege

Das Leben lässt sich als fortwährend entfaltender und gestaltender Prozess betrachten. Der Mensch ist im Hinblick auf sein eigenes Leben auch dessen Mitschöpfer. Schöpfer zu sein bedeutet auch, Bewusstsein in das eigene Nichtwissen zu bringen, die eigenen Gefühle zu klären und daraus die eigene schöpferische Kraft zu entdecken und die innere Balance in sich selbst zu suchen, Abgespaltenes zu integrieren und die persönliche Einzigartigkeit zu akzeptieren.

Hier soll gezeigt werden, wie sich dieses Schöpfungsprinzip auch im Immunsystem mit all seinen Fähigkeiten widerspiegelt und dass sich Gesundheit und menschliches Leben vor diesem Hintergrund nur in seiner Ganzheit verstehen lässt. In diesem Zusammenhang werden fundamentale Fragen nach dem Gesundsein, dem Gesundwerden und dem Gesundbleiben gestellt. Die Leser werden dazu ermuntert, sich zuallererst auf sich selbst zu besinnen.

Dieses Buch lädt dazu ein, sich eigene schöpferische Wege zu erschließen zum Gesundwerden und zum Immunwerden gegen Krankheiten und kränkende Anfechtungen des Alltags. Eigeninitiative und Selbstverantwortung sind gefragt, und es sollen Wege aufgezeigt werden, wie diese geweckt und gestärkt werden können.

Auf solch eigenständigen Wegen zu Gesundheit wird etwas Bedeutsames entdeckt: der Wunsch nach eigener Lebenserfüllung. Denn wer Gesundheit anstrebt, sieht sich erfahrungsgemäß konfrontiert mit den ewigen Fragen nach Sinn und Zweck des Lebens. Erfüllung im Dasein zu finden kann sogar wichtiger werden als der Wunsch, gesund zu sein. Innerstes Einverstandensein – mit sich selbst und all seinen Lebensumständen – wird möglicherweise als so beglückend erfahren, dass für das Erstreben von Gesundheit plötzlich andere Einflussgrößen wirksam werden. Wenn angesichts alltäglicher bis existenzieller Lebensfragen innere Antworten gegeben und übergeordnete Zusammenhänge beleuchtet werden, gewinnen wir Sicherheit und Selbstverständnis. Solch schöpferische Wege zum Gesundsein entpuppen sich dann zunehmend als klarer Weg zu sich selbst.

Wie wichtig die Suche nach dem Sinn und Zweck des Daseins für die seelische Gesundheit ist, erläuterte schon vor über sechzig Jahren Viktor E. Frankl in seiner sinnzentrierten Psychotherapie (Logotherapie), die davon ausgeht, dass die Suche nach dem Daseinssinn das primäre Motiv des menschlichen Erlebens und Verhaltens ist. Sie entwickelt sich aus den Bedürfnissen nach Selbstverantwortlichkeit und Ausschöpfung des eigenen Potenzials. Dass dies aber auch für die körperliche Gesundheit gilt, zeigen Untersuchungen zur Auswirkung von massiven seelischen Belastungen auf das Immunsystem. So reagiert beispielsweise das Immunsystem sehr unterschiedlich bei Personen, die einen schwer erkrankten nahen Angehörigen zu pflegen haben, beispielsweise den Partner oder das eigene Kind. Während es bei solchen Personen, die an der Aufgabe verzweifeln und sich vor allem durch Verlustängste und Gefühle der Hoffnungslosigkeit und Überforderung belastet fühlen, zu einer Schwächung der Immunfunktionen kommt, wird das Immunsystem eher aktiviert und gestärkt, wenn der Pflegende seine Aufgabe als sinnerfüllenden und hilfreichen Beistand für den leidenden Angehörigen erlebt.

Nachdem aus unserem Gesundheitswesen zunehmend ein Krankheitswesen wurde, ist es nun höchste Zeit, eigene und individuelle Wege in Richtung Gesundheit zu entwickeln und zu gehen. Uns wurde viel – so beängstigend viel! – abgenommen in Sachen Krankheit, dass von Gesundheit kaum noch die Rede ist. Zunehmend wurden Fachmediziner und Spezialisten in Praxen und Krankenhäusern dazu in die Pflicht genommen, unsere Krankheiten zu tilgen. Das ließ Patienten und sogar jene, die noch keine »Leidenden« sind, unmündig werden hinsichtlich der Sorge und Verantwortung für die eigene Gesundheit. Wir verlernten, Schmerz als Signal zu beachten. Stattdessen wurden wir gedrängt, schon kleinste Unpässlichkeiten so schnell wie möglich auszuschalten – statt auf sie zu horchen und ihren Botschaften nachzugehen. Wir gewöhnten uns an, Signale unseres Körpers und unserer Seele zu überhören – statt sie zu er-hören und deren Ursachen zu erforschen. Wir verloren den Blick für diese kleinen, aber bedeutsamen Zusammenhänge und haben keine Beziehung mehr zum großen Ganzen. Dieses Buch will wieder »umkehren« in Richtung Gesundheit, und diesen Weg gemeinsam mit den Lesern gehen.

Dieses Buch lädt dazu ein,

- Krankheit wieder zur eigenen Angelegenheit zu machen und angesichts dieser Herausforderung mündig zu werden,
- Krankheitsursachen und die dazu gehörenden Lebensumstände bei sich selbst zu suchen und zu erforschen,

- die Zusammenhänge auf und zwischen den verschiedenen Ebenen zu erkennen und einfühlsam den eigenen Lebenskurs dementsprechend auszurichten
- und das eigene schöpferische Potenzial auszuloten und damit den eigenen Weg zur Gesundheit zu entdecken.

Dieses Buch ermuntert dazu, über die körperliche Hygiene hinaus auch die seelischen und geistigen Aspekte zu integrieren, indem wir
- schon auf kleine, scheinbar unbedeutende körperliche Signale achten und darauf reagieren,
- unscheinbare seelische Verstimmungen fühlen und darauf eingehen,
- die Wirksamkeit der Gedankenkräfte erkennen und anwenden.

Wie oft erlebte ich in meiner Praxis beispielsweise folgende Situation: Eine etwa vierzigjährige Patientin fragt mich: »Herr Doktor, womit haben Sie meiner Nachbarin so gut geholfen? Sie ist wieder völlig gesund, und ich nehme seit Monaten die verschiedensten Medikamente ein, verspüre aber kaum Besserung. Könnten Sie mir dieses Mittel auch verschreiben?«

Jedes Mal muss ich diese Patienten enttäuschen, die ein Wundermittel von mir erwarten. Doch im weiteren Gespräch beginnt in diesem Moment ein wichtiger Prozess, der durch einen Rückblick eingeleitet wird: »Welche Beschwerden haben Sie? Wann begannen diese? Was haben Sie schon alles unternommen?«

Zum Beschwerdebild dieser Patientin erfahre ich folgende Vorgeschichte:

Es begann vor vier Jahren mit einer schweren Kiefereiterung als Folge einer Zahnwurzelentzündung. Mit Hilfe eines starken Antibiotikums war die Entzündung nach etwa einer Woche zurückgegangen und der Zahn konnte gezogen werden. Doch danach plagten sie die unterschiedlichsten Beschwerden. Erst löste eine Erkältung die andere ab. Dann waren ihre Nebenhöhlen entzündet und wieder wurde mit Antibiotika behandelt. Als das »in Ordnung« war, bekam sie kurz darauf eine Blasenentzündung. Nach deren »erfolgreicher« Behandlung ging es mit einer chronischen Bronchitis los. Doch das war noch nicht alles: Ihre Verdauung war gestört, sie hatte ständig eine belegte Zunge und es fehlte ihr an Appetit. Kein Wunder, dass sie ihren Alltag nur noch mühsam bewältigte und keine rechte Lebensfreude mehr empfand.

Doch meine Antwort enttäuschte diese Patientin zunächst: »Es gibt kein Medikament, das Sie im Nu wieder gesund machen kann. Auch ich als Arzt kann Ihnen nicht wirklich helfen. Ihr eigentlicher und wichtigster

Arzt wohnt … [hier schaue ich auf die Karteikarte der Patientin] … in der Müllerstraße 8«. Erstaunt und irritiert über meinen vermeintlichen Witz antwortet die Patientin, da wohne sie ja selber. Und ich betone noch einmal: »Ja richtig, Sie selbst sind tatsächlich Ihr bester Arzt.«

Natürlich sind Patienten als »Leidende« – die ja Hilfe suchen – zunächst überrascht, wenn ich sie mit diesem herausfordernden Satz konfrontiere: »**Sie selbst sind Ihr bester Arzt**«. Erst wenn ich daraufhin die vielfältigen Zusammenhänge anspreche, warum das so ist, kommt etwas Wichtiges in Bewegung – auf den verschiedensten Ebenen.

Dass im Fall der Nachbarin ein Medikament als Wundermittel erlebt wurde, wird erst verständlich durch deren Mitarbeit am Gesundungsprozess – in diesem Fall einer wichtigen Umstellung in der Ernährung. So konnte ich meiner Patientin an dem Beispiel deutlich machen, dass aktive Mitarbeit die wesentliche Voraussetzung für den Heilungsprozess bei ihrer Nachbarin war, und das verordnete Medikament nur dadurch wirken konnte.

Hier ist schon das Hauptanliegen unseres Buches deutlich zu erkennen: dass das Wichtigste nur selbst getan werden kann – im Krankheitsfall, um wieder **gesund zu werden** – aber vor allem, um **gesund zu bleiben**. Wir sprechen hier ganz bewusst die Vorbeugung an. Dieses Buch möchte dazu anregen, **rechtzeitig selbst aktiv** *zu werden* – statt sich ein Rezept in die Hand drücken zu lassen, um sich damit Gesundheit zu kaufen.

Sind Sie denn wirklich der Überzeugung, dass Gesundheit käuflich ist? Natürlich können Sie hilfreiche Medikamente in der Apotheke kaufen, sich gesundheitsfördernde Nahrungsergänzungsmittel im Reformhaus beschaffen oder sich auf biologische Produkte vom Naturkostladen umstellen. Doch macht das allein gesund? Was verstehen Sie unter Gesundheit? Strahlende und lebensstrotzende Gesundheit, und deren ständige Erhaltung oder schlichte, stabile Gesundheit, die ohne viel Aufhebens den vielfältigen Wehwehchen Paroli bietet? Und was erwarten Sie von einer Heilung? Wirksame Heilung, die ganzheitlich und auf allen Ebenen stattfindet? Wo und vor allem wie kann sie »erworben« werden? Hier stoßen wir auf einige grundsätzliche Fragen:

- Was ist das: Gesundheit und was ist Krankheit? Oder subjektiv gefragt: Wie fühlt sich Gesundheit, wie Krankheit eigentlich an?

- Wie und warum werden wir krank und wodurch werden wir wieder gesund?

- Welche Verbindungen lassen sich zwischen diesen beiden Lebenszuständen entdecken?

- Wie können wir als Gesunde gesund bleiben und Krankheit vermeiden?
- Was können wir als Kranke zu unserer Heilung beitragen?
- Welchen Einfluss haben wir selbst auf das Erkranken?
- Wann, warum und weshalb erkrankt der Mensch überhaupt?

Alle diese Fragen führen hin zum Wesen der Selbstheilungskräfte. Die Antworten zeigen uns, welche Rolle wir selbst als Träger dieser höchst wirksamen Kräfte spielen.

Wege zur Aktivierung und Unterstützung unserer Selbstheilungskräfte

Werden wir krank, aktiviert unser Organismus automatisch und umgehend seine Selbstheilungskräfte – ein außerordentlich wirkungsvoller Vorgang. Dennoch können wir die Sorge für die Erhaltung unserer Gesundheit nicht nur diesem Geschenk der Natur überlassen.

Ein Tier verstößt instinktiv niemals gegen die Interessen seiner Gesunderhaltung. Nur wir Menschen missbrauchen unseren freien Willen häufig gegen die naturgegebenen Gesetze und Einrichtungen, die unserer Gesundheit dienen. Andererseits könnten und können wir diesen freien Willen natürlich für das Gesundbleiben sowie für das Wieder-gesund-Werden bewusst einsetzen.

Die Behauptung: »Du selbst bist dein bester Arzt« wird dann Ihren Widerspruch nicht mehr herausfordern, wenn Sie anhand dieses Buches zunehmend feststellen werden: Gott sei Dank kann ich für meine Gesunderhaltung und die Stärkung meiner Abwehrkräfte sehr viel mehr selbst tun als ich bisher ahnte.

So will unser Buch

- informieren,
- motivieren und
- aktivieren.

Informieren Sie sich über die sieben Wirkebenen, auf denen das Immunsystem tätig ist! Lassen Sie sich von diesem kreativen Geschehen beeindrucken und zu eigenen Erfahrungen anregen und motivieren! Das wird das Beste in Ihnen aktivieren: Eigeninitiative und Selbstverantwortung – und darum geht es! Wenn Sie dazu bereit sind, wird das innere Schwungrad der Selbstheilungskräfte wieder angestoßen. Und das schöpferische Prinzip des Lebensprozesses steht zu Ihren Diensten.

Vielfältige Anregungen und wirksame Übungen erwarten Sie, um Ihre Selbstheilungskräfte zu wecken, zu aktivieren und zu stärken. Viele davon können Sie leicht in Ihren Alltag integrieren.

In den folgenden Kapiteln gewinnen Sie Einsichten in die weit verzweigten und miteinander vernetzten Wirkzusammenhänge unseres Immunsystems. Dadurch angeregt, wird Ihnen der Schritt in die Selbstverantwortung sicher leicht fallen.

Sind Sie neugierig geworden, wie Sie Ihre Selbstheilungskräfte wieder aktivieren können? Neugierde als wache Aufmerksamkeit und Bereitschaft, sich Neuem zu öffnen – diesem »Neuen«, das seit jeher in Ihnen liegt: Ihre eigenen schöpferischen Kräfte. Es sind jene Kräfte, die das Leben sowohl erschaffen als auch erhalten, und es unablässig weiter gestalten.

Jeder bringt seine eigenen, ganz individuellen Voraussetzungen und Ideen zur Lebensgestaltung und -erhaltung mit. Dieses Buch möchte Sie dazu anregen, diesbezüglich *selbst aktiv zu werden* und Ihre ursprünglichen kreativen Möglichkeiten (wieder!) zu entdecken und sie zu entfalten. Lassen Sie sich von den vorgestellten Anregungen und Übungen inspirieren. Sie sind in der Praxis erprobt, entstanden durch eigene Erfahrungen, auf dem Wege aufgegriffen, geboren aus Ideen und Visionen. Probieren Sie davon aus, was Ihnen zusagt – unvoreingenommen wie ein Kind.

Achten Sie schon beim Lesen auf Ihre innere Stimme. Selbst wenn diese sich nur ganz leise in Ihnen meldet. Lauschen Sie ihr nach, und wenn Sie sicher sind, dann folgen Sie mutig diesem eigenen Impuls. Probieren Sie aus, was Sie am meisten anspricht. Bleiben Sie dabei, wenn es Freude macht. Auch wenn es sich um etwas völlig Neues und für Sie Ungewohntes handelt. Gerade dann!

Die Forderung, neue Anregungen und Vorschläge anzunehmen und umzusetzen, konfrontiert viele von uns zunächst mit der eigenen Bequemlichkeit und Trägheit. Springen Sie trotzdem einmal mutig über Ihren eigenen Schatten und machen Sie dabei ungewohnte, vielleicht Ihr Leben verändernde Erfahrungen. Nur Sie selbst können es tun!

Sich ein einziges Mal einen Ruck zu geben, kann schon ein wichtiges Erfolgserlebnis auslösen (»Mensch, das kann ich ja!« oder »Das hab ich doch noch nicht verlernt!«) Solch neu oder wieder gewonnenes Selbstbewusstsein wirkt wie ein frischer Wind in Ihrem Leben. Entfachen Sie ihn! Schon der Entschluss, sich auf Neues, auf Ungewohntes einzulassen, ist ein positiver Impuls für Ihre Selbstheilungskräfte.

Wie das geschehen kann, erfahren Sie in den nächsten Kapiteln – und *in sich selbst!*

Das persönliche Immun-Profil

Wir möchten Sie ermutigen, sich zunächst einen Überblick über den derzeitigen Funktionszustand Ihres Immunsystems zu verschaffen. So können Sie eventuelle Belastungszusammenhänge erkennen. Die in den Tabellen 1 und 2 enthaltenen Fragebögen stellen Ihnen die wichtigsten Testfragen hinsichtlich Ihrer persönlichen Abwehrbereitschaft.

Immunbezogene Testfragen Lebensumstände / Verhaltensweisen	Ja, stimmt	Nein, stimmt nicht
Schenken Sie Ihrer Ernährung wenig Beachtung (s. Kap…)?		
Treiben Sie wenig oder nur unregelmäßig Sport?		
Haben Sie zu wenige Ruhepausen in Ihrem Tagesablauf (s. Kap…)?		
Rauchen Sie?		
Spielen Alkohol oder Drogen eine Rolle?		
Gibt es in Ihrer Familie anhaltende ungewöhnliche Belastungen?		
Bestehen anhaltende ungewöhnliche berufliche Belastungen?		
Sind Sie mit anhaltenden ungewöhnlichen Belastungen anderer Art konfrontiert?		
Sind Sie einer außergewöhnlichen Strahlenbelastung (s. Kap…) ausgesetzt?		
Sind Sie mit Ihrer derzeitigen Lebenssituation unzufrieden?		
Summe der Antworten:		

Je mehr Ja-Antworten Sie in dieser Selbstdiagnose angekreuzt haben, umso mehr mögliche Ursachen für die Beeinträchtigung Ihrer Immunfunktionen gibt es in Ihrem Leben. Sie können jedoch direkt auf diese selbst geschaffenen Lebensumstände und eingeschliffenen Verhaltensweisen einwirken. Entschließen Sie sich heute noch zu den entsprechenden Änderungen in Ihrem Leben, damit bestehende Probleme verringert und Zug um Zug abgebaut werden. So tragen Sie schon wesentlich und ohne fremde Hilfe zur Verbesserung Ihrer körpereigenen Selbstheilungskräfte bei. Unterstützende Anregungen für solche ersten notwendigen Eigeninitiativen finden Sie in diesem Buch.

Diese und die folgenden Testfragen können wichtige Hinweise auf körperbezogene Zusammenhänge geben, die eine veranlagte oder chronische

Immunbezogene Testfragen		
Medizinische Probleme	**ja**	**nein**
Haben Sie öfter als ein- oder zweimal jährlich eine Erkältung?		
Haben Sie öfter als einmal jährlich eine Grippe?		
Bestehen entzündliche Herderkrankungen (s. Kap…) im Zahn-, Kiefer-, Nasen- oder Nasennebenhöhlenbereich?		
Haben Sie Amalgamfüllungen (schwarz) in Ihrem Gebiss?		
Sind Sie öfter als ein- oder zweimal jährlich in ärztlicher Behandlung?		
Nehmen Sie regelmäßig Medikamente ein?		
Haben Sie in den letzten 5 Jahren mehr als einmal ein Antibiotikum eingenommen?		
Neigen Sie zu vegetativen Störungen? (Herz / Kreislauf, Verdauung)		
Neigen Sie zu psychischen Störungen? (Nervosität, seelische Unausgeglichenheit)		
Gibt es eine familiäre Disposition für bestimmte entzündliche Krankheiten?		
Gibt es eine familiäre Disposition zu Tumorkrankheiten?		
Neigen Sie zu anderen wiederkehrenden Erkrankungen?		
Summe der Antworten:		

Belastung Ihres Immunsystems bilden. Besprechen Sie solche Probleme unbedingt mit Ihrem Arzt.

Vorbeugung

Die wissenschaftliche Bedeutung von Vorbeugung ist Prävention (von lat. *praevenire* = zuvorkommen). In seiner ursprünglichen Bedeutung heißt Vorbeugung: ›der Krankheit zuvorkommen‹, was bedeutet, es gar nicht erst zu einer Erkrankung mit entsprechender Diagnose kommen zu lassen. Damit wäre Vorbeugung die einfachste und billigste Art, gesund zu bleiben.

Im »Glossar zur Gesundheitsreform« finden wir unter Prävention:

> »Prävention bedeutet Vorbeugung: Die meisten Krankheiten sind nicht angeboren, sondern im Laufe des Lebens erworben. Jeder hat die Chance, möglichen Erkrankungen aktiv vorzubeugen. Vor allem natürlich durch regelmäßige Bewegung, richtige Ernährung und ausreichende Erholung. Solche Verhaltensweisen im Alltag sind entscheidend, wenn es um die Verringerung von Krankheitsrisiken geht. Auf diese Weise kann auch die Entstehung chronischer Krankheiten vermieden werden. Darüber hinaus lassen sich durch Impfungen bestimmte Krankheiten verhindern. In der Fachsprache nennt man dies ›Primärprävention‹.«

Früherkennungsuntersuchungen gelten hingegen als »Sekundärprävention«. Bei schweren Erkrankungen gibt es noch die »Tertiärprävention«, »um die Verschlimmerung der Krankheit zu verhindern und Folgeschäden zu vermeiden«. Doch »wer aktiv vorbeugt und lange gesund bleibt, hat einen großen Gewinn für seine Lebensqualität«. Er wird zudem im Rahmen von »Bonusprogrammen« der gesetzlichen Krankenkassen finanziell belohnt, wobei sich allerdings die Frage stellt, ob das wirklich eine ausreichende Motivation für eine selbstverantwortliche Gesundheitsvorsorge sein kann. Es heißt: »Durch ein Präventionsgesetz wird künftig die Prävention neben der Akutbehandlung, der Rehabilitation und der Pflege zu einer eigenständigen Säule im Gesundheitswesen ausgebaut.« Diese »eigenständige Säule« Vorbeugung auszubauen, wäre in der Tat dringend notwendig, wobei gegenwärtig aber wohl eher die gute Absicht im Vordergrund steht und bisher weniger für die strukturellen Veränderungen im Gesundheitswesen getan wurde.

Nach Victor Hugo »ist nichts auf der Welt so mächtig wie ein Impuls, dessen Zeit gekommen ist«. Wir stellen diesen elementaren Impuls – die Vorbeugung – in den Mittelpunkt unseres Buches. Wir glauben, dass für die Vision der Prävention die Zeit gekommen ist. Der im Grunde zeitlosen, natürlichen Idee »Vorbeugen ist besser als Heilen« wollen wir wieder den Rücken stärken und sie

Ihnen wärmstens ans Herz legen. Damit endlich »von der Basis« her, von der Vielzahl der jetzt Betroffenen, der Grundstein gelegt wird. Von jenen also, die die Bedeutung und einzigartige Chance der Vorbeugung erkennen. Denn eine »eigenständige Säule« braucht ein starkes, tragfähiges Fundament. Das ist nicht allein per Gesetz zu erreichen, sondern kann nur von selbstverantwortlichen Menschen verwirklicht und getragen werden, die aufgrund ihrer Einsicht in die Zusammenhänge kooperativ handeln und mitwirken.

Fangen wir gleich damit an, denn der Körper ist bestens dazu ausgerüstet, seine Gesundheit selbst zu erhalten. Dies zu unterstützen ist ein guter Beginn und relativ einfach umzusetzen:

Erkenne, was dich stärkt – und dadurch gesünder macht

- Erforschen Sie in einer stillen Stunde alle stärkenden Herausforderungen und Begebenheiten in Ihrem Leben, sowohl die von außen kommenden als auch die inneren.
- Sie nehmen sie wahr, Sie machen sie sich bewusst, und betrachten sie von allen Seiten? Was ist Ihnen vielleicht gemeinsam, entdecken Sie ein Muster? Gibt es vielleicht ein Symbol, das alle diese Stärkungen umfasst?
- Dann machen Sie sich mit dem Gedanken vertraut, das Erkannte anzunehmen – als Teil Ihres Lebens, als Ressource Ihres Schicksals.
- Stellen Sie das Symbol vor sich hin und machen Sie sich bewusst, wie viel Kraft und Stärke in Ihnen Platz hat!

Dies kann ein erster Schritt sein, Kränkendes aufzufangen und ihm *zuvorzukommen*. Wie das geschieht? Indem Festgefahrenes wie Gewohnheiten, Verhaltensweisen, Gedanken, Überzeugungen aus der Position der Stärke aufgedeckt und bewusst gemacht werden und dadurch in Bewegung geraten können – ein Prozess, in dessen Verlauf sich die beteiligten Energiepotentiale auf den verschiedenen Lebensebenen entwirren und umordnen. So integriert sich die Lebensenergie im Hier und Jetzt neu. Das ihr innewohnende Potential entfaltet seine ganze Fülle und steht uns heilsam zur Verfügung. Auch im äußeren Leben. Es ist wirklich so einfach wie es sich liest – *eine schöpferische Fähigkeit, die in uns allen schlummert!* Und außerordentlich wirksam dazu.

Gesundheit – keine Domäne ausschließlich für »Gesundheitsapostel«?

Reden wir jetzt von Gesundheit und ausnahmsweise nicht von Krankheit. Die Weltgesundheitsorganisation (WHO) definierte 1948: »Gesundheit ist ein Zustand vollständigen körperlichen, geistigen und sozialen Wohlbefindens, nicht nur die Abwesenheit von Krankheit und Gebrechen.« Doch seit 1968 heißt es laut WHO für Europäer: »Gesundheit ist die Fähigkeit und Motivation, ein wirtschaftlich und sozial aktives Leben zu führen.«

Also reden wir jetzt einmal von Gesundheit, auch wenn in der Regel eher krankheitsbezogen gedacht und argumentiert wird. Schließlich wird Gesundheit im Heilungsprozess angestrebt. Sprechen wir von einer Heil-Stätte statt von Kranken-Haus, von Heil-Gymnastik statt von Kranken-Gymnastik und von Heil-Behandlung statt von Kranken-Behandlung. Es geht doch jeweils um Gesundung, Heilung, Gesundheit.

Auch das Denken der Ärzte wird immer noch vorrangig von der Pathologie (*pathos = griech. Leid*), der Krankheitslehre, beherrscht. Der Begriff Salutogenese (lat. *salus = Gesundheit,* griech. *genesis* = Entstehung) dagegen setzt sich nur sehr zögerlich durch. So ist es nicht verwunderlich, dass die **Präventiv-Medizin** in unserem Denken und Handeln nur ein Schattendasein fristet. Was drückt sich in dieser Missachtung grundlegender Begriffe von Gesundheit aus? Hat es mit unserer untergründigen Angst vor Krankheit zu tun? Und ist deswegen unser heutiges medizinisches Denken und Handeln so einseitig auf die Reparatur von Krankheitszuständen ausgerichtet? Oder umgekehrt: wurde und wird unsere Angst immer mehr geschürt von so viel Reparaturmedizin? Wird daher die Fürsorge für die Erhaltung unserer Gesundheit ganz in den Hintergrund gedrängt, wo sie abwertend den »Gesundheitsaposteln« überlassen wird? Gesundsein – so richtig rundum gesund sein – ist das überhaupt etwas Erstrebenswertes?

Gesundheit ist ansteckend – und wie!

Wir sprechen von Krankheitserregern. Warum nicht auch von Gesundheits-Erregern? Gesundheit kann so erregend, so aufregend, so anregend sein, wenn man sie fühlt, sich so richtig gesund fühlt. Es liegt wiederum an uns, damit anzufangen, zum Beispiel von *Gesundheit* statt von Krankheit zu sprechen, an Gesundheit statt an Krankheit zu denken, ja sogar von Gesundheit zu träumen – statt von Krankheit. Auf diese Weise streuen wir ansteckende

»Gesundheits-Erreger« in die Welt. Deshalb widmen wir dieses Buch der Gesundheit – dem Gesund-Sein und Gesund-Bleiben. Natürlich auch dem wieder Gesund-Werden, den Prozessen der Heilung. Dieses Buch handelt in erster Linie von den vielfältigen Möglichkeiten, sich gesund zu erhalten und Heilung zu bewirken. Wir sprechen in diesem Buch so viel von Gesundheit, dass Sie hoffentlich bald davon angesteckt sein werden.

Wir möchten Sie zum *Umdenken* einladen – einem notwendigen Prozess, den nur Sie in Gang setzen können, und der nur in Ihnen selbst stattfinden kann. Wir geben Ihnen vielfältige Impulse, um zu entdecken, wie wirksam *Selbsthilfe* ist. Wir fordern Sie mit diesem Buch dazu auf, sich vom »Krank-Denken” zu verabschieden und überzuwechseln zum »*Gesund-Denken*”. Vollziehen Sie mit uns diesen Bewusstseinswandel hin zum völligen Erfülltsein von dem Gedanken an Gesundheit.

Ihren Weg dahin wählen Sie selbst, je nachdem, welche Darstellung bzw. Anregung Sie am meisten anspricht oder welchen eigenen Ideen Sie folgen möchten. Widmen Sie sich vor allem jenen Themen und Anregungen, die in Ihnen eine deutliche Resonanz hervorrufen und die Ihrer persönlichen Fragestellung am ehesten entsprechen. Wir begleiten Sie bei den erforderlichen Bewusstseinsschritten. Die Querverweise im Text führen Sie zu den entsprechenden grundlegenden Kapiteln. So haben Sie die Möglichkeit, Ihre ganz persönliche *Gesundheits-Förderung* Schritt für Schritt zu verwirklichen.

Und so sehen die Schritte aus:

- Der erste Bewusstseinsschritt wird angeregt durch umfassende *Informationen*.

- Daraus gewinnen Sie *Einsichten* in die vielfach vernetzten Funktionszusammenhänge der körpereigenen Abwehrkräfte.

- Das wird Ihre *Hochachtung* erwecken vor dieser weisen Einrichtung Ihres Organismus, die sich unablässig für die Erhaltung der Gesundheit einsetzt.

- So wird das Gefühl der *Verantwortung* für die eigene Gesundheit verstärkt. Der *Wille* wird gekräftigt, sie nicht immer wieder unwissentlich oder fahrlässig zu schädigen.

- Eine so gewonnene *Selbst-Verantwortung* führt unweigerlich zum Bewusstsein der *Solidar-Verantwortung*: als Mitglied der Gesellschaft, als Teil der Natur und als Bewohner unseres Planeten lernen wir, auch für alle übergeordneten Aspekte Fürsorge zu tragen.

So lässt sich zusammenfassen:

- *Gesundheit* ist die vitale Ausgangsbasis unseres Lebens.
- *Krankheit* ist der natürliche Antagonist, also Gegenspieler der Gesundheit und als solcher ein bedeutungsvoller Hinweis, dass etwas in uns nicht mehr stimmt und aus dem Gleichgewicht geraten ist.
- *Vorbeugung* ist das verkannte und noch ungenutzte Mittel der Wahl, um dieses Spannungsfeld zugunsten von Gesundheit und Wohlbefinden durch ein ganzheitliches Wiedererlangen von Gleichgewicht und Harmonie selbstverantwortlich zu beeinflussen. Vorbeugung bedingt Selbstregulation, die definiert ist durch Sicherheit, Wohlbefinden, Lebensfreude und Sinnhaftigkeit und gibt uns deshalb unsere individuellen Ressourcen an die Hand.

Widmen wir dieses Buch also der Vorbeugung.

Vom Kränkenden zum Heilenden – eine Anregung zum Umdenken

Unsere Gedanken und Gefühle sind die stillen feinen Kräfte,
die sich fortwährend in ähnlichen Formen in die sichtbare Welt umsetzen.
Gleiches schafft Gleiches, und Gleiches zieht Gleiches an.
Wie die Gedanken beschaffen sind, die uns vorwiegend erfüllen,
so ist auch unser Leben beschaffen.

(R. W. Trine)

Herausfinden, ob und welche kränkenden Gedanken in uns sind, und sie umwandeln in heilende – das ist ein »goldener Schlüssel« zu Gesundheit und Wohlbefinden. Wie das geschieht? Machen Sie Ihre eigenen Erfahrungen:

Übung zur Selbstregulation

Nehmen Sie sich etwas Zeit und gönnen sich eine ungestörte Ruhepause, setzen Sie sich bequem und aufrecht hin, möglichst ohne sich anzulehnen, spüren Sie den Boden unter Ihren Füßen, den Stuhl unter Ihrem Gesäß, die Aufrichtekraft Ihrer Wirbelsäule, entspannen Sie sich im Körper im gleichzeitigen Bewusstsein dieses Verbundenseins mit Himmel und Erde, atmen Sie einige Male tief aus und ein und bleiben Sie mit Ihrer Aufmerksamkeit bei dem Weg Ihres Atems durch Ihren Körper: durch den Nasen-

Rachenraum, Brustkorb bis in den Bauchraum und zurück, nehmen Sie sich Zeit, dem nachzuspüren

- Und dann fragen Sie sich: Welche negativen Gedanken habe ich über mich selbst? … Lassen Sie diese Gedanken kommen – alle! Machen Sie sie sich bewusst und schreiben sie eventuell auf … Dann räkeln, dehnen, strecken Sie sich … bis Sie sich rundum wohl fühlen, setzen sich aufrecht hin und spüren wieder Ihren Atem …
- Atmen Sie bewusst einige Male aus und ein … und beobachten still Ihre Atembewegungen, ihr stetes Gehen und Kommen, spüren Sie, wie Sie leer werden … ganz leer, und wieder gefüllt … der Atem Sie füllt … erfüllt … immer wieder …
- Im nächsten Schritt lassen Sie die negativen Gedanken von vorhin los, machen Sie sich bewusst, dass Sie dazu die Wahl haben, geben Sie sie dem Strom des Ausatmens mit, der sie wegtragen wird.
- Nach einer Weile wenden Sie sich auch Ihrem Einatmen zu, und stellen sich vor, wie mit ihm heilende Kräfte Sie erfüllen … und genau jene Energien in Sie einströmen, die Ihnen hilfreich sind, in eben diesem Moment, wie z.B. Ruhe, Gelassenheit, Liebe, Licht … oder was immer für Sie stimmt jetzt.

Der Atem ist ein ideales Vehikel, um einerseits »Gedankenmüll« zu entsorgen, andererseits um sich selbst mit allem, was einem nützlich ist und den Lebensabläufen dient, zu versorgen. Natürlich ist er mehr, viel mehr – davon später.

Ein spanisches Sprichwort sagt: »Gewohnheiten sind zuerst Spinnweben, danach Drähte.« Dies gilt natürlich nicht nur für schlechte Gewohnheiten. Genauso gut können wir uns den Vorgang der Gewöhnung umgekehrt zunutze machen. Denn »die Gewohnheit ist ein Seil. Wir weben jeden Tag einen Faden, und schließlich können wir es nicht mehr zerreißen«. (Horace Mann)

Schließlich überlagern neue, fest gewebte heilsame Gewohnheiten die alten, schädlichen, machen sie allmählich unwirksam und verwandeln sie. Entschließen Sie sich dazu! Üben Sie täglich das Umdenken, das Sie vom Kränkenden zum Heilenden führt. Dann wird statt des Satzes »Was mich kränkt, macht mich krank« zunehmend etwas anderes wirksam: »Was mir wohl tut, heilt mich.«

Unser Immunsystem

Unser Organismus verfügt über eine überlebenswichtige, vielschichtige Schutzeinrichtung, die wir Immunsystem nennen. Immun (lat. *immunis* = frei, unberührt) bedeutet gefeit, unempfindlich, unempfänglich.

Durch diese Bezeichnung werden bereits die wichtigsten Eigenschaften in den Vordergrund gerückt. Ohne uns dessen bewusst zu sein, wird unser Körper durch die ununterbrochene Tätigkeit dieser Selbsthilfeeinrichtung

- geschützt gegen körperfremde Substanzen und Zellwucherungen,
- gefeit gegen schädliche physikalische Einflüsse aus unserer Umwelt,
- widerstandsfähig gegenüber Angriffen von Mikroorganismen wie Bakterien, Viren oder Pilzen.

Dicht vernetzt erfüllen dabei unsere Selbstheilungskräfte auf den verschiedensten Ebenen alle anstehenden Aufgaben, die in all den vielen Einzelheiten gar nicht überschaubar sind.

Unter einem System verstehen wir »ein zweckmäßig geordnetes Ganzes von Dingen und Vorgängen«. Das Immunsystem entspricht dieser Definition. Es fasst alle körperlichen Elemente und Vorgänge zusammen, die unsere Immunität und damit unsere Unversehrtheit bewahren.

Die Fähigkeiten unseres Immunsystems gehen aber weit darüber hinaus! Bei eingehender Beschäftigung mit dem breiten Spektrum der Immunfunktionen erkennen wir ein großes, ganzheitlich vernetztes und zentral gesteuertes Ordnungsgefüge, in dem bereits mehrere andere Systeme, z.B. die Gefäßsysteme, enthalten sind. Damit übertrifft dieses in sich geordnete Zusammenspiel eigentlich bei weitem das Prinzip eines Systems. Im neueren Sprachgebrauch erweitert man diesen Begriff auch zu »informationsverarbeitenden Systemen« und fasst darunter das zentrale und periphere Nervensystem, das Immunsystem und das Hormonsystem zusammen, die untereinander auf hochkomplexe Weise in Verbindung stehen.

Jede der etwa 100 Billionen Zellen unseres Körpers ist an die Überwachungs- und Schutzfunktionen unseres Immunsystems angeschlossen. Um diese vielfältigen Aufgaben erfüllen zu können, ist eine dichte, lückenlose Vernetzung mit entsprechenden Einrichtungen erforderlich.

Dazu gehören als Einzelorgane:

- der Thymus, eine unter dem Brustbein gelegene Drüse, die eine wichtige Rolle in der Ausbildung der T-Lymphozyten spielt und auch als »Ministerium der Immun-Abwehr« bezeichnet wird,

- die Milz, im linken Oberbauch unter dem Rippenbogen gelegen, als eine Bildungsstätte für Lymphozyten und Antikörper. Darüber hinaus ist die Milz Blutspeicherorgan.

Ferner spielen einige besondere Gewebe eine wichtige Rolle:

- das Knochenmark, in der Markhöhle der langen Röhrenknochen gelegen, als Bildungsstätte der roten und für die Immunfunktionen wesentlichen weißen Blutkörperchen,
- die Lymphknoten, die überall im Körper verteilt eine Speicher- und Filterfunktion für die Lymphkörperchen erfüllen (dazu gehören z.B. die Mandeln),
- die lymphatischen Gewebe des Darms, die im unmittelbaren Kontakt mit der aufgenommenen Nahrung außerordentlich wichtige Immunfunktionen wahrnehmen,
- die Gliazellen des Gehirns, die wegen ihrer Fresstätigkeit auch als »Mülleimer des Gehirns« bezeichnet werden und die Ausschüttung bestimmter immunfördernder Signalstoffe veranlassen.

Für die lückenlose Verteilung der beweglichen Immunzellen im Körper stehen zwei Gefäßsysteme zur Verfügung:

- die Blutgefäße, die außer dem Transport der roten Blutkörperchen und Nahrungssubstanzen die Verteilung der weißen Blutkörperchen und anderer Immunzellen und flüssiger Signalstoffe übernehmen,
- die Lymphgefäße, die parallel zum Blutgefäßsystem die Lymphknoten und die anderen lymphatischen Gewebe miteinander verbinden und mit feinsten Haargefäßen jede Zelle des Körpers erreichen. Sie übernehmen den Transport der verschiedenen weißen Blutkörperchen und anderer zellulärer und flüssiger Signalstoffe.

Quantitativ betrachtet wiegt das Ganze etwa ein bis zwei Kilo. Darin sind rund eine Billiarde weiße Blutkörperchen und 100 Trillionen Antikörper tätig. Dazu gehören außerdem etwa 15 Liter Zwischenzellflüssigkeit, die den gesunden Spannungszustand der Körpergewebe bewirken. In dieser Zwischenzellflüssigkeit befinden sich viele weiße Blutkörperchen, die durch die Wände der Blutgefäße ausgetreten sind und ihre Wächteraufgabe erfüllen.

Ein ganzes Universum, das sich da vor uns auftut! Nicht nur von den quantitativen Aspekten her. Die qualitativen Gesichtspunkte gewinnen vor dieser Zahlenfülle erst recht an Farbigkeit und Brillanz. Sie sind es, die wir in den folgenden Kapiteln hervorheben wollen.

Selbsthilfe nach naturgesetzlichem Vorbild –
»wie oben so unten«

Hier ein erster qualitativer – und darüber hinaus universeller – Gesichtspunkt. Er soll Ihr Interesse und Ihre Aufgeschlossenheit für weitere übergeordnete Zusammenhänge wecken. Wir stellen Ihnen ein kosmisches Grundgesetz vor, das in alle Lebensbereiche hineinwirkt. Es wird uns vom griechischen Götterboten und Gott des Wissens und der Welterkenntnis, Hermes Trismegistos, überliefert. Auf eine einfache Formel gebracht, besagt dieses Gesetz: *»Wie oben – so unten«*.

Für unser Thema bedeutet es, dass wir den gesetzmäßigen Naturabläufen, die wir »unten« in unserem Immunsystem als dessen erstaunliche unbewusste Eigenschaften kennen lernen werden, »oben« auf der Ebene unserer bewussten menschlichen Fähigkeiten wieder begegnen. Diese Zusammenhänge waren für J.W. von Goethe grundlegend für seine heutzutage immer noch nicht genügend gewürdigten naturwissenschaftlichen Forschungen. Er hat den »hermetischen Grundsatz« in folgende Worte gefasst, wobei für oben und unten die Worte innen und außen stehen:

Müsset im Naturbetrachten
immer eins wie alles achten.
Nichts ist drinnen, nichts ist draußen,
denn was innen, das ist außen.
So ergreifet ohne Säumnis
Heilig öffentlich Geheimnis.

(J.W. von Goethe in »Epirrhema«, Kapitel »Gott und die Welt«)

So werden wir in den folgenden Kapiteln die Wirkungsweise unseres Immunsystems *»öffentlich«* machen, indem wir seine einzigartigen und überraschenden *Eigenschaften* darstellen. Bei intensiver Beschäftigung mit den auf der unbewussten Organebene »unten« ablaufenden Immunvorgängen werden Sie entdecken, dass diese ein Spiegelbild wesentlicher menschlicher Fähigkeiten »oben« verkörpern. So mag das »Heilige« dieses Geheimnisses aufleuchten! Eine völlig neue Sichtweise? – Bei genauerem Betrachten ist sie nicht neu … eher zeitlos. Jedenfalls ganzheitlich – trotz dieser altmodischen Verpackung.

Mögen die dadurch gewonnenen Einsichten Ihnen dazu dienen, Ihr Leben unter den Gesichtspunkten der Ganzheit und des inneren Arztes zu gestalten oder umzugestalten: im Sinne einer echten Krankheitsvorbeugung bzw. Selbstheilung. Denn je mehr wir die übergeordneten Naturgesetze respektieren und in Übereinstimmung mit ihnen leben, umso harmonischer und gesünder verläuft unser Leben.

Also keine Aufstellungen bewährter und eingeführter Übungsanleitungen! Keine »Kochrezepte« oder Gebrauchsanweisungen nach dem Motto »man nehme …«! Sondern Anregungen, durch die Sie Ihre eigenen kreativen Möglichkeiten entdecken und entfalten können – von der einzigen authentischen schöpferischen Quelle her. Sie schlummert in Ihnen!

Funktion und Eigenschaften des Immunsystems

Das Immunsystem bildhaft

Die metaphorische Betrachtungsweise

Das Immunsystem ist Teil eines vielfältig verflochtenen Netzwerks und wirkt daher ganzheitlich innerhalb der Lebensprozesse unseres Organismus. Diese Abläufe verständlich darzustellen, ohne sich dabei in die verwirrende Vielzahl erforschter Einzelheiten zu verlieren, ist schwierig. Uns geht es vor allem um die qualitativen Aspekte des Immunsystems. Um Ihnen diese lebendig nahe zu bringen, wählen wir die Bildersprache einer Metapher. Durch die Anschaulichkeit von Bildern gewinnen Sie unmittelbar ganzheitliche Einblicke und Einsichten in die wesentlichen Abläufe des Immungeschehens. Am besten versuchen Sie es gleich selbst, indem Sie den Blick auf die innere Phantasie-Ebene Ihres Bewusstseins richten:

Schutzburg Immunsystem

Stellen Sie sich eine mittelalterliche befestigte Stadt vor (Abb. S. 30/31), mit dicht beieinander stehenden Häusern, engen Gassen, kleinen Plätzen und einem prächtigen Rathaus. Die Spitzen der Kirchtürme überragen die Dächer der schindelgedeckten Fachwerkhäuser. Eine starke Mauer mit trutzigen Wehrtürmen umgibt die Stadt. Massive Tore schützen den Zugang zum Stadtinneren. Auf den Straßen und Plätzen herrscht geschäftiges Treiben. Ein reges Kommen und Gehen an den Stadttoren lässt einen lebhaften Austausch von Waren und Gütern mit dem Umland erkennen.

Lassen Sie das Bild so plastisch wie möglich vor Ihrem inneren Auge entstehen, und verfolgen Sie die vielgestaltigen und aufregenden Geschehnisse weiter mit, die sich innerhalb und außerhalb der Stadt abspielen.

Vorspiel im Rathaus

Das Immunsystem hat vieles gemeinsam mit einer mittelalterlichen Stadt, in der der Bürgermeister der Garant für Ordnung und Frieden ist. Vom Zentrum, dem

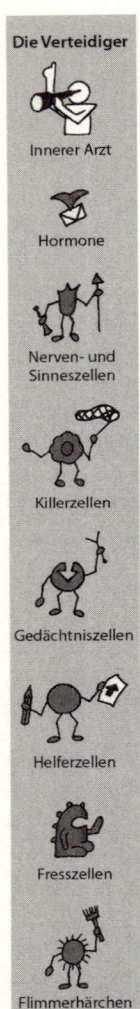

Die Verteidiger

Innerer Arzt

Hormone

Nerven- und Sinneszellen

Killerzellen

Gedächtniszellen

Helferzellen

Fresszellen

Flimmerhärchen

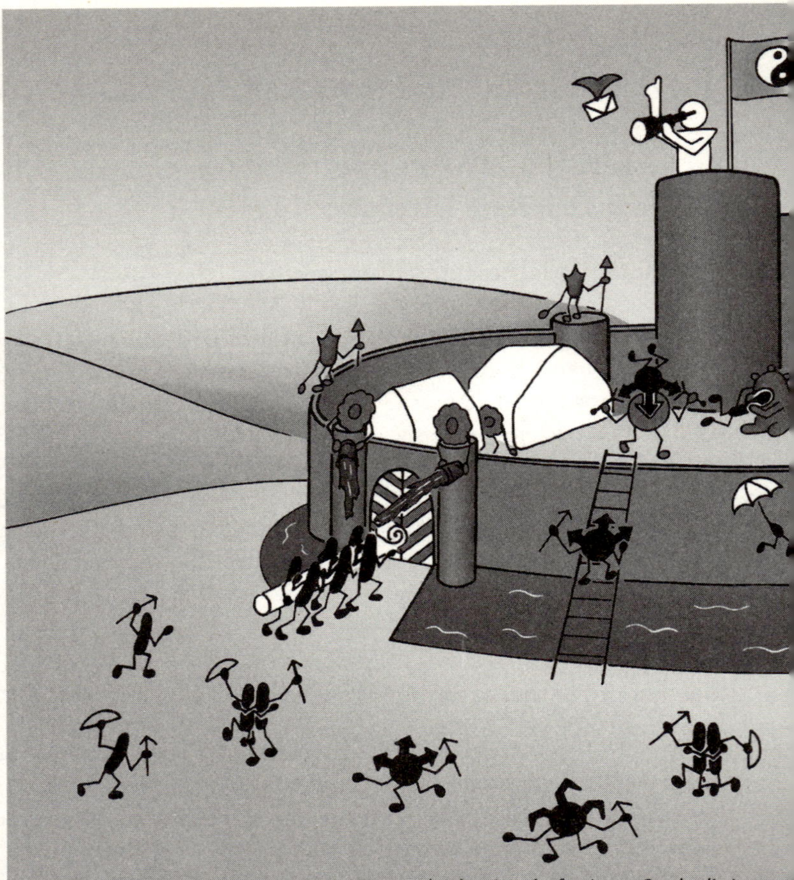

Die Festung »Organismus«: Unser Körper gleicht einer befestigten Stadt, die immer wieder von Feinden aus der Umgebung bedroht wird. Wie eine Mauer schützt die Haut uns vor *Viren, Bakterien* und *Allergenen*, die ständig versuchen, in den Körper einzudringen. Zu seinem weiteren Schutz hat der Organismus in seinem Inneren eine Vielzahl von Abwehrmechanismen entwickelt: *Oberflächenzellen mit Flimmer-*

Rathaus, lenkt er wachsam und erfahren die Geschicke der Gemeinschaft. Er ist verantwortlich für die Aufrechterhaltung der Ordnung und die Einhaltung der Gesetze. Ihm zur Seite steht ein klug zusammengestellter Stadtrat sachverständiger Bürger. So wird das friedliche Zusammenleben der Menschen geregelt und überwacht. Der Ablauf des Warenhandels innerhalb der Stadt wird sachkundig gesteuert. Die Zufuhr notwendiger Güter aus dem Umland wird den Bedürfnissen

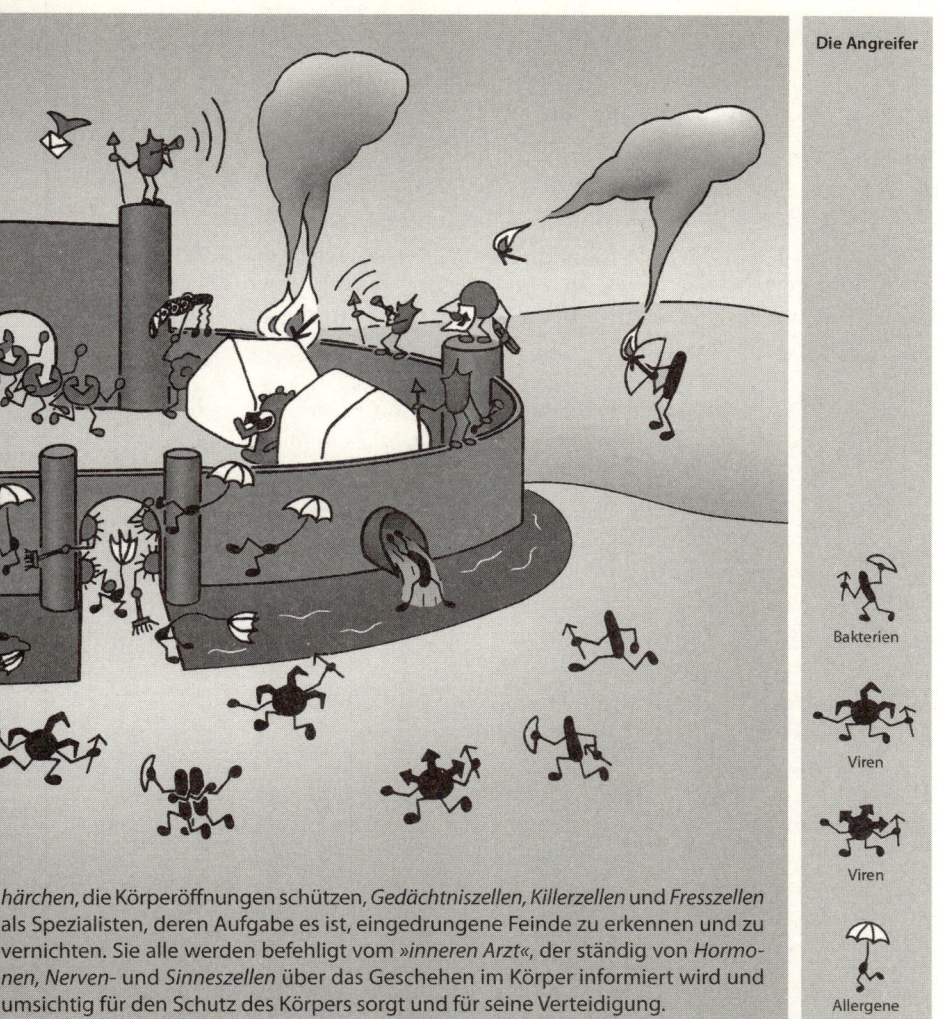

Bakterien

Viren

Viren

Allergene

härchen, die Körperöffnungen schützen, *Gedächtniszellen*, *Killerzellen* und *Fresszellen* als Spezialisten, deren Aufgabe es ist, eingedrungene Feinde zu erkennen und zu vernichten. Sie alle werden befehligt vom »*inneren Arzt*«, der ständig von *Hormonen*, *Nerven*- und *Sinneszellen* über das Geschehen im Körper informiert wird und umsichtig für den Schutz des Körpers sorgt und für seine Verteidigung.

entsprechend geregelt. Im Austausch werden handwerkliche Erzeugnisse aus den Werkstätten der Stadt ausgeführt.

Alle sinnvollen und zweckdienlichen Lebensabläufe in unserem Organismus werden nach dem Prinzip der Aufrechterhaltung eines ausgewogenen Gleichgewichtszustandes aller beteiligten Lebensprozesse gesteuert, den man auch als Homöostase bezeichnet. Wir nennen es Gesundheit, wenn dies optimal geschieht. Zuständig für die Erhaltung der Gesundheit ist unser Immunsystem.

Besondere Sorgfalt widmet diese Stadt der Aus- und Weiterbildung der Kinder und Jugendlichen. Auf diese Weise steht für alle Berufszweige und öffentlichen Aufgaben immer genügend Nachwuchs zur Verfügung
Die für die Erfüllung der Aufgaben des Immunsystems notwendigen Zellen werden in besonderen Organen unseres Körpers gebildet. Eine zentrale Steuerung gewährleistet, dass den jeweiligen Erfordernissen entsprechend stets genügend Zellen zur Ausreifung gelangen und für die vielfachen Selbstheilungsvorgänge einsatzbereit sind.

Schildwachen überprüfen an den Stadttoren sorgfältig jeden Reisenden und alle eintreffenden Waren. Sie führen eine Gesichtskontrolle durch und lassen sich von den Einlass Begehrenden ihre Erkennungsmarke zeigen.
Überall im Organismus sind besondere weiße Blutkörperchen, Fresszellen oder Phagozyten dafür zuständig, fremde Zellen, Mikroorganismen oder andere Schadstoffe zu erkennen und zu vernichten. Die Fresszellen können mithilfe einer empfindlichen Empfangseinrichtung (sog. Rezeptor) fremd von eigen, Freund von Feind, willkommen von unwillkommen unterscheiden. Charakteristische kleine Eiweißstrukturen auf der Oberfläche aller Zellen ermöglichen es den Fresszellen, die Herkunft und Zugehörigkeit der kontrollierten Substanzen einwandfrei zu bestimmen.

Die direkte Umgebung der Stadttore sowie die Straßen und Plätze der Stadt werden Tag und Nacht von besonders ausgerüsteten Putzkolonnen sauber gehalten. Ungeziefer und Schmarotzer werden mit kräftigen Besen zusammengefegt und dann mit Putzeimern aus der Stadt gespült.
Alle Körperöffnungen sowie die Atmungs- und Verdauungswege sind mit Schleimhäuten ausgekleidet, deren Schleimschicht Bakterien abtötet. Die oberste Zellschicht dieser Schleimhäute ist außerdem zum großen Teil mit feinen beweglichen Flimmerhärchen ausgerüstet. Durch die wellenförmige Flimmertätigkeit dieser Härchen werden Kleinstlebewesen und Schmutzpartikel in Richtung Ausgang befördert. Die dabei angeregte vermehrte Absonderung von Schleim oder Tränenflüssigkeit spült die Fremdkörper vollends aus dem Körper heraus.

Auch alle eintreffenden Warenladungen werden auf ihre Herkunft, ihre Eigenschaften, versteckte Schmuggelware, aber auch auf das Vorhandensein von Waffen und Sprengstoff untersucht.

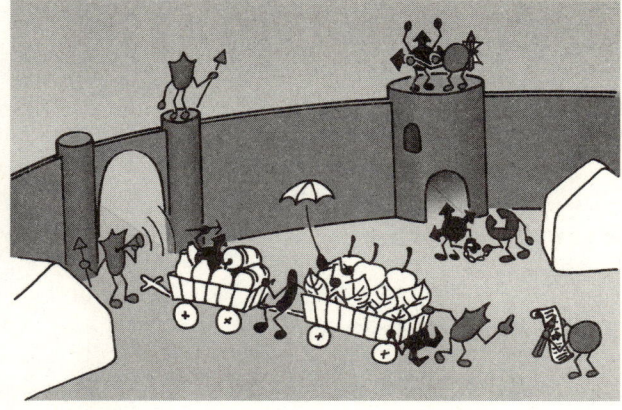

So erkennt der Körper Krankheitserreger: Alles, was in den Körper gelangt, wird genau überprüft. *Viren, Bakterien* und *Allergene*, die der Köper nicht sofort identifizieren kann, werden zur Überprüfung in die *Lymphknoten* transportiert – die »Wachttürme« im *Lymphsystem*.

© zur Linden 1989/2010

Mithilfe unserer Sinneszellen prüfen wir unsere Nahrung auf Aussehen, Geruch und Geschmack. Aufgrund unseres Wissens und unserer Erfahrung vermeiden wir, verseuchte Nahrung, Schadstoffe oder Gifte zu uns zu nehmen.

Im Zentrum der Stadt liegt der Marktplatz, auf dem die wichtigen Versorgungswege münden. Von hier werden die angelieferten Waren auf die Einzelhändler und Handwerksgeschäfte zur weiteren Verarbeitung verteilt. Diese Tätigkeiten werden von scharfen Wachhunden mit verfolgt.

Die aufgenommene Nahrung gelangt über die Speiseröhre zunächst in den Magen. Hier wird sie durch die Magensäfte zur weiteren Verdauung vorbereitet. Im anschließenden Dünndarm wird durch die Galle und die Bauchspeicheldrüsenfermente die Nahrung weiter aufgeschlossen, um dann von den Darmzotten in den Körperstoffwechsel aufgenommen zu werden. Die Schleimhäute des Verdauungstrakts sind von einem dichten Rasen körpereigener Bakterien bedeckt. Diese sind einerseits wesentlich an der Verdauungstätigkeit beteiligt. In Zusammenarbeit mit den Lymphorganen der Darmwände spielt sich hier andererseits vor allem der größte Teil (ca. 80 Prozent!) der normalen Immunisierungsvorgänge im Organismus ab.

Ein besonderes Augenmerk der Stadtväter gilt der geregelten Beseitigung der festen oder flüssigen Abfälle, die in den Haushalten entstehen. Stofflicher Müll wird durch ein besonderes Stadttor gebracht und außerhalb auf einer Deponie gelagert. Verschmutzte Flüssigkeiten werden durch zahlreiche kleinere und ein großes Abwasserrohr aus der Stadt gespült.

Die bei der Verdauungstätigkeit anfallenden Stoffwechselendprodukte werden über den Darmkanal aus dem Körper ausgeschieden. Flüssigkeiten werden über Nieren und Harnwege, in kleinerem Umfang auch über die Schweißdrüsen oder die Atemluft abgeleitet.

Besondere Stadtverordnete sorgen für die baulichen Erweiterungen der Gebäude und die Renovierung beschädigter Anlagen.

Die Wachstumsvorgänge innerhalb des Organismus sind durch vorliegende Baupläne genau geregelt. Verletzungen werden durch eine gezielte Wundheilung mithilfe von Narbengewebe repariert.

Einhaltung der Bauordnung

Eine besondere Vorschrift wird vom Magistrat der Stadt sehr ernst genommen, nämlich die strikte Beachtung des vorliegenden Bebauungsplans. Der Stadtbaumeister und seine Mitarbeiter kontrollieren sorgfältig jegliche Bautätigkeit innerhalb der Stadt.

Wenn der Körper durch ungünstige Ernährung, Umweltbelastungen oder den Gebrauch von Genussgiften geschwächt ist, besteht eine Neigung zu Zellwachstum außerhalb des Körperbauplans. Eine solche illegale Zellwucherung nennen wir Tumor. Derartige Geschwülste können einen gutartigen Charakter haben und bleiben in der Regel auf den Ort ihrer Entstehung beschränkt. Bösartige Tumore wachsen nicht nur aggressiv in ihre unmittelbare Umgebung, sondern haben die Tendenz, sich in Gestalt von Tochtergeschwülsten zerstörerisch im ganzen Körper auszubreiten.

Werden Schwarzbauten entdeckt, schickt der Bürgermeister umgehend eine Abrisskolonne zur Beseitigung des unplanmäßigen Bauwerks (Abb. S. 35).

Besondere Zellen des Immunsystems, die Killerzellen, haben die Aufgabe und Fähigkeit, Tumorzellen als körperfremd zu erkennen. Mithilfe von Verdauungsfermenten bohren sie Löcher in die Wände der Fremdzellen und vernichten sie. Die Zellreste werden von Fresszellen (Makrophagen) aufgefressen und verdaut.

So haben Bürgermeister und Magistrat alle Fäden in der Hand, um Ordnung, Gesetzestreue und Wohlstand für die Stadt zu sichern. Vorausschauend wird alles unternommen, um von den Bürgern zukünftigen Schaden abzuwenden.

Ein im Funktionsgleichgewicht stehendes Immunsystem ist in der Lage, unsere Gesundheit zu sichern und Krankheiten bereits vor ihrer Entstehung zu verhindern. Durch planmäßige Vorsorge kann die Tätigkeit des Immunsys-

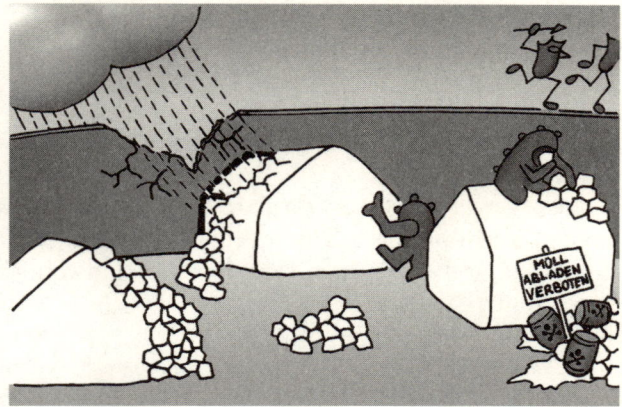

Der Kampf gegen Tumorzellen: An einer durch Überlastung vorgeschädigten Stelle des Körpers kann sich ein *Tumor* bilden – eine wilde Bautätigkeit beginnt inmitten der geordneten Stadt. Wird dieser Tumor entdeckt, versuchen die *Fresszellen (Makrophagen)* sofort, ihn zu vernichten.

© zur Linden 1989/2010

tems ganz wesentlich unterstützt und die Entstehung einer Immunschwäche vermieden werden.

Bewahrung von Ordnung und Gleichgewicht als oberstes Gebot

Da die Stadt reich und mächtig ist, weckt sie Neid und Missgunst in ihrer Umgebung. Diebe und Wegelagerer versuchen unbemerkt einzudringen, um sich zu bereichern. Feindliche Spitzel setzen alles daran, die Wächter zu täuschen oder zu umgehen, um in der Stadt Brände zu legen oder andere Zerstörungen anzurichten. Immer wieder wird die Stadt auch von feindlichen Heeren angegriffen oder belagert.

Unsere weißen Blutkörperchen (Leukozyten) sind die Wächter und Polizeiorgane unseres Organismus. Sie sind je nach Aufgabenstellung in verschiedene Laufbahnen gegliedert und kreisen mit dem Blutstrom durch den ganzen Körper. Vielfach kommen sie auch außerhalb der Blutbahn im Gewebe vor. Mit ihren besonderen Fähigkeiten sind sie in der Lage, fremde Zellen oder feindliche Mikroorganismen zu erkennen.

Die Mauern der Stadt sind gut gebaut und fast undurchdringlich. Versucht ein Eindringling trotzdem die Mauern zu übersteigen, schütten die Wächter eine ätzende Flüssigkeit auf ihn. Jeder Riss in der Mauer wird sofort wieder sorgfältig verschlossen und etwa doch eingedrungene Fremdlinge werden mit siedendem Pech übergossen und vernichtet.

Die oberste Hautschicht unseres Körpers, die Hornschicht der Epidermis, ist durch einen Säuremantel gegen das Eindringen von infektiösen Keimen geschützt. Außerdem können die Epidermiszellen ein Enzym (Lysozym) bilden, das Bakterienwände auflösen kann.

Wenn die Wachen einen stadtfremden Schädling erkannt haben, verhaften sie ihn. Sie ketten ihn mit Handschellen an ihrem Körper fest und bringen ihn auf die Wachstube.

Ist ein kontrolliertes Objekt als schädlicher Fremdkörper (Antigen) erkannt worden, gehen die Fresszellen eine enge Verbindung mit ihm ein, transportieren ihn in den nächstgelegenen Lymphknoten und vernichten ihn buchstäblich durch Auffressen.

Sollte es fremden oder schädlichen Substanzen doch gelingen in die Stadt einzudringen, werden sie entweder von Wasserwerfern aus der Stadt gespült oder mit energischen Fußtritten vor die Stadttore befördert.

Der Körper versucht zunächst, sich von Staubpartikeln und Antigenen mithilfe von Tränen- oder Schleimsekretion oder auch Husten und Niesen zu befreien.

Sollten getarnte Spitzel die Kontrollen umgangen oder getäuscht haben, werden sie bald von gut ausgebildeten Wachhunden aufgespürt. So wird verhindert, dass sie sich in der Stadt verstecken können.

Die körpereigene Bakterienflora sorgt dafür, dass sich keine Viren, körperfremde Bakterien, Parasiten oder Pilze im Körper festsetzen können.

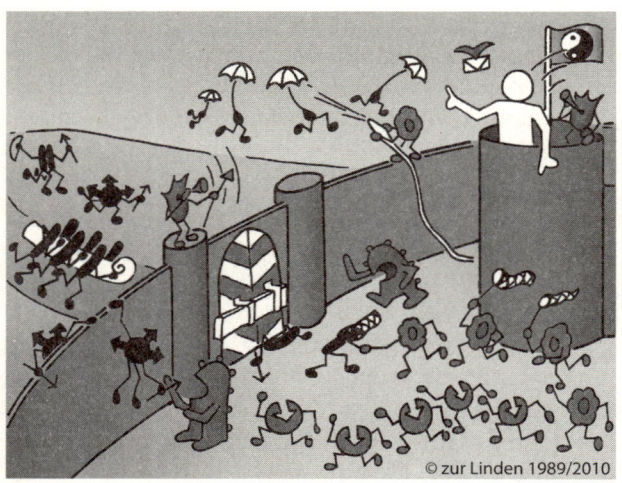

© zur Linden 1989/2010

Bedrohung durch Krankheit: Wenn eine Infektion droht, also *Viren* und *Bakterien* mit dem Angriff beginnen, versetzt eine *Hormonausschüttung* den Körper in Alarmbereitschaft (Alarmphase der Stressreaktionen). Der »innere Arzt« befiehlt den Einsatz der *Abwehrzellen (Gedächtniszellen)*; über die laufenden Abwehrmaßnahmen ist er durch *Hormone, Nerven-* und *Sinneszellen* jeweils genau informiert.

Der Stadtkommandant – unser »innerer Arzt«

In der Mitte der Stadt erhebt sich eine Festung. Im Falle einer Bedrohung lenkt der Bürgermeister von hier aus als Stadtkommandant die notwendigen Abwehrmaßnahmen, um die Stadt vor Unheil zu bewahren.

Der Thymus ist eine hinter dem Brustbein gelegene Hormondrüse. Früher nahm man an, dass er nur in der Jugend das Wachstum unseres Körpers reguliert und dann verkümmert. Heute weiß man, dass der Thymus die Befehlsstelle unseres »inneren Arztes« ist, die wichtigste Schaltstation zur Steuerung der körpereigenen Abwehr.

Durch eine Vielzahl von Meldereitern, Hornisten und Brieftauben ist der Stadtkommandant stets über alle Vorgänge in der Stadt informiert. Er sorgt für die Ausbildung und Einsatzbereitschaft seiner Streitkräfte entsprechend der Bedrohung, in der sich die Stadt jeweils befindet.

Über Hormone, Botenstoffe und Nervenstränge steuert die Thymusdrüse die Abwehrkräfte. Sie ist zugleich die Hauptausbildungsstätte abwehrfähiger Zellen und Wirkstoffe. Der Thymus, die Milz, das Knochenmark, das Lymphgefäßsystem mit seinen über den ganzen Körper verteilten Lymphknoten und die Peyerschen Plaques in der Darmwand bilden zusammen das lymphoretikuläre System, von dem alle Arten von Abwehrzellen gebildet werden, die an den Immunreaktionen unseres Organismus beteiligt sind.

Die Verteidigungstruppen – Abwehrspezialisten gegen jeden Feind

Die Streitkräfte der Abwehr sind ein schlagkräftiger Verband, der sich aus verschiedenen Einheiten zusammensetzt. Als äußerste Vorposten wachen an den Stadttoren und in den Hauptverkehrsstraßen Schildwachen mit Wachhunden, unterstützt von den schon erwähnten Putzkolonnen. Auf der Stadtmauer patrouillieren die Späher, die das Herannahen von Naturgewalten und Feinden beobachten. Sie schlagen bei jeglicher Gefahr Alarm und benachrichtigen den Stadtkommandanten. Auf den Stadttürmen, die die Stadtmauer in bestimmten Abständen verstärken, tun die Stadtwächter ihren Dienst.

Sollte es Mikroorganismen oder Schadstoffen dennoch gelungen sein, an den äußeren Sicherungskräften vorbei in den Körper einzudringen, werden sie in der Regel von einer ganzen Reihe spezieller Immunkörper erkannt und unschädlich gemacht. Neben den Fresszellen oder Phagozyten spielen hier die verschiedenen Zellen des lymphatischen Systems eine wesentliche Rolle. Es sind zwei verschiedene Sorten von Lymphzellen – die B-Lymphozyten und

T-Lymphozyten – die diese erkennungsdienstlichen Aufgaben übernommen haben. Diese Zellen zirkulieren in einem parallel zum Blutgefäßsystem verlaufenden eigenen Adernetz, den Lymphgefäßen, durch den ganzen Körper. An wichtigen Verbindungsstellen sind Filterstationen, Lymphknoten, eingebaut. Hier werden alle Schadstoffe gesammelt und unschädlich gemacht.

Geheimagenten überprüfen anhand langer Fahndungslisten, ob verdächtige Waren oder Personen bereits irgendwann einmal als lästig, unerwünscht oder gar gefährlich aufgefallen sind. Ist das nicht der Fall, werden sie dem Erkennungsdienst zur Aufnahme der Personalien vorgeführt.

Langlebige Gedächtniszellen überprüfen die verdächtigen Stoffe darauf, ob sie im »Archiv« des Körpers bereits als infektiös, giftig oder zerstörerisch gespeichert sind. Sollten die Stoffe bisher nicht registriert sein, werden sie an die Helferzellen zur Erfassung ihrer Zelleigenschaften überstellt.

Eine ausgewählte Gruppe von Stadtwächtern wird für Spezialaufgaben in einem besonderen Schulungszentrum der Stadt ausgebildet. Nur die Wächter, die eine besondere Prüfung bestanden haben, werden in den speziellen Erkennungsdienst aufgenommen. Die anderen werden als unbrauchbar entlassen.

Die Schulung der Lymphozyten findet in der Thymusdrüse statt. Dabei erfolgt hier auch die Ausmerzung (Apoptose) von Zellen, die für die Abwehr unbrauchbar sind. Die Zellen, die die Prüfung bestanden haben, regen als T-Helferzellen die Abwehrfunktionen an. Sie verhindern andererseits aber auch als T-Suppressorzellen überschießende Reaktionen.

Im Notfall: sich wehren, um zu überleben

Für den Stadtkommandanten und seine Abwehrtruppen beginnt der Ernstfall, wenn trotz aller Vorsichtsmaßnahmen eine größere Anzahl von Feinden in die Stadt eindringen konnte. Zunächst blasen die Hornisten zum Sammeln, dann beginnt nach einem genau festgelegten Plan die Verteidigung der Stadt.

Beginnt eine durch Bakterien oder Viren ausgelöste Infektion, schütten zunächst Nebenniere und Schilddrüse Hormone aus, die den Körper in die Alarmphase der Stressreaktionen versetzen. Nun beginnt die höchste Stufe der Abwehrreaktionen des Immunsystems.

Die im Bereitschaftsdienst befindlichen Stadtwächter sammeln sich in Windeseile am Kampfplatz und auf den strategisch wichtigen Stadttürmen. Auf Befehl des Stadtkommandanten werden aus den Unterkünften weitere Mannschaften

der Stadtwächter herangeführt. Gleichzeitig werden im Schnellverfahren neue
Stadtwächter angeworben und ausgebildet.

Unsere Lymphozyten besitzen die Fähigkeit, über die Wahrnehmung chemischer Stoffe in der Gewebsflüssigkeit (Chemotaxis) genau ihren Einsatzort anzusteuern. Alle in der Nähe befindlichen Lymphzellen bewegen sich auf den Ort der Infektion zu. Aus Milz, Leber und Bindegewebe werden weitere Lymphozyten herangeführt. Im Knochenmark wird ebenfalls die Bildung neuer Abwehrzellen verstärkt.

Sobald der Stadtkommandant erfährt, dass die eingedrungenen Gegner bereits in der Kartei des Geheimdienstes erfasst sind, ordnet er den Einsatz besonders ausgebildeter Polizisten an. Sie sind im Umgang mit dem schon bekannten Feind erfahren und mit passenden Handschellen ausgerüstet. Auf diese Weise können sie die Eindringlinge in kürzester Zeit verhaften.

Erhalten die Gedächtniszellen Informationen über bereits bekannte Antigene, stimulieren sie die Plasmazellen zur Bildung passender Antikörper.

Stellt der Geheimdienst fest, dass die Eindringlinge noch unbekannt sind, wird eine Akte für die Verbrecherkartei angelegt, um jeden Gegner in Zukunft sofort identifizieren zu können. Dazu werden die verhafteten Eindringlinge in die Stadttürme geschleppt. Dort nimmt der Erkennungsdienst die Personalien auf. Der Steckbrief wird sofort an die Polizisten weitergegeben. Eine schnelle Verhaftung der Eindringlinge ist jetzt problemlos möglich.

Zur wirkungsvollen Abwehr unbekannter Erreger hat unser Immunsystem ein besonderes Vorgehen entwickelt: Dringt ein gesundheitsbedrohender Mikroorganismus (Antigen) zum ersten Mal in den Körper ein, wird er sofort in eines der Immunorgane transportiert. Dort werden nach Aktivierung durch die Helferzellen innerhalb einer gewissen Zeit Gedächtniszellen so programmiert, dass sich an ihrer Oberfläche Haftstellen bilden, mit denen sie das Antigen nach dem Schlüssel-Schloss-Prinzip an sich festheften können. Auf diese Weise erkennt eine Gedächtniszelle jeden Erreger, auf den sie einmal programmiert wurde, sofort als fremd oder lebensbedrohend wieder. Nun veranlasst diese aktivierte Gedächtniszelle, dass von den Plasmazellen entsprechende Antikörper hergestellt werden. Diese Eiweißkörper passen ebenfalls nach dem Schlüssel-Schloss-Prinzip zu den erkannten Antigenen. Sie ketten diese an sich und verbinden sich mit anderen Antikörpern zu großen Klumpen (Antigen-Antikörper-Komplexe), die dann vernichtet werden. Die von den Gedächtniszellen veranlasste Bildung von Antikörpern nennen wir erworbene Immunität. Im Bedarfsfall kann der Körper in wenigen Minuten Milliarden neuer Antikörper bilden: 2000 Antikörper pro Sekunde. Insgesamt gibt es über 100 Millionen verschiedene Antikörper-Typen. Davon kommen jeweils nur die zum Einsatz, die zu den eingedrungenen Antigenen passen.

Sollte es dem Feind trotz aller Abwehrmaßnahmen gelungen sein, in die Stadt einzudringen und Gebäude mit Brandpfeilen anzuzünden, riegeln die Stadtwächter den Brandherd ab. Sie bilden Eimerketten und schütten Löschschaum und Wasser in das Feuer.

Sobald sich eine Infektion im Körper festgesetzt hat, versuchen zahlreiche weiße Blutkörperchen mit einem Leukozytenwall den Infektionsherd vom gesunden Gewebe abzugrenzen. Die Lymph- und Blutgefäße führen die zur Abriegelung des Herdes und zu seiner Ausheilung notwendigen Abwehrstoffe sowie Gewebsflüssigkeit heran. Im weiteren Verlauf entsteht eine heilende Entzündung. Durch vermehrte Durchblutung werden Stoffwechselprozesse mit Wärmeentwicklung ausgelöst, die Erreger und Fremdstoffe durch eine Art Verdauung zerstören. Entzündung ist also ein wesentlicher Selbstheilungsvorgang unseres Organismus und keine Krankheit. Nur wenn unsere Abwehrkräfte zu schwach sind, kann eine Entzündung zu einer Krankheit im engeren Sinne ausufern.

Im Organismus versprengte Feinde werden von wachsamen Stadtsoldaten aufgespürt und vernichtet.

In verschiedenen Geweben des Körpers stehen besondere Fresszellen (Phagozyten) bereit. Diese werden durch bestimmte chemische Reize aktiviert und können durch eine besondere Gestaltung ihrer Zelloberfläche Antigene als schädliche Fremdkörper erkennen. Sie bewegen sich kriechend und gleitend wie eine Amöbe auf den Fremdkörper zu und nehmen ihn in ihren Zell-Leib auf. Im Inneren der Zelle lösen verschiedene Verdauungsenzyme das Antigen einfach auf. Später hat die Zelle sogar die Möglichkeit, unverdaute Reste durch eine Art »Zellstuhlgang« wieder auszuscheiden.

Wenn die Auseinandersetzung mit den Feinden beendet ist, machen die Stadtsoldaten und Bauarbeiter sich an die Aufräumarbeiten.

Die Fresszellen (Makrophagen) transportieren zerstörtes Zellgewebe ab und sorgen für die Ausscheidung über die Lymphgefäße, die Harnwege oder das Darmrohr.

Beschädigte Gebäude werden entsprechend der vorliegenden Baupläne wieder instand gesetzt.

Bei der Wundheilung sprossen zunächst kleinste Blutgefäße in den Verletzungsbereich hinein. Dann bilden sich auf der Wundfläche kleine Fleischwärzchen (Granulationen), die allmählich von Bindegewebssträngen durchsetzt werden und zu Narbengewebe zusammenwachsen. Dabei wird die ursprüngliche Form des zerstörten Gewebes möglichst genau wiederhergestellt.

Geborstene Wasserleitungen und Abflusskanäle werden abgedichtet und repariert.

Die Schließung zerstörter Gefäße ist ein überlebenswichtiger Wiederherstellungsvorgang. Durch ein hoch kompliziertes Zusammenspiel von mindestens 13 verschiedenen Gerinnungsfaktoren wird ein Verbluten verhindert.

Dann können die Putzkolonnen für die Wiederherstellung der gewohnten Ordnung und Sauberkeit sorgen.

Die durch ihre Filterfunktion geschwollenen Lymphknoten werden durch eine enzymatische Verdauung von Zelltrümmern entlastet. Die bei der Heilentzündung beteiligten weißen Blutkörperchen verschmelzen zu rahmigem Eiter. Dieser wird entweder vom Körper durch eine Art Selbstverdauung abgebaut oder entleert sich nach außen. Geschieht das nicht, muss er durch einen chirurgischen Eingriff abgeleitet werden.

Schon bald kann der Stadtkommandant Entwarnung geben. Die Bürger der Stadt können ausruhen und sich erholen. Nur noch die Nachtwächter und Ortspolizisten machen ihre regelmäßigen Inspektionsrunden.

Der Alarmzustand des Immunsystems wird aufgehoben. Bestehen bleibt aber die fortgesetzte Einsatzbereitschaft aller Immunfunktionen.

Die sieben Wirkebenen des Immunsystems

Einführung

Unser Immunsystem ist hinsichtlich seiner Funktionen und aller ihm zur Verfügung stehenden Wirkelemente erstaunlich vielseitig. Es unterscheidet sich durch die Fülle seiner Aufgaben und durch die Vielschichtigkeit, wie es diese erfüllt, ganz wesentlich von allen anderen körperlichen Funktionssystemen. Die Aufgabe der Infektabwehr, an die man gewöhnlich zuerst denkt, ist nur eine seiner Fähigkeiten, und in der Reihenfolge seiner Tätigkeiten sogar die letzte.

Um Einblicke in dieses verwirrende Labyrinth des Immunsystems zu bekommen, stellen wir sieben grundsätzliche Fragen an den Anfang – Fragen, die uns auf sieben Wirkebenen führen. Diese verschaffen uns Zugänge und Einsichten in die dicht miteinander vernetzten Räume, in denen die Immunkräfte tätig sind. So entsteht ein plastisches, farbiges, kontrastreiches Bild. In ihm wird das ganzheitliche Wirken des Immunsystems erkennbar, wie es innerhalb der verschiedenen Dimensionen des Mikrokosmos Mensch wirkt, eingebettet in den Makrokosmos unseres Daseins. Die sieben Fragen lauten:

1. Erkennen: Wie spüren die Immunzellen Feinde auf?
2. Kommunikation: Wie sprechen die Immunzellen miteinander?
3. Steuerung: Wie wird der Einsatz der Wirkelemente des Immunsystems gelenkt?
4. Gedächtnis: Wie werden die Informationen der Immunzellen gespeichert und weiter verwendet?
5. Kennzeichnung: Wie werden den Immunzellen Feinde zur Unschädlichmachung angezeigt?
6. Abwehr: Wie werden körperfremde Gegenspieler abgewehrt?
7. Koordination: Wie werden die verschiedenen Tätigkeiten des Immunsystems koordiniert und integriert?

Erste Wirkebene: Die Immuneigenschaft *Erkennen* und *Beurteilen*

Wie spüren die Immunzellen Feinde auf? Diese erste Frage führt uns auf die Wirkebene des Erkennens und Beurteilens. Denn die Immunzellen spüren Feinde auf, indem sie diese als körperfremd erkennen. Dies ist kein einfacher Vorgang, denn das Erkennen gehört eigentlich zu den höheren geistigen Fähigkeiten des Menschen, die durch das Zentrale Nervensystem gesteuert werden. Unser Immunsystem ist jedoch dazu ebenso qualifiziert. Mithilfe vielfältig differenzierter Einrichtungen kann es körperfremde Objekte wie Bakterien, Viren, Pilze, Parasiten, Tumorzellen und Fremdsubstanzen exakt entsprechend ihrer Eigenart ausfindig machen und identifizieren. Doch es kann sie nicht nur als schädlich erkennen, sondern sogar beurteilen, ob sie körpereigen oder körperfremd sind und welchen Grad von Schädlichkeit (Toxizität) sie verkörpern. Dieser Vorgang des Erkennens ist grundlegend für alle weiteren Tätigkeiten des Immunsystems.

Zweite Wirkebene: Die Immuneigenschaft *Informationsaustausch*

Die zweite Frage führt uns auf die Wirkebene des Informationsaustausches. Dort entdecken wir die Fähigkeit, Informationen innerhalb des ganzen Körpers zu übertragen. Ein dichtes Kommunikationsnetzwerk unterschiedlichster Art ermöglicht den ständigen Dialog zwischen den Zellen und Organen unseres Körpers. Erst durch diesen ununterbrochenen Informationsaustausch wird gewährleistet, dass die verschiedenen Wirkebenen unseres Immunsystems mit hervorragend eingespielter Arbeitsteilung funktionieren. Dabei greift wie in einem Präzisionsuhrwerk ein Rädchen ins andere. Diese Fähigkeit zur Kommunikation ermöglicht es, die unendlich vielen Wirkelemente und Funktionen unserer Immunität zu einem leistungsfähigen Instrument zusammenzufassen, das der Erhaltung unserer Ganzheit dient. Das in den letzten zwei Jahrzehnten erworbene Wissen um diesen hoch entwickelten Informationsaustausch zwischen den verschiedenen Zellebenen unseres Organismus schließt auch den seelischen Bereich als wesentlichen Impulsgeber für Immunprozesse mit ein. Anhand objektiver Laboruntersuchungen lässt sich heute nachweisen, dass seelische Einflüsse über die Kommunikationseinrichtungen des Organismus die Abwehrvorgänge des Körpers grundlegend beeinflussen. Insofern ist das Kommunikationsnetzwerk der Mittler zwischen Körper und Seele und, wie wir sehen werden, dem Geist des Menschen. Weisheitsvoll gesteuert werden diese Vorgänge von einer übergeordneten Instanz, die wir als unsern »inneren Arzt« kennen lernen werden. Darüber hinaus und tief im Verborgenen bestimmen unbewusste Einflüsse – wie die elementaren Grundeinstellungen zum Leben und zum persönlichen Schicksal – wesentlich die Arbeitsweise des Immunsystems.

Dritte Wirkebene: Die Immuneigenschaft *Steuerung*

Die dritte Frage, wie all das wohlgeordnet vor sich gehen kann, führt uns auf die Wirkebene der Steuerung. Auf dieser Ebene werden die vielfältigen Aufgaben des Erkennens und Beurteilens und des Informationsaustausches bewältigt, indem die übergeordnete Steuerung den einzelnen Immunfunktionen zeit- und zielgerecht die notwendigen Anweisungen und Impulse gibt. Die Gesundheit aller Lebewesen beruht auf dem ununterbrochenen fehlerfreien Funktionieren der Steuerung über die Regelkreise des Organismus. Diese Steuerung muss in jedem Moment der jeweiligen Situation entsprechend reagieren und ständig neu entscheiden. Doch hier entstehen weitere Fragen: Wer steuert? Wer oder was plant und befiehlt alle diese zielgerichteten Aktivitäten des Immunsystems so sinnvoll, d.h. immer abgestimmt auf das Ganze? Um die Aufgabe der Steuerung zu erfüllen, setzt der menschliche Organismus zahlreiche Wirkelemente ein, die engmaschig miteinander vernetzt tätig sind. Damit solch ganzheitliches Zusammenspiel reibungslos gelingt, sind bis in kleinste Einzelheiten aufeinander abgestimmte Richtlinien notwendig. Doch wer hat sie aufgestellt und wer benutzt sie? Immer im Hinblick auf das einzige angestrebte Ziel, das Überleben des ganzen Organismus zu gewährleisten. Wer oder was veranlasst und steuert dieses hochkomplexe Zusammenwirken innerhalb der Immunvorgänge, die wir forschend beobachten?

Vierte Wirkebene: Die Immuneigenschaft *Gedächtnis* und *Lernfähigkeit*

Die vierte Frage nach Speicherung und sinnvoller Verwendung führt uns auf die Wirkebene Gedächtnis und Lernfähigkeit. Auf dieser Ebene unseres Organismus kann das Immunsystem einmal aufgenommene Informationen speichern und unter besonderen Voraussetzungen erinnern. Hier erscheint eine weitere fundamentale Eigenschaft des Immunsystems, denn es kann sich den Erstkontakt mit einem Schadstoff wieder ins Gedächtnis rufen. Dieses immunologische Gedächtnis ist von existenzieller Bedeutung für die Erhaltung des Lebens aller höheren Organismen auf diesem Planeten – eine Fähigkeit, die eine wesentliche Grundlage der Abwehrfunktionen bildet.

Unter Gedächtnis verstehen wir die Fähigkeit, Informationsinhalte über lange Zeiträume zu bewahren und zu gegebener Zeit wieder zu vergegenwärtigen. Diese Definition gilt eigentlich speziell für das menschliche Gedächtnis. Seine wesentlichen Merkmale sind jedoch auch auf der Ebene des Immunsystems genauso vorhanden: Einmal aufgenommene Informationen werden über längere, manchmal lebenslange Zeiträume gespeichert und bilden damit die Grundlage für eine spätere Erinnerung. So kann unser Immunsystem auf einen Erfahrungsschatz zurückgreifen, in welchem die Erinnerungen an frühere Antigenkontakte – also Begegnungen mit körperfremden Substanzen – vollständig gespeichert sind. Die Immunantworten können dadurch bei einer neuen Konfrontation um vieles schneller und wirksamer in Gang gesetzt werden. Der Mensch benötigt für diese Fähigkeit auf der Ebene seines Bewusstseins hoch entwickelte und vielfach vernetzte Nervenstrukturen in seinem Gehirn, das so genannte limbische System. Umso überraschender ist es, dass uns eine im Wesentlichen gleichartige Fähigkeit auf der Ebene der Immuneigenschaften begegnet. Erstaunlicherweise werden dafür aber ganz andere und viel weniger entwickelte Strukturelemente benötigt.

Fünfte Wirkebene: Die Immuneigenschaft *Kennzeichnung* und *Darbietung*

Die fünfte Frage führt uns auf die Wirkebene der Kennzeichnung und Darbietung. Auf dieser Ebene wird die Immunantwort im engeren Sinne vorbereitet, indem die markierten Fremdsubstanzen den Abwehrelementen unseres Immunsystems präsentiert werden. Diese deutlich als »fremd« gekennzeichneten Eindringlinge werden von den Fresszellen als nicht dazugehörig erkannt und unschädlich gemacht. Ohne Markierung entfalteten sie ungehindert ihre gefährliche Wirkung. Ein Vorgang innerhalb des Immungeschehens, der derart ungewöhnlich und charakteristisch ist, dass er als besondere Wirkebene herausgestellt werden kann. Gleichzeitig wird durch diese merkwürdige Art der Präsentation verhindert, dass das Immunsystem ständig überfordert wird. Alle Nahrungsbestandteile z. B. sind für die Immunzellen ihrer Natur nach fremd. Sie würden sofort eine sinnwidrige Immunantwort auslösen und jede Nahrungsaufnahme in eine Abwehrkatastrophe verwandeln. Durch die spezifischen Kriterien beim Unterscheidungs- und Markierungsvorgang – am Beispiel der Nahrung also Nicht-Markierung – wird dies verhindert. Nur ausdrücklich als fremd gekennzeichnete Substanzen veranlassen eine Immunreaktion. Welch ein Wunder differenziertester, individuell spezifischer Auswahl! Welche innere Instanz erkennt z. B. Nahrungsstoffe grundsätzlich als nicht schädlich? Und in gewissen Fällen als doch schädlich? Wer oder was unterscheidet und entscheidet letztlich für oder gegen die Ausstellung einer immunologischen Eintrittskarte?

Sechste Wirkebene: Die Immuneigenschaft *Abwehr*

Die sechste Frage führt uns auf die Wirkebene der Abwehr, auf der es letztlich um Notwehr, um Vernichtung, um Sein oder Nichtsein geht. Um auf diese Frage eine Antwort zu finden, machen wir zuerst einen kleinen gedanklichen Ausflug. Der Kosmos, in dem wir leben, besteht aus unendlich vielen Mikrokosmen. Jeder einzelne Mensch beispielsweise ist solch ein Mikrokosmos mit einer Vielfalt unterschiedlichster Umweltbezüge. Leben bedeutet zunächst auf der physischen Ebene, ein möglichst harmonisches Gleichgewicht mit diesen Umwelteinflüssen herzustellen und aufrecht zu erhalten. Mit anderen Worten: gesundes Leben bedeutet, in Resonanz mit der Umwelt zu sein. Wenn ein Organismus diese Resonanz nicht mehr aufrechterhalten kann, werden wir krank. Die schädlichen oder dissonanten Umwelteinflüsse haben sich durchgesetzt.

Das Immunsystem ist das Instrument, mit dem alle höheren Lebewesen die Auseinandersetzung mit den schädlichen Einwirkungen führen. Als vorletzter Wirkebene auf der Stufenleiter der Immunfunktionen begegnen wir hier der Fähigkeit zur Abwehr lebensbedrohender Fremdeinflüsse. Diese können den Organismus von außen als Mikroorganismen in Gestalt von Bakterien, Viren, Pilzen und Parasiten sowie als Fremdsubstanzen angreifen. Sie können aber auch im Körperinneren in Form von Zellen auftreten, die dem Körperbauplan nicht mehr gehorchen. Wir nennen sie Tumorzellen.

Die eingedrungenen Fremdsubstanzen werden so abgewehrt, dass sie nicht mehr schädlich sind. Neueste wissenschaftliche Untersuchungen haben herausgefunden, dass sie zerlegt werden und wesentliche Teile ihres Zellmaterials und ihres Energiepotenzials wieder verwendet werden – ein sinnvolles Recycling, das wieder dem Ganzen dient. So finden wir auf dieser Ebene statt nur Vernichtung oder Eliminierung etwas ganz Sinnvolles: Umwandlung, Transformation, Erneuerung. Für unser Thema ein wesentlicher Vorgang!

Siebte Wirkebene: Die Immuneigenschaft *Integration*

Die siebte und letzte Frage führt uns auf die Wirkebene der Integration. Auf ihr begegnen wir dem Lebensprinzip Ganzheit.

Fassen wir die bisher dargestellten sechs Tätigkeitsmerkmale unseres Immunsystems noch einmal zusammen:

1. Erkennen und Beurteilen

2. Informationsaustausch

3. Steuerung

4. Gedächtnis und Lernfähigkeit

5. Kennzeichnung und Darbietung

6. Abwehr und Unschädlichmachung

Im reibungslosen Zusammenwirken laufen die Immuntätigkeiten auf allen sechs Stufen präzise und differenziert ab. Daraus ergibt sich jedoch die grundsätzliche Frage, wie innerhalb dieser vielschichtigen Vernetzung der einzelnen Wirkebenen eine derart zielgerichtete, lebenserhaltende Dynamik entstehen kann, in der ganzheitlich in einem harmonisch ineinander greifenden Ablauf alle diese lebenserhaltenden Aufgaben erfüllt werden. Um Antworten auf diese Fragen zu erhalten, müssen wir den Begriff Ganzheit näher betrachten.

Ganzheit als übergeordnetes Lebensprinzip ist ein Begriff, der unserem vertrauten analysierenden Verstand große Schwierigkeiten bereitet. Denn mit *Ganzheit* verbinden wir eher eine Vision als eine inhaltlich allgemein verständliche Vorstellung. Auch mit der *Bühne*, auf der diese *Ganzheit* sich entfaltet, haben wir Probleme. Es fehlt ein einleuchtendes *Menschenbild*, in das eingebettet wir uns den vielgestaltigen Ablauf des Immungeschehens als Ganzes vorstellen können.

Auf der Suche nach einem ganzheitlichen Menschenbild zeigt sich, dass dieses Bild einen Rahmen haben muss, in dem alle Lebensprozesse ihre körperliche Darstellungsebene finden und der trotzdem nach außen durchlässig ist. Außerdem braucht es einen Mittelpunkt, von dem die dirigierenden Impulse ausgehen. Sein Mittelpunkt ist der Seelenkern, unser bewusstes menschliches Ich, dessen Bedeutung und Definition allerdings in unterschiedlichster Weise aufgefasst, dargestellt und verknüpft wird. Diese Darstellungsweise des Menschen wird heute mit dem viel gebrauchten, aber wenig verstandenen Begriff Ganzheit bezeichnet.

Um diese Annäherungen an ein ganzheitliches Menschenbild besser zu verstehen, betrachten wir den für unser Thema zentralen Begriff *Ganzheit* noch ausführlicher. Aus philosophischer Sicht verstehen wir heute unter Ganzheit die Vollständigkeit, Totalität, Unversehrtheit und Eigenständigkeit einer Sache. Demnach ist der Teil einer Sache nur aus der Ganzheit zu verstehen; das Ganze ist aber, wie bereits Aristoteles lehrte, mehr als die Summe seiner Teile.

Im naturwissenschaftlichen Sprachgebrauch hat der Begriff Ganzheit das gut klingende Etikett Holismus (von griech. *holos* = ganz) bekommen. Die zugrunde liegende Idee hat sich auf drei unterschiedlichen Ebenen als außerordentlich fruchtbar erwiesen. Wir werden später auf diese Forschungsergebnisse eingehen.

In einem alten buddhistischen Lehrsatz (*sutra*) ist – in Form einer Bildersprache – das moderne Hologramm schon intuitiv ahnend vorweggenommen: »Man erzählt, im Himmel Indras gebe es ein Perlennetz. Es ist so angeordnet, dass, schaut man eine Perle an, alle anderen darin reflektiert werden. Und ebenso ist jedes Objekt in der Welt nicht nur es selbst, sondern bezieht alle anderen ein und ist tatsächlich jedes andere Objekt.«

Im Bereich der komplementären Medizin findet man in zunehmendem Maße die Bezeichnung Ganzheitsmedizin oder ganzheitliche Behandlung als Synonym für eine Auffassung, der der ganze Mensch als Körper-Seele-Geist-Einheit zugrunde liegt. Das ist auch unsere Anschauung, und sie bildet die Basis der in unserem Buch dargestellten Grundgedanken. Das Geheimnis der Ganzheit ganz zu entschlüsseln, übersteigt vielleicht unser Vorstellungsvermögen. Dennoch greifen wir dieses schwierige, uns wichtige Thema auf, um Ihnen eine Vorstellung zu vermitteln von den uralten und zugleich hochmodernen Erkenntnissen über die großen und dicht vernetzten Beziehungszusammenhänge im Informationsfeld Leben, speziell innerhalb unseres Immunsystems.

Zielsetzung

Unsere Beschreibung auf den sieben Wirkebenen veranschaulicht, dass die immunologischen Eigenschaften spiegelbildlich mit unseren menschlichen Fähigkeiten vergleichbar und wie innig beide miteinander verknüpft sind. Diese höchst ungewöhnliche Darstellungsweise ist das Resultat jahrzehntelanger ärztlicher Erfahrung unter Einbeziehung der Ergebnisse der laufenden immunologischen Forschung. So bringen wir Ihnen das intelligente Wirken des Immunsystems überwiegend in seinen qualitativen und dynamischen Aspekten nahe.

Indem wir Ihre Aufmerksamkeit hinwenden auf das eindrucksvoll weise Wirken innerhalb des menschlichen Organismus, möchten wir Ihnen gleichzeitig Ihre eigenen Fähigkeiten bewusst machen, durch die Sie das dicht vernetzte Zusammenspiel zwischen Organismus und Ihrem gesamten Lebensumfeld wahrnehmen und beeinflussen können. Ihr Verständnis für das große immunologische Gesamtgeschehen wird jedoch erst vollständig durch die ganzheitliche Sichtweise, in der das untrennbare, innig miteinander verflochtene Zusammenwirken von Körper, Seele und Geist immer die grundlegende Rolle spielt. Dies schließt die für unser Thema zentral wichtigen Aspekte der menschlichen Kreativität und Entscheidungsfähigkeit mit ein. Sie spielen innerhalb des Immungeschehens sogar eine Hauptrolle.

Wenn Sie jetzt nachdenklich geworden sind und etwas von der Qualitätsstufe zu erahnen beginnen, auf der alle unsere Lebensvorgänge sich letztlich abspielen, werden Sie viele Themen dieses Buches mit wesentlich mehr Verständnis aufnehmen können. Vor allem liegt uns daran, Sie empfänglich zu machen für so scheinbar abwegige oder verrückte Vorschläge wie z. B. durch Aktivitäten wie Malen, Tanzen oder Weben tatsächlich eine stimulierende Wirkung auf ihre Immunfunktionen ausüben zu können. In diesen Zusammenhängen sehen wir in der Ganzheitsmedizin die Medizin der Zukunft.

Die Selbstheilungsfunktionen unseres Körpers kennenlernen, unterstützen und verbessern

Einleitung

Die Immunologen haben in den letzten Jahren überwältigend viel Faktenwissen zusammengetragen. Doch es fällt schwer, darin eine Grundordnung und Systematik zu erkennen, wie das Immungeschehen in unserem Organismus abläuft. Damit Sie dennoch eine Vorstellung vom Wesen der körpereigenen

Selbstheilungsfunktionen entwickeln können, nähern wir ihm uns ganzheitlich – mithilfe Ihrer eigenen Erfahrungen in unseren Übungsanregungen.

So lenken wir Ihre Aufmerksamkeit auf das vernetzte Zusammenwirken der vielen verschiedenen Elemente und Vorgänge, die an der Erhaltung unserer Gesundheit beteiligt sind – statt Sie durch eine unübersichtliche Fülle von Einzelheiten zu verwirren. Wir möchten Sie dazu anregen, das kreative Zusammenspiel des Immungeschehens als Ganzes wahrzunehmen und daran teilzuhaben.

Sollten Sie nach unseren anschaulichen Darstellungen der Immunabläufe und beeindruckt von Ihren eigenen Erfahrungen das Bedürfnis nach weiteren Informationen haben, finden Sie im Anhang die Möglichkeit zur Vertiefung. Das Glossar enthält eine alphabetisch geordnete, kurz gefasste Aufstellung der wichtigsten Eigenschaften, die die einzelnen Immunelemente im Rahmen des Immungeschehens erfüllen.

Einstimmung auf ein höchst kreatives Zusammenspiel

Wer seines Lebens viele Widersinne
versöhnt und dankbar in ein Sinnbild fasst,
der drängt die Lärmenden aus dem Palast.
(aus: Rilke »Stundenbuch«)

Folgende Anregungen sollen eine erste Brücke schlagen zwischen grauer Theorie und lebensnaher Praxis, zwischen der oft »widersinnig« anmutenden Informationsflut und Ihren eigenen, heilsamen Erfahrungen. Sie werden ein einfaches Sinnbild erschaffen – in der Realität oder in der inneren Vorstellung – und sich damit vertraut machen. Was im ersten Moment ungewöhnlich erscheint, wird Ihnen beim Eintauchen in dieses Bild und in das, was es auslöst, unmittelbar erlebbar sein und die Lärmenden (Widersprüche) aus dem Palast drängen. In diesem Sinne versöhnt, werden Sie eingestimmt auf das schöpferische Zusammenspiel, das in uns Menschen wirksam ist und in allem, was uns umgibt. Lassen Sie sich darauf ein – auch wenn es Ihnen verrückt erscheint!

Ich werfe einen Stein ins Wasser

- Haben Sie früher auch so gerne Steine ins Wasser geworfen? Und dann voller Staunen beobachtet, was geschieht? – Tun Sie es doch wieder! Erinnern Sie sich an das letzte Mal, als Sie es versucht haben. Stille Wasserflächen locken geradezu, Steine platschen, schliddern oder springen zu lassen – auch als Erwachsener. Gönnen Sie dem Kind in sich noch einmal die Zeit dafür ... tauchen Sie wieder ein in das Erlebnis ... in vertraute Erfahrungen ... nehmen Sie sich selbst darin wahr ...

- Spüren Sie, wie Sie mit Leib und Seele dabei sind: voller Freude, absichtslos und doch gespannt, neugierig auf das, was passiert ... lassen Sie sich hineingleiten in eine heitere, gelöste Stimmung – wie einst ...
- Vielleicht tauchen Erinnerungen auf, Gefühle, die lange in Ihnen schlummerten? Vielleicht fühlen Sie sich mitgenommen in eine andere Welt, Bekanntes, Vertrautes oder Neues, das Sie berührt, aufhorchen und staunen lässt ...

Lassen auch Sie sich wieder beeindrucken und bewegen vom »Stein, der ins Wasser fällt«. Und frühe Erfahrungen auftauchen, die Sie in Resonanz versetzen und zu weiteren eigenen Versuchen anstiften.

Wenn Sie momentan keine Gelegenheit haben, einen Stein ins Wasser zu werfen, können Sie es auch mithilfe Ihrer Vorstellungskraft versuchen:

Ein Stein fällt ins Wasser

- Setzen Sie sich entspannt hin, schließen Sie die Augen.
- Konzentrieren Sie sich ein paar Atemzüge auf Ihren Atem, auf den Weg, den der Atem im Ein und Aus in Ihnen nimmt. Dann lassen Sie vor Ihrem inneren Auge das Bild entstehen, wenn »ein Stein ins Wasser fällt« ...
- Malen Sie das Bild in Ihrer Vorstellung aus, die ruhige Wasserfläche, die durch den Stein belebt wird, die Ringe, die er nach sich zieht, auch wenn er schon lange versunken ist ... schauen Sie es an ... spüren Sie es ...
- Was bewirkt es in Ihnen? Was löst es aus? Welche weiteren Bilder gesellen sich vielleicht dazu? Was wird in Ihnen angerührt, berührt? Was beginnt in Ihnen zu schwingen?

Seien Sie nicht entmutigt, wenn kein Bild erscheint, oder wenn es Ihnen anfangs schwer fällt, sich darauf einzulassen. Auch ein Gefühl, ein Wort, vielleicht ein Symbol oder eine persönliche Erinnerung sind in Ordnung. Oft gelingt es nach ein wenig wiederholendem Üben. Oder dieses innere Bild taucht von selbst auf – ganz spontan (vielleicht während Sie in der Badewanne liegen und der Hahn tropft). In vertieftes Erfahren einzutauchen gelingt nicht vom Kopf her. Eher fällt es einem zu, ist ein Geschehenlassen, ein In-sich-Gehen, ein Sich-Hingeben – das führt, gleichsam gleitend und fließend, in tieferes Verstehen, in ein inneres Begreifen von Zusammenhängen. Außen und innen, oben und unten kommen sich näher, Bild und Spiegelbild beziehen sich wieder aufeinander.

Ein Weg, der zu sich selbst führt, und Ihre individuelle Lebensspirale wieder einschwingen lässt in die viel größere Lebens- und Schicksalsbewegung, in den Tanz des Lebens. Ein Zustand des Innewerdens, in dem sich auch die Inhalte und das Anliegen unseres Buches leichter aufnehmen, integrieren und umsetzen lassen.

Die Aufgaben der Selbstheilungskräfte unseres Immunsystems

Eine unüberschaubar große Anzahl von Zellen, molekularen Strukturen und Wirksubstanzen, die in vielschichtigen Stufenfolgen miteinander agieren und reagieren sowie die unterschiedlichsten Formelemente und Funktionen, die alle zielstrebig ineinander greifen und zusammenwirken, haben nur die eine Absicht: unsere Unversehrtheit zu erhalten bzw. wiederherzustellen.

Die zentrale Aufgabe des Immunsystems ist also, unser Überleben zu sichern und als fürsorglich beobachtender Wächter ständig das Fortbestehen unserer Existenz zu gewährleisten. Darüber hinaus und konsequenterweise garantiert es die Erhaltung unserer Art und beschützt alle Lebensprozesse auf diesem Planeten.

Man könnte das Immunsystem auch als Sinnesorgan für unsere Gesundheit bezeichnen. Wie bereits dargestellt, verfügt es zur Bewältigung seiner fundamentalen Aufgaben über verschiedene hoch differenzierte Wirkebenen. Es bedient sich einer Vielzahl von Wirkelementen auf molekularer, zellulärer, nervaler und humoraler (flüssiger) Basis. Das Beeindruckendste dabei ist immer wieder das Zusammenspiel aller beteiligten Funktionskreise und Wirkebenen, die den geistig-seelischen Bereich mit einschließen.

Je tiefer wir in die Zusammenhänge hineinleuchten, umso mehr erkennen wir, dass alle noch so präzisen naturwissenschaftlichen Erklärungen keinesfalls ausreichen, das Ausmaß dieses großartigen ganzheitlichen Ordnungsgeschehens zu erfassen. So offenbart sich uns darin letztlich das weise Wirken einer höheren Intelligenz.

Bei dieser Darstellung erinnere ich mich: Mitte Juni, ich liege im weichen warmen Moos einer Waldlichtung, mein Körper wohlig entspannt, mein Blick verliert sich im lichtdurchfluteten Raum über mir, alle Geräusche, die an mein Ohr dringen, werden zu einer vertrauten Symphonie, mein Geist lässt ab von allem Wollen, schwingt leicht hinauf in die Wipfelräume der Pflanzen und

Bäume, frei und geborgen zugleich. Die ganze Lichtung durchwoben von feinsten Linien – Spinnwebfäden – Leuchtspuren, die den Raum durchmessen, ihn durchtanzen in immer neuen Formen und Gestalten. Blätter fächeln silbrig schillernd im Windhauch, Insekten singen, Fliegen surren, Libellen gaukeln, Vögel flattern, synkopisch klopft der Specht und feinster Lufthauch streicht ahnungsvoll zwischen allem. In diesem sonderbaren Zustand wird Sehen, Hören, Wahrnehmen, Fühlen und Denken eins, verdichten sich die Sinne zu einem Einzigen, innig verbunden mit allem was ist. Jeglicher Trennung enthoben, bin ich – EINS.

Beim Zurückgehen durch den Wald, an Wiesen und Feldern entlang, schwingt das Erlebte lange in mir nach. Heute braucht es wenig, um wieder ganz in diese ganzheitliche Erinnerung einzutauchen. Sie ist ein Symbol für mich geworden, das die allem innewohnende Lebenskraft eindrucksvoll widerspiegelt. Die alles miteinander verbindenden, webenden Licht-Spinnfäden – machen sie sichtbar, wie die Lebensenergie »arbeitet« und wirkt? Die geistige Kraft dahinter als tanzendes, schimmerndes Licht im Raum?

Kreatives Ordnungsprinzip der Natur – das Spinnennetz

UNTERSCHIED
Es macht einen großen Unterschied,
ob ich das Netz der Spinne wegfege
oder ob ich ihr Kunstwerk bewundere.
Es macht einen großen Unterschied -
nicht nur für die Spinne.

(Lisa Lilienthal)

Natürlich erinnern die tanzenden Lichtfäden in der Waldkuppel an jene vollkommen gestalteten Kunstwerke in der Natur, die zarten Schleier von Spinnennetzen. An diese luftig leichten Gespinste, perfekt hineinverwoben in ihre Umgebung, wenn wir sie – allmorgendlich vom Tau überzogen – staunend entdecken. Oder all diese gesponnenen und geduldig wieder gesponnenen Netze in den vergessenen Winkeln unserer Häuser? Die wir oftmals – leider! – achtlos wegwischen. Wüssten wir, dass es auch unser Lebensraum ist, den wir da ohne nachzudenken zerstören, wären wir dann achtsamer?

Sie fragen, was dies mit den Selbstheilungskräften zu tun hat? Sehr viel, denn Bilder aus der Natur gewähren einen spontanen und kreativen Zugang zum vielfältigen Zusammenspiel der Lebens- und Heilkräfte – in der gesamten Natur, so auch in uns. Der Umgang mit solchen Bildern offenbart uns, wie wir mit den uns umgebenden Energien umgehen – und wie wir mit uns selbst umgehen. Darin erkennen wir den großen Unterschied – nicht nur für die Spinne.

Deswegen ermuntern wir Sie jetzt zu einem gedanklichen Ausflug in die Natur. Bleiben Sie mit uns vor einem dieser unscheinbaren Schöpfungen, einem Spinnennetz, stehen. Erinnern Sie sich an frühere Momente des Verzaubertseins bei seinem Anblick – nicht nur seiner Perfektion wegen. Gefolgt von einem Wohlgefühl, das Sie unversehens in einen anderen Bewusstseinszustand gleiten ließ. Ist Ihnen bewusst, dass diese zarten Gebilde am Wegrand allzu leicht zerstört werden, unversehens oder sogar absichtlich? Wie geht es Ihnen bei dieser Vorstellung? Macht das einen Unterschied?

In seiner ganzen Bescheidenheit symbolisiert das Spinnennetz das, was wir Ganzheit nennen. Wenn wir es respektvoll und achtsam betrachten, werden wir in seinen Bann gezogen, und erkennen die ihm innewohnende Intelligenz, spüren intuitiv die geistige Kraft in seiner vollkommenen Ganzheit. Doch noch einmal die Frage: Was geschieht, wenn wir zerstörerisch in diese Ganzheit einbrechen? Was geschieht der Spinne? Was geschieht uns? Gibt es diese Trennung überhaupt?

Die ganzheitliche Betrachtung des Spinnennetzes weitet den Blick auf die Zusammenhänge, in die diese kleine Schöpfung hinein gewoben ist: die Äste, die das Netz tragen, von der Spinne sinnvoll ausgewählt; der Wind, den die kleine Lebenskünstlerin geschickt nutzt, über beachtliche Distanzen hinweg fliegend ihr Werk zu gestalten; das glitzernde Licht auf den Tautropfen, das seine zarte Schönheit aufleuchten lässt. In diesem kleinen Naturschauspiel sehen wir ein Symbol für das ganzheitliche Zusammenspiel aller Lebenskräfte auf allen Wirkebenen. Sie sind in uns und um uns herum tätig als eins. Unser Immunsystem – eingebettet in eine übergeordnet wirkende schöpferische Kraft.

Dem Ordnungsgefüge der Natur auf der Spur

Nicht nur gedanklich, sondern sinnlich nähern Sie sich dem Symbol Spinnennetz in folgender Anregung. Dabei können Sie zugleich mit den kreativen Ordnungs- und Heilkräften in sich »anbandeln«. Dies im eigentlichen Sinn des Wortes. Denn mit einem Band, mit einer Schnur, laden wir Sie dazu ein, ein Spinnennetz zu gestalten: solch ein faszinierendes Gebilde, in dem das kreative Ordnungsprinzip der Natur so augenfällig erscheint. Im eigenen Tun wird sich Ihnen etwas vom Geheimnis und Wesen Ihrer kreativen Natur und damit Ihres eigenen Wesens offenbaren.

Den Ordnungs- und Heilkräften auf der Spur sein

- Außer Lust zum Ausprobieren brauchen Sie dazu Ihre Hände, eine Schnur möglichst aus Pflanzenfasern (Baumwolle, Hanf oder Seide) und eine Schere.

- Schneiden Sie sechs Schnüre ab: fünf kurze, gleich lange (50–70 cm, je nach Stärke des Garns), die als Gerüst dienen, und eine sehr lange (je nach Netzdurchmesser einige Meter).

- Die fünf kurzen Fäden und der eine lange werden parallel nebeneinander gelegt. Ein Ende des langen Fadens schließt mit den fünf kurzen Fäden ab, das andere Ende ragt in seiner restlichen Länge als »Spinnfaden« darüber hinaus. In der Mitte der kurzen Fäden werden alle miteinander als ein Strang verknotet, auf jeder Seite des Knotens liegen sechs Fäden.

- Jetzt öffnen und verteilen Sie diese zwölf Fäden (elf kurze und ein langer) gleichmäßig um den Knoten herum.

- Das lange Ende führen Sie nun von der Mitte aus spiralförmig nach außen. Dabei schlingen Sie ihn in einem einfachen Knoten um jeden der elf verbleibenden Fäden herum. Viel Spaß!

Spielen Sie damit! Lassen Sie die Fäden durch Ihre Finger gleiten, bis Ihre Hände geschmeidig sind und die Lust zum Tun erwacht.

Wenn diese Anregung Sie nicht anspricht, dann lassen Sie es und wählen eine andere, die Ihnen mehr zusagt. Wenn Sie z. B. selber musizieren, spielen Sie Bach oder hören Sie konzentriert dieser Musik mit ihren heilenden und ordnenden Kräften zu, lassen Sie sich ganz darauf ein oder stricken Sie; auch diese Tätigkeit kann diese Qualitäten vermitteln! Denn nur Freude am Tun spricht Sie in Ihrer Ganzheit an, lässt Sie hineingleiten und mit Leib und Seele dabei sein. Nur so werden Ihre kreativen Potentiale geweckt und entfaltet, entdecken Sie die eigene innere Fülle, spüren Sie das ganze schöpferische Potenzial dahinter.

Vielleicht erleben Sie nicht gleich beim ersten Mal ein totales Versunkensein ins eigene Tun. Lassen Sie sich Zeit! Denn allzu strenge Kritiker lauern in uns. Sie messen ihre Beobachtungen an so engen Maßstäben wie Leistung, Verwendbarkeit, sichtbares Ergebnis, Rentabilität u. a. Wahrscheinlich fragen sie: »Was bringt dir das?« oder: »Was soll der Quatsch?« und kontern: »Dafür verschwendest du deine kostbare Zeit?«

Wie darauf reagieren? Am besten, Sie werden sich ihrer »inneren Zensoren« bewusst und lassen Sie an Ihren neuen Erfahrungen teilhaben, so

»unbedeutend« diese auch sein mögen. Das beruhigt diese Kontrollinstanz allmählich. Die spürbare Wirkung ihres freudigen Tuns bleibt ihr letztlich nicht verborgen. Sie kapituliert allmählich, und brach liegende Kräfte werden frei. Dann steht Ihnen der Kritiker nicht mehr hinderlich im Weg. Er wird sogar zum begeisterten Mitreisenden auf Ihren Entdeckungsfahrten zu den in Ihnen schlummernden, schöpferischen Energien.

Die Kraft der Symbole

Was geschieht eigentlich, wenn Sie sich auf die Durchführung unserer Anregungen einlassen? Um das besser zu verstehen, betrachten wir uns das Wirken von Symbolen. Was die wissenschaftliche Sichtweise nicht übermitteln kann, ermöglichen Ihnen eigene ganzheitliche Erfahrungen. Symbole spielen dabei eine zentrale Rolle. Symbole eröffnen uns eine anders geartete, vielschichtigere Auffassung der Wirklichkeit. Sie sind multidimensionale Urbilder, die vielerlei Assoziationen in uns wecken. Die Logik hingegen operiert mit feststehenden, unveränderlichen Begriffen, die wir durch unseren analysierenden Intellekt von ihrem Hintergrund und ihren Beziehungen isoliert haben. So kommt es, dass eine Vielzahl an reinen Fakten und Tätigkeiten verstandesmäßig nicht zu fassen und zu begreifen ist und schwer in all seinen Zusammenhängen gesehen werden kann.

Symbole haben die Eigenschaft, unmittelbare Verbindungen mit Objekten unterschiedlichsten Charakters, jedoch ähnlicher Wesensart herzustellen. Symbolhaftes Betrachten durchbricht die Unüberschaubarkeit von zeitlichen und ursächlichen Zusammenhängen und erlaubt so unserem Verständnis, Grenzen zu überschreiten. Lebendige Beziehungsformen und -muster erscheinen vor unserem inneren Auge und lenken unseren Blick auf ein dahinter liegendes, bisher unsichtbares Ordnungs- und Sinngefüge. Ist es das, was Sie bereits erfahren haben? Etwas, worin Sie Ihr eigenes Wesen entdecken konnten? Und wie es sich in der Welt artikuliert und versteht?

Die Eigenschaften des Immunsystems
auf der unbewussten Wirkebene der Organe

Alle Funktionen und die Tätigkeit unserer Organe, die im Dienste unseres Immunorgans stehen, nehmen wir nicht bewusst wahr. Atmung, Herzschlag, Blutkreislauf, Verdauung und Stoffwechsel erfüllen ständig ihre Aufgaben, ohne unsere Aufmerksamkeit zu beanspruchen. Erst durch Signale wie Schmerz,

Verkrampfung oder rhythmische Unregelmäßigkeiten wird uns ihre Tätigkeit bewusst. So machen sie uns auf einen disharmonischen bis krankhaften Zustand aufmerksam – eine überaus weise Einrichtung unseres Organismus. Doch wenn ein Schmerzsignal auftaucht, fühlen wir uns eher belästigt oder bedroht, statt diesen Vorgang als einen für unser Leben wichtigen Hinweis zu erkennen und dafür dankbar zu sein.

Wenn warnende Botschaften des Organismus ins Bewusstsein dringen, ist die entscheidende Frage: Wie reagieren wir darauf? Naheliegend scheint es, das Unangenehme, das Symptom, so schnell wie möglich wieder loszuwerden, damit das Leben ungestört weitergehen kann. Wir wollen so schnell und bequem wie möglich abschalten, was uns und damit den normalen Alltag so empfindlich stört. Eine verständliche Reaktion. Doch ist sie wirklich sinnvoll? Welche anderen Möglichkeiten gibt es?

An dieser Stelle möchten wir ansetzen. Denn es gibt andere Möglichkeiten! Die wichtigste ist, eigene Einsichten in die Zusammenhänge von Symptomen und Lebensumständen zu gewinnen. Ihr Leben und gegebenenfalls auch Ihr Überleben sollen für Sie selbst durchschaubar werden. Zusammenhänge zwischen unbewusstem Wirken einerseits und dem bewussten Entschluss, Eigenverantwortung zu übernehmen andererseits, sollen erkennbar und erlebbar werden. Das Offensichtliche und Verborgene auf und zwischen den verschiedensten Ebenen. Denn da hinein verwoben ist der bedeutsame Prozess des Bewusstwerdens – ein Prozess, der uns die Einheit von Körper, Seele und Geist erkennen lässt.

Es ist ein Prozess, der uns wieder an die schöpferischen Urkräfte anschließt. Er fordert und fördert unsere gesamte menschliche Kreativität gleichermaßen. Dieser Prozess kann ohne uns gar nicht ablaufen, es sei denn, wir geben unsere Gesundheit – und damit die Verantwortung für unser Leben – weiterhin am Empfangstresen von Arztpraxen oder Kliniken ab. Doch da werden meistens nur Symptome behandelt und bestenfalls kurzzeitig ausgeschaltet. Sie melden sich dann in Kürze und an anderer Stelle wieder. Kommt Ihnen das bekannt vor? Wir dagegen behaupten: Nur Sie selbst können den Prozess der eigenen Bewusstwerdung in Sachen »Gesund sein – werden – bleiben« in Gang setzen, durchführen und erfahren – und schließlich seine Früchte ernten.

Noch einmal: Eigenverantwortung in Sachen Gesundsein und Gesundbleiben zu übernehmen ist ein durch und durch schöpferischer Prozess. Möglicherweise beginnt er damit, dass Sie angesichts eines Auslösers, also eines sogenannten Symptoms, erstmalig selber die Weichen stellen auf dem Weg zum Wieder-gesund-Werden. Eigene Erfahrungen leiten ihn ein und treiben ihn voran. Es ist Ihr Prozess!

Ein ungewöhnlicher Gedanke? Sich selbst angesprochen fühlen, selbst tätig werden, sich selbst fragen und nach Antworten und Möglichkeiten suchen, kreativ zu reagieren – darum geht es. Es ist möglich, mit dem Schatz der eigenen Erfahrungen das Leben fürsorglich und vorsorglich zu betrachten und so zu verändern, dass ein erreichter und erfahrener Gleichgewichtszustand gerne und freudig selbst aufrechterhalten werden möchte.

Mangel macht kreativ

Echter Mangel macht kreativ. Signalisiert uns unser Körper mittels Schmerz, Spannungen, Unwohlsein und Ähnlichem einen Mangel an gewohntem Wohlbefinden, sind wir unmittelbar angesprochen. Entbehren wir einen uns vertrauten Wohlfühlzustand zu oft oder zu lange, sind wir zunehmend verunsichert – oder wir gewöhnen uns daran. Hält dieser Zustand länger an, wird er zum Problem, fühlen wir uns sogar bedroht. Spätestens dann gilt es zu handeln.

Doch wir haben uns zu Meistern im Verdrängen von Signalen entwickelt. Das ist vielleicht auch eine kreative Antwort, aber auf Dauer keine Lösung. Denn was uns wiederholt zu schaffen macht, will uns im ureigensten Menschsein ansprechen. Sonst wird sich, was wir auf der einen Ebene ausgetrickst haben, auf einer anderen wieder melden.

Mangel macht dann kreativ, wenn wir uns von der Botschaft eines Symptoms, eines Warnsignals, aufrütteln und zu einer Korrektur bewegen lassen. Die Kreativität, die hier von uns gefordert ist, muss einen zunächst unerklärlichen Widerstand mit einbeziehen, muss sich mit ihm auseinandersetzen. Widerstände, Symptome, Krankheiten, mit denen das Leben uns konfrontiert, sind zutiefst eindeutig und dulden keine beliebigen Einfälle und Reaktionen. Sie fordern uns auf, ihnen nachzugehen, ihre Botschaft zu entschlüsseln und ganzheitlich zu verstehen.

Doch wenn wir uns wirklich einlassen auf ein unüberhörbares Körpersignal plus dazugehöriger Lebenssituation, weist uns das ermutigende Echo erlebter Heilreaktionen eindeutig den weiteren Weg. So betrachtet bedeutet Kreativität ein Sich-Besinnen, ein Sich-Einlassen auf die schöpferischen Ordnungs- und Heilkräfte, wie sie in uns und überall in der Natur wirksam sind. Das Leben selbst, das uns Gesundheit und Krankheit erfahren lässt, lehrt uns, wie wir kreativ mitwirken können, um Krankheit wieder in Gesundheit zu überführen.

Wirklich kreative Antworten entstehen aus den Erfahrungen, die wir zwischen den beiden Lebenszuständen machen, also an den Übergängen und Prozessen zwischen Gesund-Sein und Krank-Werden, zwischen Krank-Sein und Wieder-gesund-Werden. Diese Erfahrungen lehren uns, uns dankbar vor der Gesundheit – diesem großen Geschenk des Lebens – zu verbeugen, und auf diese Weise dem Krankwerden vorzubeugen.

Erkennen und Beurteilen

Die Fähigkeit des Immunsystems zum Erkennen und Beurteilen

Immunzellen im Dienste des Immunorgans

Mit Hilfe unseres Immunsystems bleiben wir stark und anpassungsfähig – sofern wir seine intelligente Arbeit partnerschaftlich unterstützen. Damit Sie eine gute und bewusste Beziehung zu Ihrem Immunsystem aufbauen können, wollen wir Ihnen in diesem Kapitel seine wichtigsten Mitstreiter näher vorstellen. Mit dieser Information gewinnen Sie hilfreiche Einsichten in das konstruktive, schöpferische Wirken der einzelnen Immunelemente im Rahmen ihrer besonderen Aufgaben und Funktionen.

Die Hauptaufgaben des Immungeschehens in unserem Organismus werden von den beweglichen weißen Blutkörperchen, den Leukozyten, bewältigt. Sie sind neben den roten Blutkörperchen ein wesentlicher Bestandteil unseres Blutes, können aber auch außerhalb der Blutbahn in den Geweben vorkommen. Normalerweise finden wir im menschlichen Blut 4 bis 6 Millionen rote Blutkörperchen und 4 bis 9 Tausend weiße Blutkörperchen pro Milliliter.

Die Leukozyten bestehen nicht aus einem einheitlichen Zelltyp, sondern gliedern sich auf in verschiedene Untergruppen mit unterschiedlichen, genau festgelegten Aufgaben und Fähigkeiten.

Der Erkennungsdienst des Immunsystems – schon in der Wiege einsatzbereit

Wenn schädliche Mikroorganismen oder Substanzen, so genannte Antigene, den ersten Schutzwall des Körpers, die Haut und ihren Säuremantel, oder die schützende Enzymschicht der Schleimhäute durchbrochen haben und in den Körper eingedrungen sind, treffen sie zunächst auf die Wirkelemente der angeborenen Immunität.

Mit dieser entwicklungsgeschichtlich älteren Generation von Immunelementen sind wir schon bei der Geburt ausgerüstet. Dazu gehören die Phagozyten (Fresszellen) mit ihren Untergruppen (Monozyten, Makrophagen und neutrophile polymorphkernige Granulozyten). Diese können bereits schädliche Materialien erkennen und darüber hinaus zwischen körpereigen und körperfremd unterscheiden.

Von immunologischer Seite ist dieser Vorgang genau erforscht. Die für die Erkennung wirksamen Oberflächenstrukturen der Immunzellen sind bis in die kleinsten molekularen Einzelheiten bekannt. Dennoch ist dieser gesamte Identifizierungsvorgang geheimnisvoll, und die Beurteilung aufgrund der Fragestellung »eigen oder fremd« noch rätselhafter. »Selbst« oder »Nicht-Selbst« steht letztlich als intelligente, existenzielle Fragestellung dahinter.

Ein analoges Beispiel möge diese offene Frage veranschaulichen: In einem Personalausweis sagt allein die noch so genaue Beschreibung der verschiedenen Identitätsmerkmale seines Besitzers gar nichts aus. Erst die geistige Fähigkeit des Kontrollbeamten fügt die Einzelheiten zu einer Personenerkennung zusammen, die einen wirklichen Vergleich mit der zu kontrollierenden Person ermöglicht.

Auf der Ebene der angeborenen Immunität reagiert das Immunsystem auf eingedrungene Bakterien und Viren verhältnismäßig einfach und unkompliziert. Die oben genannten Immunzellen der Phagozytenreihe erkennen die Mikroorganismen an ganz bestimmten Identitätsmerkmalen, den so genannten Rezeptoren (Empfangseinrichtungen) auf der Zelloberfläche als schädlich. Sie heften sich dann direkt an jede dieser so markierten Zellen und vernichten diese durch »Auffressen«.

Die Erkennungsmarken aller körperfremden Schadstoffe sind winzig kleine, aber charakteristische Erhebungen auf ihrer Oberfläche. Ihre molekularen Strukturen sind inzwischen genau erforscht. Der Erkennungsvorgang auf dieser Stufe der Immunität ist unspezifisch, da jede der Immunzellen jeden Schadstoff identifizieren kann.

Immunzellen mit höherer Schulbildung

»Erworbene Immunität« nennen wir die entwicklungsgeschichtlich jüngere Stufe der Immunantworten, die erheblich komplizierter und ausgesprochen spezifisch ablaufen. Dabei ist für jede Schadstoffart eine ganz bestimmte, besonders geschulte Immunzelle zuständig. Dieser Vorgang wird von jedem Einzelorganismus erst im Laufe des Lebens erworben. Voraussetzung dafür wird die Fähigkeit des immunologischen Gedächtnisses, Informationen zu speichern, und die Entwicklung der Immunzellen vom Typ der Lymphozyten.

Die Lymphozyten sind eine Untergruppe der weißen Blutkörperchen (Leukozyten). Sie spielen eine zentrale Rolle im Immungeschehen. Die erste Aufgabe, die ihnen bei einem Kontakt des Körpers mit Schadstoffen zufällt, ist die spezifische Erkennung der besonderen Art des Schadstoffes. Diese Funktion wird von zwei verschiedenen Zelltypen gemeistert, den B-Lymphozyten und den T-Lymphozyten.

Das Knochenmark – Bildungsstätte der Immunzellen

Die Ursprungszelle, der sowohl die roten wie die weißen Blutkörperchen entstammen, befindet sich im Knochenmark, der Blutbildungstätte des Körpers. Als Stammzelle ist sie zwar selbst völlig undifferenziert, birgt aber in sich ein unvorstellbar großes Potenzial kreativer Eigenschaften. Sie bildet nicht nur die roten Blutkörperchen (Erythrozyten) sondern auch die verschiedenen Arten der weißen Blutkörperchen (Leukozyten). Das alleine ist schon eine erstaunliche Leistung. Es handelt sich dabei keineswegs um eine »Fließbandproduktion«, sondern die Herstellung entspricht stets der jeweiligen Bedarfssituation.

Alle vom Knochenmark gebildeten Immunzellen ergeben insgesamt ein Gewicht von 1,5 bis 2 Kilogramm. Das ist mehr als jedes der großen Körperorgane jeweils wiegt.

Nach einem Blutverlust wird die Neubildung von Erythrozyten zusätzlich angekurbelt. Bei einer Infektion vermehren sich sofort diejenigen Leukozyten, die als Immunzellen wirken. Dem Bedarf und jedem Zelltyp entsprechend werden diese Neubildungen von besonderen Hormonen, den Poetinen gesteuert.

Dies ist nur ein kleiner Teilausschnitt des geheimen, schöpferischen Wirkens innerhalb unseres Organismus.

Erkennung durch B-Lymphozyten – Überwachung durch Ortspolizisten

Die Lymphozyten differenzieren sich im Laufe ihrer Entwicklung zu B-Lymphozyten und T-Lymphozyten. Die B-Lymphozyten (B von engl. *bone marrow* = Knochenmark) spielen bei der Erkennung von Antigenen eine erstrangige Rolle. Sie halten sich überwiegend ortsständig in den im gesamten Körper verteilten Lymphknoten und im lymphatischen Gewebe der Darmwand auf. Es sind ausgesprochene Spezialisten, denn sie besitzen auf ihrer Oberfläche ein ganz spezifisches Rezeptormolekül, Antikörper genannt, mit dem sie ein bestimmtes Antigen erkennen können.

Antikörper haben je nach ihren besonderen Eigenschaften eine unterschiedliche und sehr komplexe Eiweißstruktur, deren Zusammensetzung inzwischen genau erforscht ist. Entsprechend ihrer Zusammensetzung werden sie auch als Immunglobuline bezeichnet und sind mit einem Buchstabenkürzel versehen (IgA, IgD, IgE, IgM). Durch ein elektrisches Trennungsverfahren (Elektrophorese) können im Labor die einzelnen Anteile gemessen werden. Das Messergebnis lässt in der Immundiagnostik wichtige Rückschlüsse auf die Art des Antigens zu, mit dem der Organismus konfrontiert wurde.

Erworbene Immunität – Antigene werden ausgetrickst

Wie ist es nun möglich, dass bei der Vielzahl von Antigenen, mit denen der Organismus laufend konfrontiert wird, immer die gerade spezifischen B-Lymphozyten im richtigen Augenblick ausreichend zur Verfügung stehen? Da hilft sich das Immunorgan mit einem genialen Trick. Jedes Mal, wenn ein Antikörper an der Oberfläche eines B-Lymphozyten ein Antigen festbindet, auf dessen Erkennung er spezialisiert ist, wird die betreffende Immunzelle zu einer immensen Reifung und Vermehrung angeregt. Es entstehen auf diese Weise viele Antikörper produzierende Plasmazellen, die auf dieses eine Antigen spezialisiert sind.

Eine Plasmazelle kann pro Sekunde 2000 gleichartige Antikörper produzieren. Das Antigen ruft also eine Vermehrung seiner eigenen antigenbindenden Zellfamilie, Klon genannt, hervor. Die Immunologen bezeichnen diesen Vorgang als klonale Selektion. Ein Teil dieser Zellen bleibt als langlebiger Klon mit der einmal erworbenen Identifikationseigenschaft im Organismus erhalten. Diese Zellen werden dann Gedächtniszellen genannt und sind die Grundlage der erworbenen Immunität.

Erkennung durch T-Lymphozyten – Spezialisten des Erkennungsdienstes

Die T-Lymphozyten haben ihren Namen, weil sie nach der Bildung durch die Stammzellen im Knochenmark eine besondere Schulung in der Thymusdrüse erfahren. Die Thymusdrüse, auch Bries genannt, befindet sich hinter dem Brustbein. Im klassischen Altertum wurde sie als Sitz des Gemüts angesehen. Ihre Bedeutung als Schulungsort für Immunzellen ist noch gar nicht so lange bekannt, doch wird sie inzwischen vielfach als »Ministerium der körpereigenen Abwehr« bezeichnet.

Die T-Lymphozyten haben, je nach ihrer Ausbildung, ein vielfältiges Aufgabenspektrum. Im Hinblick auf die Antigenerkennung haben sie mittelbare und unmittelbare Funktionen. Mittelbar stimulieren sie als T-Helferzellen die B-Lymphozyten zu ihrer Reifung in Antigen-produzierende Plasmazellen. Dieser Reifungsvorgang wird, wie alle Entwicklungsabläufe in der Natur, polar geregelt wie mit Zügel und Gegenzügel. So verhindern besondere T-Suppressorzellen (lat. *supprimere* = unterdrücken) eine übermäßige Vermehrung der Plasmazellen. Deren unmittelbare Erkennungsfähigkeiten für Antigene sind anders geartet als bei den B-Lymphozyten. Sie können nämlich Antigene nur erkennen, wenn ihnen diese von sogenannten Antigen-präsentierenden Zellen besonders markiert angeboten werden.

Eine dritte Art von T-Lymphozyten kann von Viren befallene Körperzellen erkennen und dann vernichten.

Startschlüssel für T-Lymphozyten – wer aber startet?

Neuerdings haben Immunologen in ihrer unermüdlichen Forschertätigkeit ein »Startermolekül« für T-Lymphozyten entdeckt und ihm den schönen wissenschaftlichen Namen ›CD1d1‹ gegeben. Dieses Molekül schaltet sich in den Stoffwechsel der Zellen ein und gibt im Rahmen der Immunantwort des Organismus offenbar das Startsignal für die Tätigkeiten der T-Lymphozyten.

Um einer Fehldeutung dieser Entdeckung vorzubeugen, möchten wir aber darauf hinweisen, dass dieses Molekül keine andere Funktion erfüllen kann als die des Startschlüssels beim Auto. Er ist notwendig zum Starten des Motors, muss dazu aber vom Fahrer betätigt werden. Von sich aus kann der Schlüssel gar nichts bewirken.

Aus diesem Beispiel ergibt sich eine grundsätzliche Fragestellung, der wir im Verlauf unserer Darstellungen immer wieder begegnen: Wer oder was aktiviert eigentlich – in diesem Falle – das Startermolekül? Oder müssen wir ihm die geradezu wundersame Intelligenz unterstellen, von sich aus zu wissen, zu welchem Zeitpunkt und zu welchem Zweck es welche T-Lymphozyten zu starten hat?

Die menschlichen Fähigkeiten des Erkennens und Beurteilens

Wege zu einer ganzheitlichen Betrachtungsweise

Die erste herausragende Eigenschaft unseres Immunsystems ist also, Feinde unserer Gesundheit zu erkennen. Die dazu befähigten Immunelemente beurteilen dabei, ob Substanzen körperfremd oder körpereigen sind und welchen Grad der Gefährlichkeit sie für den Organismus darstellen. Diese Vorgänge laufen in der Regel automatisch und für uns im Verborgenen ab. Das menschliche Bewusstsein hat dieselbe Fähigkeit. Auch wir können erkennen und beurteilen. Mithilfe spezieller Forschungsmethoden haben wir beispielsweise erkannt, dass wir ein Immunsystem besitzen, und welche überlebenswichtigen Aufgaben es für uns erfüllt. Das ist noch gar nicht lange her. Und bis heute erkennen und beurteilen wir immer differenzierter, wie es diese unendlich vielen Aufgaben meistert.

Wir müssen uns hier nicht in die neuropsychologischen Kognitionstheorien vertiefen, sondern wollen nur die geistigen Prozesse erläutern, die eine gewisse Analogie zu den immunologischen Vorgängen aufweisen. Das menschliche Erkennen stützt sich auf die übergeordnete Befähigung zu denken. Wir kommen auf diese Weise zu Erkenntnissen, die in Verbindung mit unseren gesammelten Erfahrungen zu Wissen werden. Durch systematisches Analysieren und Gliedern entsteht schließlich ein logisches Ordnungsgebilde, das wir Wissenschaft nennen. Alle diese Vorgänge spielen sich auf der Ebene des realen Tagesbewusstseins ab. Mithilfe des so entstandenen rationalen Denkvermögens oder Intellektes können wir unterscheiden, teilen, vergleichen, messen und kategorisieren. Unser Immunsystem hat, wie wir gesehen haben, Eigenschaften, die diesen Fähigkeiten auf der menschlichen Bewusstseinsebene entsprechen:

- Es kann gesundheitsschädliche Antigene erkennen,
- indem es durch Vergleichen fremde Zellen von körpereigenen unterscheidet.
- Es kann die Gefährlichkeit von Antigenen messen und dementsprechende Immunreaktionen veranlassen.
- Es kann weiterhin die durch Erfahrung mit den Antigenen gewonnenen Erkenntnisse speichern und kategorisieren.

Durch die menschliche Fähigkeit des konkreten Denkens und Erkennens wurden alle großen Forschungsergebnisse der Naturwissenschaft gewonnen. In der Immunforschung war es mithilfe der anatomischen Präpariertechnik und des Mikroskops möglich, die am Immungeschehen beteiligten Zellen zu entdecken und zu unterscheiden. Die Physiologie und Biochemie verschaffte uns immer tiefere Einblicke in die differenzierten Vorgänge des Zusammenwirkens der beteiligten Immunelemente.

Doch ist dies nur die eine Seite der menschlichen Wahrnehmung. Es gibt außer der Form des konkreten Denkens und Erkennens noch einen ganzheitlichen Denk- und Erkenntnisweg: den intuitiven Weg. Leider wird er in der heutigen Zeit der Verwissenschaftlichung noch ziemlich verkannt und spielt gesellschaftlich, pädagogisch und praktisch kaum eine Rolle. Warum wohl?

In der Antike wurde die Welt noch ganzheitlich betrachtet. Das heutige Wissen ist aufgespalten in Natur- und Geisteswissenschaften. Um die ungeheure Zunahme an Fachwissen und Fakten zu bewältigen, wurden jegliche Erkenntnisse immer noch mehr zergliedert und spezialisiert. Das führte dazu, dass wir zu »einseitig«, das heißt rechts- oder linkshirnig denken und erinnern – ein Problem des heutigen Menschen. Doch was bedeutet es, wenn wir stärker die rechte oder die linke Gehirnhälfte trainieren und nutzen? Und wie denken wir überhaupt »richtig«?

Unser Gehirn empfängt, verarbeitet und speichert ständig riesige Mengen von Informationen. Mithilfe der so genannten PET-Technik, eines bildgebenden Verfahrens, das Gehirnforscher anwenden, werden Stoffwechselvorgänge im Gehirn sichtbar gemacht. So entsteht eine Gehirnlandkarte, auf der bestimmte Funktionen und fähigkeitsspezifische Aktivitäten der einzelnen Gehirnregionen gekennzeichnet sind. Auf dieser Landkarte wird sichtbar, dass die beiden Hälften (Hemisphären) unseres Großhirns unterschiedliche Aufgaben bewältigen und unterschiedliche Fähigkeiten beherbergen. So steuert beim Rechtshänder die linke Gehirnhälfte vorwiegend das rationale, also verstandesorientierte, wissenschaftlich exakte Denken, alle detaillierten Vorstellungen und die Sprache. Die rechte Hemisphäre ist beim Rechtshänder für alles Bildhafte, Emotionale, also Gefühlsmäßige, für komplexe Zusammenhänge, für Visionen und für die Körpersprache zuständig. Das nennt man kurz rechts- bzw. linkshirnig denken. Bei Linkshändern ist die Schwerpunktbildung umgekehrt, bei den wenigen nicht eindeutig veranlagten Menschen ist die Zuordnung nicht so klar.

Beide Gehirnhälften haben zwar ihre Schwerpunkte, doch beide Hemisphären arbeiten immer parallel und zusammen. Das bedeutet, dass unser Gehirn Informationen nicht linear und hintereinander, sondern parallel und vernetzt verarbeitet. Beim Sehen beispielsweise werden Milliarden Bits von Informationen pro Sekunde mit Milliarden Bits der anderen Sinne und dies alles wiederum mit Milliarden Bits aus den vielen dazu passenden Gedächtnisbereichen verglichen und gespeichert. Das geschieht immer über Netzwerke und auch in beiden Gehirnhälften parallel und gleichzeitig. Außerdem beeinflussen sich die vielen verschiedenen Teile der Netzwerke zusätzlich gegenseitig.

Übungen zur Koordination der Hirnhälften

Erinnern Sie sich noch an den »Hampelmann« Ihrer Kindheit? Den zu imitieren, indem Sie die Beine grätschen und gleichzeitig die Hände über Ihrem Kopf zusammenschlagen und dann umgekehrt die Beine zusammenschließen und die Arme auseinandernehmen, ist eine Möglichkeit, die Koordination der Hirnhälften zu verbessern.

Oder: Sie berühren mit der linken Hand die rechte Seite Ihrer Brust und anschließend mit der rechten Hand die linke Seite Ihrer Brust – und das sehr bewusst im Wechsel, am besten noch, indem Sie mit den Augen der Bewegung folgen.

Oder: Sie tanzen mit Kreuzschritten.

Angesichts dieser optimalen Voraussetzungen sollten wir uns fragen, warum wir die Chance zur ganzheitlichen Nutzung unseres Gehirns nicht besser nutzen. Durch Intuition ist es möglich, eine unmittelbare Einsicht in den Wesenskern einer Sache zu gewinnen. Die Methode des ganzheitlichen Denkens ist »eine aus dem Inneren des Menschen sich entwickelnde Offenbarung« (Goethe). Ohne diese geistige Fähigkeit könnten wir den ganzheitlichen Ablauf der Immunfunktionen nie verstehen. Wir werden diese Fähigkeiten des Immunsystems zur Koordinierung und Integrierung im Verlauf unserer Darstellungen noch genauer betrachten.

Zwei Sichtweisen des Erkennens

Wir begegnen also bei unseren Betrachtungen dem im Wesen gleichartigen Erkenntnisvorgang zweimal:

- Der eine Erkenntnisakt läuft »unten« als Eigenschaft des Immunsystems auf der bewusstseinsdunklen Organschiene ab.

- Der andere tritt »oben« als menschliche Fähigkeit bewusstseinsklar in Erscheinung und kann sogar von unserem bewussten Willen gesteuert werden.

Kein Arzt kann die Ursachen des Leidens seiner Patienten richtig erkennen und kein Patient versteht, was in ihm vorgeht, wenn die verschiedenen Sichtweisen und Ebenen des Erkenntnisprozesses nicht zu einer ganzheitlichen Betrachtungsweise integriert werden. Das folgende Fallbeispiel lehrt uns, wie wichtig es für uns ist, sowohl mit dem Leib als auch mit der Seele begreifen zu lernen, wie wichtig wir selbst für unsere Gesundheit sind.

In meine Sprechstunde kam eine etwa siebzigjährige, noch sehr rüstige Frau. Sie war höchst beunruhigt durch anfallsweises Herzrasen, das sich bei ihr überwiegend gegen Abend, wenn es dunkel wurde, einstellte. Bei vielen Ärzten war sie schon gewesen und hatte das ganze Arsenal der bekannten

Antiarrhythmika ohne Erfolg ausprobiert. Eine dicke Mappe mit ärztlichen Befundberichten der kardiologischen Abteilung einer renommierten Universitätsklinik lag vor mir. Die aufwändigen Untersuchungen mit modernsten Geräten – einschließlich Herzkatheter – hatten sie beeindruckt. Auch über die Freundlichkeit des Personals war sie des Lobes voll. »Nacht-Tachykardie« lautete die Diagnose, was mit anderen Worten nächtliches Herzrasen bedeutet. Außerdem bestünde eine kleine Blutdruckdifferenz zwischen dem linken Herzvorhof und der Herzkammer. »Zeitlebens Betablocker!« hatte ihr der Arzt abschließend eingeschärft. (Betarezeptorenblocker sind stark wirksame Medikamente, die den anregenden Einfluss des sympathischen Nervensystems auf die Herztätigkeit hemmen. In der Packungsbeilage nimmt die Auflistung der möglichen Nebenwirkungen wesentlich mehr Raum ein als die Schilderung der erwünschten Wirkungen). Auf meine Frage, wie lange diese Herzattacken schon andauerten, hörte ich: »Viereinhalb Jahre!«. »Was war denn vor viereinhalb Jahren?«, wollte ich wissen. Da verstummte sie eine Weile, bis sie zögernd und stockend ihre Geschichte erzählte: Sie sei damals in der heiligen Nacht, aus der Christmette kommend, mit ihrem Mann im Auto heimgefahren. »Auf der Kreuzung Herzog- und Wilhelmstraße fiel mir mein Mann plötzlich mit Herzinfarkt in die Arme. Da saß ich am Heiligen Abend um ein Uhr nachts bei 10° Kälte, mit meinem toten Mann im Arm, mitten auf der Kreuzung …!« Sie war verstummt, schluchzte. Es blieb eine ganze Weile still. Als ich sie fragte, ob sie die Zusammenhänge erkennen könne, nickte sie wortlos. Und sagte dann etwas, das mich tief erschütterte: »Danach hat mich noch kein Mensch gefragt!«. Natürlich war etwas in ihr abrupt verstummt. Kein Wunder, dass ihr dieses Erlebnis zu Herzen ging und sie abends, allein in ihrem Haus, unbewusst immer wieder »aus dem Rhythmus« kam. Ich rief den Kardiologen an und erzählte ihm die Geschichte. Nach einem Augenblick betretener Stille bekam ich zu hören: »Ja, aber die Druckdifferenz im linken Herzen …!«Frau M. machte sich ihr verdrängtes Schicksalstrauma bewusst, nahm es damit auf die Seelenebene zurück, wo es entstanden war und wurde mit Unterstützung eines »harmlosen«, wenn nicht »unwirksamen« Weißdornpräparates bald beschwerdefrei.

Das Erkennen der Hauptursache ihrer Beschwerden – ein Aha-Erlebnis – führte zur wirksamen Heilung.

Informationsaustausch

Die Fähigkeit des Immunsystems zum Informationsaustausch

Kommunikationsnetze

Auf unserer weiteren Entdeckungsreise zu den Wirkebenen unseres Immunsystems stoßen wir auf eine erstaunliche Grundeigenschaft. Das ist die Fähigkeit, Informationen innerhalb des ganzen Körpers zu übertragen. Ein dichtes Kommunikationsnetzwerk unterschiedlichster Art ermöglicht den ständigen Dialog zwischen den Zellen und Organen unseres Körpers. Erst durch diesen ununterbrochenen Informationsaustausch wird gewährleistet, dass die verschiedenen Wirkebenen unseres Immunsystems mit hervorragend eingespielter Arbeitsteilung funktionieren. So greift ein Rädchen ins andere, wie in einem Präzisionsuhrwerk.

Das in den letzten zwei Jahrzehnten erworbene Wissen um diesen hochentwickelten Informationsaustausch zwischen den verschiedenen Zellebenen unseres Organismus schließt auch den seelischen Bereich als wesentlichen Impulsgeber für Immunprozesse mit ein. Es lässt sich heute anhand objektiver Laboruntersuchungen nachweisen, dass seelische Einflüsse über die Kommunikationseinrichtungen unseres Immunsystems die Abwehrvorgänge des Körpers grundlegend beeinflussen können. Insofern ist dieses Kommunikationsnetzwerk der Mittler zwischen der Seele und, wie wir sehen werden, dem Geist des Menschen sowie dem Hüter seiner Gesundheit. Unbewusste Einflüsse, wie die elementaren Grundeinstellungen zum Leben und persönlichen Schicksal, bestimmen wesentlich die Arbeitsweise des Immunsystems. Darüber hinaus lassen sich durch eine aktive Einflussnahme über diese Steuerungsebene die Abwehrleistungen des Organismus bewusst und gezielt bedeutend steigern.

Das Wissen um diese Zusammenhänge hat zu einem ganz neuen Forschungszweig geführt: der Psycho-Neuro-Immunologie (PNI). Hier steht der Begriff ›Neuro‹ für Nerv als Bezeichnung für alle unterschiedlichen Kommunikationswege, die an der Informationsübertragung beteiligt sind.

Informationsaustausch – Voraussetzung für planvolles Immunwirken

Unserem Immunsystem stehen sehr verschiedenartige Wege zur Verfügung, um Informationen innerhalb des Organismus zu übertragen. Diese gewährleisten die notwendige dichte Vernetzung zwischen Psyche, Nervensystem und Immunsystem. Es besteht die Wahlmöglichkeit des Weges über direkte Kontakte zwischen benachbarten Zellen, Nervenleitungen, molekulare Botenstoffe oder flüssige Hormone. Trotz der großen Unterschiede der Übertragungsmethoden existiert doch untereinander eine enge Kooperation mit oft fließenden Übergängen. Diese erstaunlich gut funktionierende Zusammenarbeit ist nur durch die Annahme einer übergeordneten Steuerung zu verstehen.

Die einfachste Form des Informationsaustauschs findet unmittelbar von Zelle zu Zelle statt. Benachbarte Zellen können über wandständige Moleküle, die nach dem Schlüssel-Schloss-Prinzip ineinander passen, in eine Art Zelldialog eintreten. Oder sie stehen über sogenannte Zytoplasmabrücken aus dem stoffwechselaktiven Inhaltsstoff der Zellen direkt in Verbindung. Vereinfacht können Sie sich vorstellen, dass Nachbarn sich über den Gartenzaun die Hand geben und ihre Gartenerzeugnisse austauschen. Auf diese Weise können zelltypische Signalstoffe schnell und sofort wirksam übertragen und biologische Funktionen in Gang gesetzt werden. Man spricht in diesem Falle sogar von einer »Kommunikationspipeline«. Über kurze Distanzen können auch lösliche Botenstoffe zu den passenden Rezeptoren benachbarter Zellen gelangen. 1998 wurde der Nobelpreis an drei Amerikaner verliehen, die nachgewiesen haben, dass sogar ein Gas zur Signalübertragung bei der Zell-zu-Zell-Kommunikation eine wichtige Rolle spielt. Das sehr einfache und vergleichsweise alltägliche Gas Stickstoffmonoxid NO sorgt als Botenstoff für die Entspannung und Erweiterung der Gefäße. Darüber hinaus wirkt es toxisch auf Mikroorganismen und steigert die Abwehr bei Infekten des Nervensystems.

Der Dialog über die Nerven stellt gewissermaßen das Fernsprechnetz des Organismus dar. Der Nervenweg vermittelt Informationen über größere Entfernungen und ist für den modernen Menschen am leichtesten zu begreifen. Der Vergleich mit dem Telefonnetz ist in diesem Falle sehr zutreffend. Die Nervenzelle besteht zur einen Seite aus dem Zellkörper mit Zellkern und reiserartigen Fortsätzen (Dendriten) und einem langen, leitungsartigen Fortsatz (Axon) zur anderen Seite. Ein Axon kann, wie ein Telefondraht, sehr lang sein, z. B. bei der Giraffe bis zu zwei oder drei Metern. Jedes Axon endet in vielen Verteilerstellen (Synapsen), die wie die örtlichen Verteilerämter des Telefonnetzes den Kontakt zu den einzelnen Zellen des Zielgewebes herstellen. Mit etwa 1.000 bis 10.000 Synapsen pro Axon bei einer kaum vorstellbaren Zahl von 100 Milliarden Nervenzellen wird eine dichte kommunikative Vernetzung aller Gewebe des Organismus gewährleistet. Darüber hinaus kann jede einzelne Nervenzelle wiederum mit bis zu 25.000 anderen Nervenzellen verbunden sein, so dass wir nur bewundernd vor diesem meisterhaften Netzwerk allein auf der Ebene der Nerven stehen können. Die hoch differenzierten elektrochemischen Vorgänge, die sich sowohl auf der Sender- wie auf der Empfängerseite bei der Signalübertragung an den Endorganellen der Nerven abspielen, sind genauestens erforscht. Die ausgesprochen zweckmäßig gestaltete Struktur der Zellmembran an den Kontaktstellen ermöglicht im fein abgestimmten Zusammenspiel zwischen bestimmten Ionen (elektrisch geladene Atome) und Botenstoffen (Neurotransmitter) und den Empfangseinrichtungen (Rezeptoren) der Zelle oder eines benachbarten Nerven eine Signalübertragung in einer tausendstel Sekunde. Dabei passen die Strukturen der molekularen Neurotransmitter in die entsprechenden Ausformungen der Rezeptoren wie ein Schlüssel in ein Schloss. Auf diese Weise wird jedes Mal ein biologischer Vorgang ausgelöst. Die veränderte elektrische Ladung in der betroffenen Zelle bewirkt eine Aktivierung der artspezifischen Zelleigenschaften. So werden z. B. Hormonausschüttungen veranlasst oder eine Muskelkontraktion verursacht. Ein so aktivierter Nerv leitet den empfangenen elektrischen Reiz weiter und bewirkt damit eine Erregung anderer Gewebsabschnitte. Durch die dichte Vernetzung unseres Organismus kann so durch einen minimalen elektrischen Impuls kaskadenförmig in Sekundenbruchteilen eine unvergleichbar große Immunantwort in Gang gesetzt werden. Das betrachten wir als die für unser Verständnis wesentliche Information. Die geschilderten Einzelheiten können Sie getrost vergessen, wie Sie ja auch nicht die von Ihnen ausgelösten komplizierten elektromagnetischen Vorgänge im Telefonnetz im Bewusstsein haben müssen, wenn Sie ein Telefongespräch führen.

Eine andere wichtige Kommunikationsweise des Immunorgans, die sich im flüssigen Bereich des Organismus abspielt, wird von den Hormonen (griech. *horman* = in Bewegung setzen, antreiben) vollbracht. Hormone werden in besonderen Hormondrüsen gebildet, die keinen Ausführungsgang besitzen, sondern ihre Sekrete zum Weitertransport unmittelbar in die Blutbahn oder die Lymphgefäße abgeben. Als Hormondrüsen gelten:

- die Hirnanhangdrüse (Hypophyse)
- und ein angrenzender Hirnbezirk (Hypothalamus),
- die Schilddrüse,
- Nebenschilddrüse,
- der Thymus,
- die Nebennieren,

- der Hormondrüsenanteil der Bauchspeicheldrüse
- die Sexualorgane Eierstöcke und Hoden.

Die Hormondrüsen stehen in einem engen gegenseitigen Wechselverhältnis wie ein fein abgestimmtes Orchester. Der Dirigent dieses Orchesters befindet sich an der Basis des Gehirns im Bereich des nur fünf Gramm schweren Hypothalamus sowie der Hypophyse und einem benachbarten Bezirk, dem limbischen System. Von hier aus gibt der Dirigent die Einsatzimpulse für die Tätigkeit der einzelnen Instrumentalisten seines Orchesters. Ganz bestimmte Signalstoffe erreichen als Befehlshormone die nachgeordneten Hormondrüsen und regeln deren Aktivität entweder anregend oder bremsend. Das geschieht durch die schon erwähnten Auffangeinrichtungen (Rezeptoren). Damit entdecken die Zielzellen der einzelnen Drüsen die für sie bestimmten Hormonmoleküle und greifen sie aus dem Blut- oder Lymphstrom heraus. Dieser Kommunikationsweg funktioniert aber deutlich träger als der geschilderte Nervenweg. Während Nervenimpulse ihre eng umschriebenen Zielzellen oder Zellgruppen in wenigen Millisekunden erreichen, benötigt der Hormonweg meist Minuten oder auch Stunden für die Signalübermittlung an die zu steuernden, oft im ganzen Körper verstreuten Zellen oder Organe.

Hormone wirken in ganz geringen, oft homöopathischen Konzentrationen und verbrauchen sich dabei erstaunlicherweise nicht. Sie bewirken eine biochemische Erstreaktion im Sinne eines Stoffwechselvorgangs, dem eine physiologische Zweitreaktion, z.B. eine Gallenausschüttung, eine Blutdruckveränderung oder ein Sexualablauf folgt. Drei Hormonachsen spielen für die Lebensabläufe in unserem Organismus eine besondere Rolle. Zwei dieser Achsen werden vom Dirigenten im Hypophysen-Hypothalamus-Bereich direkt gesteuert. So werden die periodischen Aktivitätsabläufe der Keimdrüsen gesteuert, besonders gut erkennbar beim weiblichen Sexualzyklus und in der Schwangerschaft. Die andere Achse reguliert die wichtige Kortisolausschüttung in der Nebennierenrinde. Kortisol versetzt als Stresshormon alle Organe des Körpers kurzfristig in Alarmbereitschaft. Damit ist eine schnelle Reaktion im Falle einer eher bewussten inneren oder äußeren Bedrohung gewährleistet. (Das Immunsystem dagegen kommt zum Einsatz bei Bedrohungen aus der Mikrowelt der Kleinstlebewesen sowie durch Gifte und molekulare Partikel.) Eine dritte Hormonachse ist beteiligt bei der Steuerung aller unbewusst ablaufenden Körperfunktionen durch das vegetative oder autonome Nervensystem. Wie Zügel und Gegenzügel werden die unbewussten, automatischen Tätigkeiten der Atmung, des Herzens und des Kreislaufs, des Darms und der Schweißdrüsen situationsentsprechend angeregt oder gebremst. Der sogenannte sympathische Zügel benutzt dabei das Hormon Adrenalin, während der parasympathische

Gegenzügel das Hormon Acetylcholin verwendet. Diese beiden Hormone gehören zu den ersten, die entdeckt und chemisch aufgeklärt wurden.

Nun lässt sich die Natur nicht in so schöne systematische Abläufe zwängen wie es in den Lehrbüchern dargestellt wird. Der vorherrschende Gesichtspunkt für Naturabläufe ist einzig und allein die Sicherstellung der den einzelnen Funktionsbereichen gestellten Aufgaben. Zur Erfüllung dieser Ziele werden immer die jeweils zweckmäßigsten Wege und Mittel benutzt. Wir finden also eine enge Verbindung zwischen den einzelnen Trägern der Informationsübermittlung innerhalb unseres Organismus. Eine grundsätzliche Unterscheidung zwischen Hormonen und den molekularen Botenstoffen, den Neurotransmittern, ist z. B. vielfach nicht möglich. Deshalb ist es zusammenfassend besser, einfach von Signalstoffen zu sprechen.

Neurotransmitter leisten Kurierdienst im Körper. Sie haben als Botenstoffe einzig und allein die Aufgabe, Informationen zu übertragen. Auch sie gehen dabei erstaunlicherweise keinerlei chemische Verbindung mit den Empfangseinrichtungen (Rezeptoren) der Zielzellen ein. Sie wirken lediglich wie ein Kurier, der einen Brief an den Empfänger übergibt. Dieser hat ja auch keinerlei persönliche Beziehung zu der von ihm überbrachten Nachricht oder gar eine Kenntnis von deren Inhalt. Chemisch bestehen die Neurotransmitter aus Aminosäuren, den Grundbausteinen aller Eiweiße. In den letzten 20 Jahren sind über 50 dieser Botenstoffe entdeckt worden. Ihre Aufgaben und Wirkungsweisen wurden in mühevoller Kleinarbeit weitgehend aufgeklärt. Im Zuge dieser Forschung wurde in den letzten Jahren noch eine neue Gruppe solcher Botenstoffe gefunden. Sie tragen den Namen Neuropeptid und können sowohl als Neurotransmitter wie auch als Hormone wirken, wenn sie über die Blutbahn verteilt werden. Zu diesen gehören die Enkephaline (griech. *egkephalos* = das Gehirn) und die Endorphine (körpereigenes morphiumartiges Molekül). Sie sind deshalb besonders wichtig, weil sie, wie die Namen bereits sagen, in bestimmten Schaltbahnen des Gehirns Signale übertragen, die eine morphiumartige Wirkung haben. Sie veranlassen durch Blockierung der Schmerzimpulse leitenden Nervenbahnen eine natürliche Verminderung der Schmerzempfindung.

Wir besitzen also eine körpereigene Apotheke in unserem Gehirn, die erforderlichenfalls ohne Betäubungsmittelrezept Opiate abgibt. Nur haben wir noch keine rechte Vorstellung davon, wie dieser Vorgang zur natürlichen Schmerzbekämpfung willkürlich eingesetzt werden kann. Die Frage ist also, wo befindet sich der Klingelknopf, der uns im Notfall die Apothekentür öffnet? Sicher hat aber jeder von uns bereits irgendwann die spontan einsetzende lindernde Wirkung der Endorphine erlebt, ohne dass es ihm bewusst wurde resp. er den Zusammenhang erkennen konnte.

Es versetzt allerdings immer wieder in Erstaunen, wie wenig in den meisten Publikationen eine Unterscheidung getroffen wird zwischen dem Boten, der eine Information überbringt, und der eigentlichen Botschaft, deren Inhalt doch den wesentlichen Teil des Informationstransfers bildet. Wenn wir einem Freund zum Geburtstag gratulieren möchten, ist es doch relativ nebensächlich, ob wir den Sinngehalt der Mitteilung »Herzlichen Glückwunsch« mündlich oder durch Zeichensprache, schriftlich, telefonisch, telegrafisch oder elektronisch übermitteln. Das Wesentliche ist doch, dass der Freund den Inhalt meiner Nachricht zur Kenntnis nehmen kann. Grundsätzlich also habe ich die Wahl, welchen Kommunikationsweg ich benutze. Es ist eine Frage der äußeren Umstände und des persönlichen Stils, wie wir unseren Glückwunsch codieren: als gesprochenes Wort oder als Blumenstrauß, Zeichnung, Brief, Telefongespräch etc. Wenn wir diese Wahlmöglichkeiten technisch ausdrücken wollen, so benutzen wir entweder Schallwellen, eine symbolische Zeichensprache, oder eine analoge elektromagnetische oder auch eine digitale elektronische Kommunikationsform. Das Gemeinsame an allen diesen Kommunikationsformen ist, dass der Inhalt der zu übermittelnden Informationen eine Umwandlung erfährt, eine Zerstückelung in Zeichen, Buchstaben, Schallfrequenzen, elektromagnetische Impulse oder elektronische Bits. Nach der technischen Rückverwandlung in eine lesbare oder hörbare Form ist es Aufgabe des Empfängers, dieses Stückwerk mit seinen Sinnesorganen zu empfangen, die einzelnen Bruchstücke zu entziffern, zu Wörtern und Sätzen zusammenzufügen und mit Hilfe seiner geistigen Fähigkeiten die Bedeutung der Mitteilung zu erfassen. Wir müssen also streng unterscheiden zwischen der Übermittlungsweise sowie den dabei verwendeten Medien und der in der Information verschlüsselten inneren Logik, des Bedeutungsgehaltes der Mitteilung. Einfacher ausgedrückt heißt das: Der Bote ist nicht identisch mit der Botschaft. In unserem Zusammenhang müssen wir demnach feststellen: Es muss irgendeine Instanz geben, die eine Mitteilung, z. B. einen gezielten Einsatzbefehl, formuliert und den optimalen Kommunikationsweg auswählt, um die notwendige Immunantwort auszulösen. Mit der befehlsgebenden Instanz werden wir uns im Folgenden noch näher zu beschäftigen haben.

Kommunikation im Dienste des Immunsystems

Kommunikation ist für uns ein alltäglicher, aber trotzdem geheimnisvoller Vorgang, über den wir uns kaum Gedanken machen. Dabei spielt der Austausch von Informationen vom subatomaren Bereich bis zu den höheren Lebewesen eine existenzielle Rolle. Ohne einen ständigen Informationsfluss zwischen

Teilchen, Atomen, Molekülen, Zellen, Organen, Organismen und Individuen hätte unser Planet sich längst in Chaos aufgelöst. Insbesondere hätte sich nie Leben entwickeln können. Das gilt natürlich ganz besonders für das zentrale lebenserhaltende Prinzip aller Lebewesen, das Immunsystem. Ohne einen kontinuierlichen Dialog zwischen den beteiligten Zellen, Geweben, Organellen und Organen wäre seine so komplexe Funktion undenkbar. Aus der Darstellung geht hervor, dass sich im Laufe der Evolution bis zum Menschen eine Reihe verschiedenartiger informationsvermittelnder Verfahrensweisen entwickelt haben, die dem Immunsystem zur Verfügung stehen. Genauso wie sich die Nachrichtenübermittlung zwischen den Menschen vom Rauchzeichen bis zur modernen Telekommunikation bedeutend verbessert hat, hat sich der Informationstransfer innerhalb der Organismen, insbesondere die Geschwindigkeit der Informationsübermittlung im Verlauf der Evolution, enorm entwickelt.

Die menschliche Fähigkeit zum Informationsaustausch

Wer oder was kommuniziert?

Die oben besprochene Immun-Eigenschaft der Kommunikation innerhalb der verschiedenen Funktionsebenen des Immunsystems ist ein Spiegelbild unserer menschlichen Fähigkeit zum Informationsaustausch. So wie wir zur Verständigung Signale, Zeichensysteme, Sprache oder technische Hilfsmittel benutzen, haben wir auf der Ebene des Immunorgans Informationsübertragungen über Nervenleitungen, molekulare Botenstoffe, oder flüssige Hormone gefunden. Das grundsätzlich Gemeinsame ist das Senden und Empfangen von Botschaften und Anweisungen.

Wir stellen also wieder eine sicher nicht zufällige Übereinstimmung zwischen einer bewussten menschlichen Fähigkeit und einer unbewussten Organeigenschaft fest. Daraus erhebt sich im Hinblick auf das Grundanliegen diese Buches die Frage: Was können wir unter Ausnutzung dieser Übereinstimmung tun, um mit Hilfe der bewussten Ebene einen fördernden Einfluss auf die unbewusste Ebene auszuüben?

Das führt zunächst zu der grundsätzlichen Frage, ob es ein gemeinsames Prinzip gibt, das allen Informationsübertragungen zugrunde liegt. Hier stoßen wir auf das der gemeinsamen Sprache, mit deren Hilfe alle Daseinsebenen miteinander kommunizieren. Diese Verständigungsweise finden wir von der höchsten geistig-energetischen Daseinsform angefangen bis hinunter zu den physikalisch-chemischen Kommunikationsebenen. In Anbetracht der Vielfalt der möglichen Kommunikationswege stellt sich die Frage, wie die verschiedenen Module dieses komplexen Netzwerkes ihre unterschiedlichen Funktionen integrieren und aufeinander abstimmen können. Dabei hilft es uns, wenn wir uns vorstellen, dass diese Module oder Untereinheiten bestimmte Schwingungsmuster aufweisen, die rhythmisch mit anderen Schwingungsmustern kommunizieren, d. h. mit ihnen in Resonanz oder Dissonanz eintreten. Diese Schwingungen und ihre Unterschiede haben durchaus eine physikalische Grundlage. Wir unterscheiden zwischen Rhythmen im Millisekundenbereich in den Nervenzellen, Rhythmen der Impulsübertragung im Sekunden- und Minutenbereich, hormonellen Rhythmen im Stundenbereich, Tag-Nacht-Rhythmen bis hin zu den Monats- oder Jahreszyklen. Damit korrespondieren rhythmische Veränderungen in zahlreichen psychischen Funktionsbereichen, wie Aktivität, Aufmerksamkeit, Bewusstseinsgrade oder Stimmungen.

Wir werden uns deshalb im Folgenden mit dem weiten Feld der Rhythmen beschäftigen. Wir wollen erfahren, welche Möglichkeiten sich uns bieten, die vielfältigen rhythmischen Vorgänge in unserem Organismus so in Resonanz zu bringen, dass eine bestmögliche Kommunikation aller unserer Lebensbereiche erreicht wird. Dieses Ziel ist im Hinblick auf das Anliegen dieses Buches so außerordentlich wichtig, weil wir die optimale Resonanz aller unserer Lebensrhythmen mit anderen Worten Gesundheit nennen. Wir können über Beeinflussung und Lenkung der rhythmischen Vorgänge unseres Organismus auf die Funktionsebenen des Immunsystems einwirken und so ganz wesentlich zur Festigung unserer Gesundheit beitragen.

Ein mysteriöses Krankheitsbild – Signal für versäumte Kommunikation

Kommunikation ist nicht nur eine zwischenmenschliche Kontaktmöglichkeit, sondern ein wesentliches und lebensnotwendiges Grundbedürfnis jedes Menschen, besonders innerhalb einer Partnerschaft. Das soll uns folgende Begebenheit verdeutlichen:

Sie war 36 Jahre alt, eine gut aussehende, zupackend wirkende junge Frau. Sie wurde mit einer Vielzahl häufig wechselnder Beschwerden, vorwiegend im Bereich von Herz und Kreislauf sowie der Verdauungsorgane, in unsere psychosomatische Fachklinik eingewiesen. Das internistische Krankenhaus am Wohnort konnte das Beschwerdebild diagnostisch nicht eindeutig einordnen. Auch nach längerer stationärer Behandlung war keine Besserung zu erreichen gewesen. In mehreren längeren Gesprächen konnte ich das Vertrauen der Patientin gewinnen. So erfuhr ich nach und nach ihre Lebensgeschichte. Sie hatte ziemlich unmittelbar nach dem Krieg ihren

Mann kennengelernt und bald geheiratet. Gemeinsam bauten sie den völlig zerbombten Dachdeckerbetrieb des im Krieg gefallenen Schwiegervaters wieder auf. Zunächst bauten sie eine Werkstatt mit Lagerraum. Dann folgte eine eigene Wohnung in Verbindung mit einem größeren Mietshaus. Sie hatten eine gut funktionierende Arbeitsteilung. Während ihr Mann den Betrieb führte und laufend vergrößerte, übernahm sie die Verwaltungsarbeiten und vor allem die schwierigen Verhandlungen mit den Behörden. Der Betrieb florierte, es ging ihnen gut und sie hatten eine 12-jährige Tochter. Dann sprach der Mann davon, ein weiteres Mietshaus zu bauen. Ehe die Planungen abgeschlossen waren, wurde sie krank. Nachdem trotz hausärztlicher Behandlung das Beschwerdebild immer vielfältiger wurde, erfolgte die Krankenhauseinweisung. In weiteren Gesprächen konnten wir allmählich die Hintergründe der körperlichen Symptome aufdecken. Sie entdeckte in ihrem eigenen Inneren einen heftigen Widerstand gegen die erneuten Baupläne ihres Mannes. (Sie konnte die neuerlichen Belastungen nicht mehr »schlucken und verdauen«) Sie begann ihren bisher verdrängten Protest auszusprechen und ihre tiefinnerliche Sehnsucht nach Ruhe (nach Rhythmus und Entspannung) und einem besinnlichen und glücklichen Familienleben auszusprechen. Zum ersten Mal wurde ihr bewusst, dass es außer der Bewältigung der äußerlichen Alltagsaufgaben noch eine andere Lebensebene innerhalb einer gut funktionierenden Partnerschaft gab. Am zweiten Wochenende besuchte der Ehemann seine Frau in der Klinik. Am Montagmorgen kam mir eine strahlende, völlig verwandelte Frau entgegen: »Herr Doktor, jetzt sind wir 14 Jahre verheiratet. Gestern haben wir zum ersten Mal ein wirkliches Gespräch miteinander geführt!« Das Bauprojekt wurde eingestellt und dafür ein gemeinsamer Urlaub geplant. Bald verließ eine körperlich und seelisch wesentlich veränderte Frau unsere Klinik. Ihre auf die Körperschiene verschobenen seelischen Probleme waren auf der Bewusstseinsebene gelöst worden. Die Erkrankung hatte ihren Sinn erfüllt.

Rhythmus und Resonanz – Urformen der Kommunikation

Das Stichwort ›Rhythmus‹ wird wohl bei den meisten Lesern spontan die Assoziation Musik hervorrufen. Assoziation heißt Verknüpfung eines Gedankens mit einer Vorstellung oder Erinnerung. Wenn wir uns näher mit dem Begriff Rhythmus (von griech. *rheein* = fließen, strömen) beschäftigen, werden wir zu unserem Erstaunen feststellen, dass Rhythmus das elementare Medium ist, dessen Aufgabe in Verknüpfung besteht. Diese Verknüpfung spielt sich, wie schon oben erläutert wurde, auf allen Ebenen des fließenden Lebens ab. Physikalisch lässt sich diese Rhythmik damit begründen, dass komplexe Systeme, die rhythmischen Schwankungen um einen Sollwert unterliegen, wesentlich stabiler und widerstandsfähiger sind als Systeme, die einen konstanten Zustand aufweisen. Außerdem sind die rhythmischen Schwankungen die Voraussetzung für eine effektive Kommunikation innerhalb des Körpers, weil einerseits die Teilsysteme miteinander kommunizieren müssen, um ihre rhythmischen Veränderungen zu synchronisieren, und andererseits durch die Rhythmik eine außerordentlich große Spannweite der Verknüpfungen und Einflussmöglichkeiten gekennzeichnet ist, in deren Netzwerk auch unser Immunsystem eingebettet ist. Diese Spannweite erscheint im ersten Moment unverständlich und unrealistisch hoch gegriffen. Verfolgen wir einmal das Wirken des Rhythmus auf den verschiedenen Resonanzebenen.

Zunächst aber müssen wir die Begriffe klären, über die wir zu sprechen haben. Im Lexikon finden wir folgende Definitionen: »Rhythmus ist die natürliche Gliederung von Bewegungs- oder Funktionsabläufen in wiederkehrende, ähnliche Einzelperioden« und: »Wiederkehr des Ähnlichen in ähnlichen Fristen«. Im Gegensatz dazu steht der Takt als »exakt genaue Wiederholung des (mathematisch) Gleichen«. So finden wir den Takt z. B. als von Menschen geschaffene Maßeinheit für rhythmische Abläufe in der Biologie und der Medizin und als Gliederungseinheit in der Musik. Wir können auch sagen: Rhythmus finden wir überall in den sich wiederholenden Abläufen unserer natürlichen Umgebung, in die wir eingebettet leben und in denen ständig Anpassungsvorgänge stattfinden, während Takt als eine von Menschen geschaffene externe Beeinflussung des Rhythmus uns nur im technischen Bereich begegnet oder als Maßeinheit dient für die Messung rhythmischer Vorgänge unter zeitlichen Gesichtspunkten.

Eng verbunden mit dem Rhythmus ist die Resonanz. Unter Resonanz (lat. *resonare* = widerhallen) verstehen wir das Mitschwingen eines schwingungsfähigen Mediums, das von Schwingungen gleicher oder ähnlicher Schwingungszahl getroffen wird, die von einem anderen Medium ausgehen. Die Physik hat uns gelehrt, dass alle Körper, Felder und Energieformen sich in einer ständigen Schwingung befinden. In der Resonanz haben wir das verknüpfende Element, das eine gegenseitige Beeinflussung verschiedenartiger Schwingungszustände kennzeichnet. Das kann sich in einer positiven, verstärkenden Form äußern, wenn z. B. ein musikalischer Rhythmus ›uns in die Beine fährt‹ und wir zu tanzen beginnen. Im negativen oder sogar zerstörerischen Sinne können Schwingungen sich gegenseitig ausschalten (Interferenz) oder auch in unbeabsichtigter Weise hochschaukeln. Ein Beispiel für die zerstörerische Wirkung durch gegenseitige Verstärkung zweier Schwingungen ist die Erfahrung, dass eine im Gleichschritt über eine Brücke marschierende

Kolonne die Eigenschwingung der Brückenkonstruktion so verstärken kann, dass die Brücke einstürzt.

Übungen zur Rhythmuspflege

- Hören Sie sich z. B. die Goldberg-Variationen von Johann Sebastian Bach an, die einen beruhigenden Einfluss auf Ihre Körperrhythmen haben.
- Rezitieren Sie klassische Versmaße, z.B. Hexameter, oder Mantren, die Atmung und Herzschlag synchronisieren können.
- Sorgen Sie für einen ausgeglichenen Rhythmus von Aktivitäts- und Ruhephasen.

Die physikalische Resonanzebene – schwingende Umwelt

Zu dieser Ebene gehören alle durch Luftschwingungen übertragenen Geräusche und Töne, die allerdings nur zum Teil von unserem akustischen Wahrnehmungsorgan, dem Ohr, aufgenommen werden können. Dazu gehören alle anderen mechanisch verursachten Vibrationen und Schwingungen fester, flüssiger und gasförmiger Substanzen. Außerdem werden dieser Ebene alle Energiebereiche zugeordnet, die unter den Bezeichnungen Atomkraft, Magnetismus, Elektrizität, Elektromagnetismus bekannt sind. Das Gemeinsame dieser Bereiche ist, dass ihre Wirkungen sich in der Form von Schwingungen äußern. Diese Rhythmen tragen je nach Sichtweise und Fachrichtung die unterschiedlichsten Bezeichnungen und Maßeinheiten. Wir kennen diese als Wellen mit einer bestimmten Frequenz (Schwingung pro Zeiteinheit), Strahlung (Abgabe, Transport bzw. Ausbreitung von Energie in Form elektromagnetischer Wellen), Felder (räumliche Einflusszonen verschiedenster Energieträger) und Spin (Eigendrehimpuls von Elementarteilchen und Atomkernen).

Natürlich sind auch wir Menschen inmitten dieser ›schwingenden Umwelt‹ als Teil des Ganzen in Rhythmus- und Resonanzphänomene eingebettet. Und gleichermaßen antworten wir, um mit Joseph Chilton Pearce zu sprechen, als »schwingendes Frequenzgefüge« Mensch. Denn »aller Schall und Klang wirkt auf uns ein und kann uns stärken oder schwächen«. Klang ist Frequenz, und das Gehirn funktioniert in Form von Frequenzen – »Frequenzen können kollidieren«, also in Dissonanz geraten, »oder in Wechselwirkung treten« (Pearce), also in Resonanz. Schon die ersten Embryozellen sind klangempfindsam, und mit viereinhalb Monaten ist das Gehörsystem im Mutterleib praktisch voll ausgebildet (Pearce). Alfred Tomatis entdeckte, dass die gesamte Körperhaut am Hörvorgang beteiligt ist, dass jede Zelle Schallwellen registriert und ihre Meldungen an die höheren Zentren zur Verarbeitung weitersendet. Wir wissen heute, dass der Herzschlag der Mutter auf die embryonale und fötale Entwicklung einen bedeutenden Einfluss hat – sowohl das Geräusch als solches als auch der ihm innewohnende Rhythmus. Wir wissen, dass Geräusche auf den Herzschlag des Fötus einwirken und beim Kleinkind Körperbewegungen auslösen, was zuweilen sogar noch bei uns Erwachsenen geschieht. Der Neurologe Oliver Sacks merkt an, »dass alle Muskeln einschließlich der Extremitäten sich in einem Dauerzustand niedrigschwingender Bewegung befinden, die zu fein ist, sie ohne weiteres wahrzunehmen.« Unser Lebenssystem ist ein schwingendes Frequenzgefüge, von den subatomaren bis zu den groben Frequenzen wie z. B. des Muskeltonus (Pearce). Was geschieht wohl, wenn dem schwingenden Frequenzgefüge Mensch das schwingende Frequenzgefüge Musik begegnet? Ja, richtig: entweder baden wir darin, wenn wir in Resonanz mit der gehörten Musik schwingen; oder wir möchten bei Dissonanz am liebsten davonlaufen, die entsteht, weil die Musik nicht mit unserem Frequenzgefüge übereinstimmt.

Wenn wir also baden in Musik, wenn sie übereinstimmt mit uns, wenn ihre Schwingungen in uns Resonanz erzeugen und so sich harmonisierend und heilend auswirken, dann wäre das Wort des amerikanischen Sehers Edgar Cayce: »Musik ist die Medizin der Zukunft« ja schon bald Wirklichkeit. Dann wäre Krankheit ein Schwingungs- und zugleich ein musikalisches Problem, wie der berühmte Dichter-Philosoph Novalis es bereits sah, und wir bekämen z. B. Bach statt Betablocker und Mozart statt Beruhigungsmittel verordnet. Warum eigentlich nicht? Gibt es doch schon Erfahrungen, wo der Mensch Musik nicht hört, sondern atmet mit der ganzen Haut oder Naturgeräusche trinkt, mit jeder Zelle des Körpers mit Leib und Seele in Klängen badet und wie neugeboren diesem Klangbad entsteigt. Können Sie sich an eigene Erlebnisse erinnern? Hier nun einige Anregungen, diese Weise des Hörens bei uns selbst wiederzubeleben:

Wieder hören lernen

Wie nur? Und wo? Zunächst am besten in unberührter Natur. Diese ›verschreiben‹ Sie sich selbst so bald wie möglich – weil Sie dort den besten Einstieg finden, wieder hören zu lernen … nur hören auf die »schwingende Umwelt«, die Sie umgibt … und wie diese Ihre »schwingende Innenwelt« wiederbelebt und in Resonanz versetzt … und Ihre Seele berührt … Oder

Sie stehen mal ganz früh auf und lauschen hinaus in die Stadt, wenn diese noch der Dämmerung ge-hört … Aber auch anderswo können Sie wieder hören lernen, beispielsweise auf die Stimme eines Ihnen nahestehenden Menschen … wie sie klingt … und schwingt … sich in den verschiedenen Situationen verändert … vibriert … fast erstirbt … oder jubelt … und wie diese Stimme auf Sie wirkt – nicht nur die Wörter … Auch Ihrer eigenen Stimme können Sie zuhören … wie sie sich verändert … wenn Sie traurig sind … oder sich freuen … oder während Sie ins Gespräch vertieft sind … Machen Sie solch kleine Entdeckungsreisen zu sich selbst! Noch eine Möglichkeit wäre: ganz aufmerksam – inmitten des Alltags – hören … nur hören, was es zu hören gibt … bewusst alle Geräusche und Töne wahrnehmen, die zu Ihnen dringen … einige Sekunden nur … und dann nachspüren, was das in Ihnen bewirkt …?

Das Hören hinter dem Hören

Nehmen Sie eine entspannte Haltung im Sitzen ein; die Hände lassen Sie sich an den Fingerspitzen berühren und spüren Sie die Wärme zwischen den Handflächen. Richten Sie die Aufmerksamkeit immer wieder auf diesen Punkt, nehmen Sie alles andere um sich herum zwar wahr, aber fokussieren Sie nicht darauf, sondern spüren Sie achtsam immer wieder diese Fläche zwischen den Händen. Während dieses Prozesses wird es immer ruhiger – in Ihnen selbst und um Sie herum, eine große Stille und Ruhe breitet sich aus, hinter der tatsächlich etwas anderes hörbar wird …

(nach Willigis Jäger)

Die biologische Resonanzebene – Leben nach der inneren Uhr

Hier finden wir die am meisten interessierenden Phänomene im Zusammenhang mit dem Thema dieses Buches. Die zugehörige wissenschaftliche Forschungsrichtung trägt die Bezeichnung Chronobiologie (Lehre von den zeitlichen Lebensabläufen). Sie hat aber noch nicht überall die ihrer Bedeutung entsprechende Anerkennung und Beachtung gefunden.

Die Periodendauer biologischer Rhythmen, meist als Oszillation (lat. *oscillatio* = das Schaukeln) bezeichnet, reicht von Millisekunden bis zu etwa einem Jahr. Viele, wenn nicht alle biochemischen und physiologischen Prozesse laufen in typischen Rhythmen ab. Dabei wechseln sich in der Regel Aktivitätsphasen mit Erholungsphasen ab. Am deutlichsten ist das an den Aktivitätsschwankungen der vom vegetativen Nervensystem gesteuerten Organfunktionen festzustellen. Hier spielt der zirkadiane Rhythmus (24-Stunden-Rhythmus) mit dem Wechsel von Schlafen und Wachen eine herausragende Rolle. Eindrucksvoll ist auch die Beobachtung der Tätigkeit unseres rhythmischen Systems, wo der Grundrhythmus von Puls und Atmung wiederum modifiziert wird vom übergeordneten Schlaf-Wachrhythmus.

Darüber hinaus sind die Organeigenrhythmen untereinander wiederum synchronisiert, ein eindrucksvolles Beispiel für die Ganzheit des Organismus. So hat man eine Reihe von typischen ganzzahligen Beziehungen zwischen den rhythmischen Tätigkeitsmerkmalen verschiedener Organe gefunden. Beim Gesunden besteht beispielsweise ein Verhältnis zwischen Atmung und Herzschlag von 1:4 und zwischen der Peristaltik (Muskeltätigkeit) von Zwölffingerdarm und Magen von 4:1.

Mit Sicherheit bestehen beim Immunsystem ebenfalls vielfache rhythmische Aktivitätsschwankungen, nur sind diese wesentlich schwieriger zu beobachten. Eine bekannte Rhythmik im Bereich des Immunsystems ist beispielsweise die Reifungsdauer der verschiedenen Leukozyten und ihre charakteristischen Veränderungen im Sinne einer Dysrhythmie bei Bluterkrankungen wie Leukämie.

Bekannter sind aber die im Tagesverlauf phasenhaft eintretenden Steuerungseinflüsse durch unser Hormonsystem. Da alle Hormondrüsen eng miteinander vernetzt sind, ergibt sich ein charakteristisches zeitliches Aktivitätsmuster als Ausdruck einer übergeordneten zentralen Steuerung. Man hat sogar den Taktgeber für diese biochemische Rhythmik in einer bestimmten Hirnregion (*Nucleus suprachiasmaticus*) gefunden.

Wiederum erhebt sich die Frage: Wer oder was setzt diese in sich verschachtelten Regelkreise in Gang und passt sie sinnvoll den jeweiligen Gegebenheiten des Organismus an? Wer also stellt und beachtet die innere Uhr? Von besonderer Bedeutung ist die tagesrhythmische Aktivitätsschwankung des Nebennierenrindenhormons Kortison, des sogenannten Stresshormons. Daraus lässt sich leicht verstehen, wie störend sich unphysiologische Einflüsse, z. B. Dauerstress, innerhalb der Synchronisation des Gesamtorganismus auswirken. Hierbei erweist sich, dass eine ständig hohe Hormonkonzentration die Reaktion der Zielorgane allmählich versiegen lassen würde, wie wir das bei den Stresskrankheiten im Sinne der Erschöpfungsphase kennen. Durch regelmäßige Schwankungen der Konzentrationen bleibt die Ansprechbarkeit der Organe jedoch erhalten. Auch das in der Zirbeldrüse gebildete Hormon Melatonin unterliegt ganz besonders deutlich lichtabhängigen tagesrhythmischen Konzentrationsschwankungen.

Im erweiterten Sinn sind hier auch die sozialen Rhythmen zu nennen. Unter diesem Gesichtspunkt kann man Menschen als Oszillatoren ansehen, die im Falle der Kommunikation zu Resonatoren werden.

- Jede Sprechweise und Sprachmelodie besitzt eine individuelle Eigenfrequenz, die sich auch in den dabei auftretenden Willkürbewegungen niederschlägt.

- Gefühle wie Sympathie und Antipathie spiegeln die Art der Übereinstimmung (Resonanz) oder Unvereinbarkeit (Dissonanz) der beiderseits ausgestrahlten individuellen Frequenzen wider.

- Auch das erlebbare Gemeinschaftsgefühl oder die Verfeindung innerhalb von Menschengruppen kann auf diese Weise verstanden werden.

Der Versuch einer annähernd vollständigen Aufzählung aller bekannten biologischen Rhythmen würde bei weitem unseren vorgegebenen Rahmen sprengen. Bei zusammenfassender Betrachtung stellt sich aber heraus, dass Rhythmik als gemeinsamer Bildungs- und Funktionsstil aller lebender Systeme anzusehen ist und dass sein in Intervallen und harmonischen Frequenzen fein aufeinander abgestimmtes Zusammenspiel uns erlaubt, von einem harmonikalen System zu sprechen.

Musik hören – aber wie?

Wenn schon die Embryozellen klangempfindsam sind und die gesamte Körperhaut am Hörvorgang beteiligt ist, dann ist also in unserem Leib diese Fähigkeit ›gespeichert‹! Wir sollten es einmal ausprobieren! Im Hören von »Schwingungen aus weiter Ferne«, sprich: Musik, vielleicht? Doch um in Über-ein-Stimmung zu kommen, um in Resonanz zu schwingen mit der Musik, die wir hören, bedarf es von unserer Seite noch einer gewissen Voraussetzung, die in uns selbst stattfinden muss, nämlich eines wirklichen Hinlauschens, einer Achtsamkeit und Offenheit im Hören. Vielleicht fühlen Sie sich angeregt, es heute Abend gleich auszuprobieren? Oder am kommenden Wochenende? Viel Freude dabei!

Bewusst Musik hören

Welche Musik in Ihrer Sammlung würden Sie gerne in völliger, ungeteilter Aufmerksamkeit hören? Oder Sie besorgen sich die Musik, die schon lange auf Ihrer Wunschliste steht und wählen sich eine geeignete, ungestörte

Zeit. Auch zu zweit kann das eine schöne, vielleicht neue Erfahrung sein! Sich den ganzen Tag auf dieses ›Experiment‹ freuen, wäre eine ideale Vorbereitung, um sich aufs Hören einzustimmen … Ausgeruht fällt es leichter, die Aufmerksamkeit nach innen zu wenden … um sie ungeteilt der Musik zuzuwenden … Sie könnten sich eine Kerze anzünden … Schieben sich beim ersten Versuch immer wieder Gedanken dazwischen? … Lassen Sie sie gehen … lauschen Sie einfach der Musik … spüren ihr nach … wie sie auf den Atem einwirkt … den Körper mehr und mehr entspannt oder umstimmt … die Gedanken sich beruhigen oder angeregt werden… die Seele wieder ›Flügel‹ bekommt, Freude innerlich erlebbar wird … und Sie sich gelassen und gesammelt erfahren … frohgelaunt … wohl-gestimmt … und be-schwingt.

Eine wichtige Frage, die sich jedoch nicht so einfach beantworten lässt: Gibt es ›die Musik‹, deren heilende Wirkung sich objektiv für alle Menschen gleichermaßen eignet? Wahre Musik, heißt es, komme nicht von dieser Welt, sondern aus himmlischen Sphären. Nur deshalb könne sie den göttlichen Funken in uns Menschen entzünden. Eine Weisheit, die uns irgendwie vertraut ist. Doch welche Musik ist das? Zumal wir heutzutage geradezu überflutet werden von eher irdischer Musik. Wie können wir selbst herausfinden, welche Musik uns wohl-stimmt, welche uns ›verstimmt‹? Sicher indem wir Musik überhaupt erst wieder wahrnehmen, ihre verschiedenen Wirkungen auf uns unterscheiden lernen und notfalls den Aus-Knopf betätigen, falls überhaupt möglich.

Entdecke die Musik in dir ist ein 1998 erschienenes Buch, das »vom Vergnügen, die eigene Musikalität zu entwickeln« handelt. Geschrieben hat es ein Multi-Instrumentalist, Michael Reimann. Er befreit Musik und Musikalität aus jeglicher gesellschaftlich und kulturell bedingten Enge, sieht das musikalische Universum in jedem Menschen und weckt und fördert es. Die Selbstüberzeugung ›Ich bin völlig unmusikalisch‹ löst er genial musikalisch auf. So bringt er die jedem Menschen innewohnende – nicht nur musikalische – Kreativität zum Schwingen. Gestalten wir in diesem Sinne unser Leben wieder musikalischer, dann findet auch die Frage, welche Musik wir hören ›sollen‹, ihre Antwort. Wenn wir musikalisch wieder stimmen, unser Leib als Instrument der Seele wieder rhythmisiert ist, unser Gehör sensibilisiert ist, dann hören wir wieder – bewusst und ein-gestimmt auf uns selbst. Außerdem nehmen wir wie ein Seismograph wahr, welche Musik uns eher schadet und welche uns gut tut. Dann bestimmen wir wieder selbst, welches Programm läuft. Wäre das eine stimmige Möglichkeit?

Rhythmus – vernachlässigte Grundfunktion des Lebens

Sie wissen jetzt, dass die vielgestaltigen Naturrhythmen, die sich um und in uns abspielen, die Sprache verkörpern, mit der unser Organismus mit seiner Umwelt kommuniziert. Sie liefert unserem Immunsystem jederzeit die aktuellen Informationen, die es für seine lebenserhaltenden und gesundheitsbewahrenden Aufgaben benötigt. Die absolut entscheidende Frage hinsichtlich des Überlebens ist jedoch die Art und der Umfang der ausgleichenden und korrigierenden Resonanzen, die sich zwischen den rhythmischen Eigenfrequenzen des Organismus und den Fremdfrequenzen in seinem Umfeld herstellen lassen. Es gilt zu verhindern, dass störende Dysrhythmien (griech. *dys* = Vorsilbe für falsch, fehlerhaft) oder gefahrbringende Arrhythmien entstehen.

Unser persönlicher Rhythmus wird sowohl durch innere (körpereigene) Taktgeber als auch durch äußere Einflüsse (z. B. Tag-Nacht-Wechsel, Mahlzeiten, Arbeitszeiten) bestimmt. Die äußeren Taktgeber können, wenn sie denn hinreichende Regelmäßigkeit aufweisen, durchaus die Synchronisation der verschiedenen Rhythmen unterstützen. Sie können aber auch störende Einflüsse ausüben. Weitere extern verursachte Störungen können durch die Einnahme von Substanzen erzeugt werden, die mit dem natürlichen biologischen Rhythmus interferieren, wie beispielsweise Nikotin, Alkohol, Schlafmittel, Psychopharmaka. Wenn es auch schwierig oder in vielen Fällen unmöglich ist, störende fremde Rhythmuseinflüsse zu vermeiden, so sollten wir doch alles daransetzen, nicht durch unser Verhalten und unsere Lebensgewohnheiten noch zusätzliche Rhythmusstörungen zu verursachen. Darüber hinaus besteht eine Vielzahl von Möglichkeiten, durch bewusste Lebensgestaltung koordinierend auf das harmonikale System unserer Selbstheilungsorganisation einzuwirken.

Wir möchten Sie an dieser Stelle darauf aufmerksam machen, dass es in Ihrer Hand liegt, eine aktive rhythmische Hygiene (griech. *hygieinós* = der Gesundheit zuträglich) zu betreiben. Sie können so von einem rein passiven Oszillator zu einem kreativen, selbstheilenden Resonator werden.

Rhythmische Hygiene durch Veränderung – unbequem, aber oft entscheidend

Wir haben ganz bewusst im Hinblick auf Ihre persönlichen harmoniestörenden Einflüsse das Wort Veränderung anstelle von Vermeidung gewählt. Vermeidung eines störenden Rhythmus bietet sich als Lösung natürlich in erster Linie an, ist aber wohl in den meisten Fällen kein ausreichender und oft kein gangbarer Weg. Wenn ich dagegen durch Veränderung gegebener Umstände andere rhythmische Impulse an die Stelle der störenden setzen kann, hat dies eine ganz andere, stärkend wirkende Ausrichtung. Jede aus Einsicht erfolgte Veränderung eingefahrener Lebensgewohnheiten hat eine positive Resonanzveränderung in Ihrem Lebensumfeld zur Folge. An einigen Beispielen wollen wir das verdeutlichen.

Der Wechsel von Ihren bisherigen Essgewohnheiten z.B. zu einer gut schmeckenden, ausgeglichenen Vollwertkost wird Ihnen viel leichter fallen als sich täglich nur mit widerwillig befolgten Verboten herumzuschlagen. Im Falle eines für Störungen anfälligen Schlafplatzes wird der notgedrungen oder widerwillig durchgeführte alleinige Ortswechsel der Schlafstelle von Ihnen vielleicht als unbequem oder lästig empfunden. Die Gestaltung eines ganz neuen behaglichen Bettplatzes, an dem Sie sich richtig wohl fühlen, wird Ihnen dagegen sehr viel mehr Freude und damit einen gesunden Schlafrhythmus bescheren. Der Eintritt in einen Chor, Hausmusikkreis oder einen Sportverein anstelle des übermäßigen Fernsehkonsums wird Ihr Leben kreativ bereichern und dem Fernsehapparat ganz von selbst eine Nebenrolle zuweisen. Auch ein Hund, der sich unüberhörbar zum »Gassigehen« oder anderen Zuwendungen meldet, kann in manchen Fällen von Fernsehsucht hilfreich sein. Eine Katze oder ein Vogel als neuer Hausgenosse kann bei älteren Menschen manchmal Wunder wirken und die Langeweile vergessen lassen: eine längst fällige Veränderung des eingefahrenen Lebensablaufs durch einen eigenständigen Bewusstseinsakt oder durch einen ganz neuen Impuls von außen. Wir haben immer wieder solche ›kleinen Wunder‹ miterleben dürfen. Die sehr beeindruckende Heilung eines bis dahin therapieresistenten Krankheitsverlaufs durch einen entscheidend verändernden, völlig unerwarteten Lebensimpuls wurde schon weiter oben geschildert.

Es liegt uns sehr viel daran, Sie hellhörig zu machen für das Stichwort ›Veränderung‹, das manchmal zu einem Zauberwort werden kann. Lesen Sie mit wachen Sinnen und großer Aufmerksamkeit die von uns vermittelten Anregungen und Anleitungen. Vielleicht ist auch für Sie ein solcher Impuls dabei, auf den Sie schon lange unbewusst gewartet haben. Finden Sie dann den Mut, diesen Impuls konsequent aufzugreifen und in die Tat umzusetzen, auch wenn es zunächst mit äußeren oder inneren Schwierigkeiten – eben Veränderungen – verbunden ist. Echte Veränderungen sind in aller Regel mit ›Geburtswehen‹ verbunden. Erfahrungsgemäß handelt es sich meist um selbst aufgebaute innere Widerstände, die solche Veränderungen verhindern. Unsere eigene Bequemlichkeit ist es, die mit einer Vielzahl von oft an den Haaren herbeigezogenen Argumenten zu verhindern versucht, dass Veränderungen den eingefahrenen Fluss – oder sollte man eher sagen Kanal – des Lebensablaufs stören.

Rhythmische Hygiene – Resonanz statt Dissonanz

Durch ein bewusstes Leben in Naturrhythmen, in die wir alle eingebettet sind, können wir in einem hohen Maße die Regulationsabläufe unseres gesundheitssteuernden Immunorgans unterstützen und stabilisieren. Es gilt, in einem möglichst weitgehenden Resonanzverhältnis zu den uns umgebenden Schwingungen zu leben, anstelle der vielfältigen rhythmischen Dissonanzen, mit denen wir uns in der modernen Welt auseinandersetzen müssen.

Wenn Sie sich die im Folgenden geschilderten Grundrhythmen eindringlich und kritisch vor Augen führen, werden Sie sicher mit Erschrecken feststellen, wie oft Sie gedankenlos Ihrem »Freund und Helfer« in Sachen Gesundheit zusätzliche und häufig unnötige Regulationsarbeit zumuten.

Wenn wir von den langwelligen Grundrhythmen zu den kurzwelligen vorgehen, finden wir folgende Abstufung:

- Wachstums- oder Rückbildungsabläufe, wie sie im Säuglings-, Pubertäts- oder Greisenalter auftreten, entwickeln sich in Zeiträumen von mehreren Monaten bis zu einem Jahr. Auch die Eingewöhnung in eine neue Klimazone benötigt eine ähnliche Zeitspanne. Diese Entwicklungsphasen sind mit der erforderlichen Sorgfalt und Geduld als natürliche Gegebenheiten zu beobachten und in die Lebensplanung einzubeziehen.

- Heilungs- und Regenerationsvorgänge nach Verletzungen, Operationen oder Erkrankungen benötigen je nach Schwere mindestens eine Woche, häufig bis zu einem Monat. Gönnen Sie Ihrem Organismus die erforderliche Zeit, sich wirklich vollständig zu erholen. Sonst nimmt er sich selbst die Zeit und zwar in Gestalt eines Rückfalls oder einer bald folgenden Neuerkrankung.

- Der Schlaf-Wachrhythmus ist der wesentlichste Naturrhythmus, dem wir alle unterworfen sind durch den Wechsel von Tag und Nacht infolge der astronomischen Konstellation unseres Planeten.

- Unser unwillkürlich arbeitendes vegetatives Nervensystem steuert die Aktivitäts- und Erholungsphasen unseres Organismus nämlich entsprechend äußerer Einflüsse wie den Tag-Nacht-Rhythmus und nicht nach unseren persönlichen Vorstellungen. Dieser vegetative Zeitgeber stellt über seinen sogen. sympathischen Anteil etwa ab 3 Uhr nachts alle Organe langsam zunehmend auf Leistung und Aktivität ein, während ab 15 Uhr allmählich der sogen. parasympathische Anteil seinen Erholung, Regeneration und Stoffwechsel fördernden Einfluss ausübt. Der optimale Wert für Leistung wird im Laufe des Vormittags erreicht, während der Höhepunkt der Regeneration vor Mitternacht zu erwarten ist.

- Ganz eng damit verknüpft ist ein weiteres rhythmisches Alltagsgeschehen: die Zeiten der Nahrungsaufnahme. Hier werden durch die Zwänge des modernen zivilisationsgeprägten Lebens ganz erhebliche Dysrhythmien verursacht, denen sich besonders die in der Großstadt lebenden Menschen kaum ganz entziehen können. Wer aber die Bedeutung des Rhythmus für die Erhaltung seiner Gesundheit verstanden und eingesehen hat, wird doch noch Möglichkeiten finden, seine Essenszeiten ruhiger und gleichmäßiger zu gestalten als im vorbewussten Abschnitt seines Lebens.

- Andere wesentliche selbsttätige Rhythmen unseres Organismus sind die sich im Sekundenbereich abspielenden Tätigkeiten unseres rhythmischen Systems im engeren Sinne: Puls und Atmung. Unser Herz schlägt im Ruhezustand in der Regel 70mal bei etwa 16 Atemzügen in der Minute. Eine individuelle Schwankungsbreite abweichend von der ›Norm‹ von bis zu 10 Prozent ist zu berücksichtigen. Die kybernetische Steuerungsfähigkeit des Organismus gleicht diese Rhythmen automatisch der jeweiligen Belastungssituation an. Das oben bereits erwähnte Verhältnis von vier Pulsschlägen auf einen Atemzug bleibt aber erhalten. Deutliche Abweichungen verweisen auf einen krankhaften Zustand. Es bleibt jedem Einzelnen überlassen, diese wesentlichen Körperrhythmen durch regelmäßige dem Alter entsprechende körperliche Bewegung übend gesund zu erhalten. Jede Funktion unseres Organismus, die nicht regelmäßig gefordert wird, erlahmt mit der Zeit. Anregung, die Ihrem individuellen Bedürfnis und Ihren persönlichen Möglichkeiten entsprechen für aktive körperliche rhythmusübende Bewegung durch Sport, Tanz, rhythmische Gymnastik und Eurythmie, finden Sie in den folgenden Kapiteln.

- Im kurzwelligen Millisekundenbereich verlaufen die Steuerungs- und Wahrnehmungsvorgänge durch subtile elektrische Nervenimpulse. Diese werden heute durch technisch ausgefeilte Verstärkerapparate, wie Elektrokardiograf (EKG) und Elektroenzephalograf (EEG) gemessen. Diese Regulationsebene ist zwar unserer Beobachtung weitgehend entzogen, macht sich aber bei Nichtbeachtung ihrer oszillatorischen Gesetzmäßigkeiten unter Umständen durch Funktionsunregelmäßigkeiten unserer unwillkürlich gesteuerten Organe deutlich bemerkbar. Nur durch das Verständnis der oben geschilderten vielschichtigen kybernetischen Zusammenhänge lassen sich hier folgenschwere Versäumnisse vermeiden.

- Fragen Sie sich kritisch, in welchem Umfang Sie ohne zwingenden Grund gegen diesen natürlichen Grundrhythmus leben. Auch durch Unwissenheit und Gedankenlosigkeit eingefahrene Lebensgewohnheiten lassen sich kraft höherer Einsicht ändern. Warten Sie nicht, bis ein Leidensdruck durch eine ernsthafte Erkrankung Sie unerbittlich, z.B. im Krankenhaus, zu einer Beachtung dieser Grundregel zwingt. Sie können so die selbsttätig ablaufenden Regulationsvorgänge Ihres Organismus, insbesondere Ihres Immunsystems, ganz wesentlich unterstützen.

Rhythmische Hygiene, ein unbekannter Begriff im Gesundheitsbereich, bietet jedem selbstverantwortlichen Menschen ein wichtiges Betätigungsfeld. Durch harmonisierende Veränderung seiner Lebensgewohnheiten kann jeder einen nicht zu unterschätzenden Anteil zur Erhaltung seiner eigenen Gesundheit und Leistungsfähigkeit beitragen.

Keine Zeit für rhythmische Hygiene? – Eine selbstkritische Hinterfragung

Bleiben wir nicht bei der ach so schönen Theorie! Wenn Sie die Bedeutung der rhythmischen Hygiene für Ihr Leben erkannt und eingesehen haben, machen wir Ihnen den Vorschlag, sie sogleich ganz praktisch in Ihren persönlichen Lebensablauf einzubauen. Füllen Sie ganz spontan die folgende Tabelle aus und tragen Sie die für Ihren Lebensrhythmus zutreffenden Zeiten ein. Bestimmt werden viele von Ihnen überrascht, wenn nicht sogar erschrocken sein über ihre persönlichen Dissonanzen im alltäglichen Lebensablauf.

Zweifellos ist jeder von uns eingebunden in bestimmte zeitliche berufsbedingte Verpflichtungen oder persönliche Aufgaben. Trotzdem werden sich bei kritischer Überprüfung vielleicht im Tages- bzw. Wochenprogramm Wege zu Veränderungen des Ablaufs ergeben. Aus Gedankenlosigkeit oder Gewohnheit haben sich zeitraubende Gepflogenheiten eingenistet, die ohne große Schwierigkeiten korrigiert werden können. In aller Regel machen wir uns nicht genügend bewusst, wie wir unsere Zeit verwenden und vor allem, womit wir sie verschwenden. Deshalb möchten wir Sie anregen, zur eigenen Selbstkontrolle ein Protokoll Ihrer gewohnten Zeiteinteilung zu erstellen. Vermutlich werden Sie überrascht sein. Wenn Sie nachdenklich werden, ist schon viel gewonnen. Zur Vereinfachung bieten wir Ihnen im Folgenden ein entsprechendes Wochenschema an (S. 90).

Wenn Sie sich ernsthaft mit dem Wochenprotokoll beschäftigt haben, ist Ihnen vielleicht aufgefallen, wie schwierig einzelne Spalten auszufüllen sind. Das fordert geradezu eine genauere Selbsterforschung heraus. Wegen der Wichtigkeit dieser Fragestellungen im Zusammenhang mit der Zielsetzung dieses Buches, bieten wir Ihnen deshalb noch ein exakteres Schema an. Markieren Sie mit Hilfe der Selbsteinschätzung Ihre ganz persönliche Lebensdynamik (S. 91).

Protokoll zur Wochenzeiteinteilung

	Tages-beginn	Hin- und Rück-fahrt	Vormit-tags-pensum	Mittags-pause	Nach-mittag-pensum	Freizeit und Erholung Fernsehen!	Ruhe-zeit	Nacht-ruhe
Mo								
Di								
Mi								
Do								
Fr								
Sa								
So								

Jetzt können Sie sich die Schwerpunkte Ihrer Lebensgewohnheiten unmittelbar optisch vor Augen führen, vor allem aber auch die Schwachpunkte. Ziehen Sie daraus Ihre Konsequenzen! Mithilfe der motivationsfördernden Erläuterungen dieses Buches finden Sie bestimmt auch die für Ihre individuellen Bedürfnisse zutreffenden praktischen Anregungen, Ihre eigene rhythmische Hygiene in die Tat umzusetzen. Lieben Sie sich selbst etwas mehr! Verwenden Sie mehr Zeit für Ihre Hobbys, Sport, kulturelle Veranstaltungen oder Kontemplation. Ihr Immunsystem wird es Ihnen danken!

Nimm dir Zeit

Nimm dir Zeit zum Arbeiten – es ist der Preis des Erfolges.
Nimm dir Zeit zum Denken – es ist die Quelle der Kraft.
Nimm dir Zeit zum Spielen – es ist das Geheimnis ewiger Jugend.
Nimm dir Zeit zum Lesen – es ist der Brunnen der Weisheit.
Nimm dir Zeit, freundlich zu sein – es ist der Weg zum Glück.
Nimm dir Zeit zum Träumen – es bringt dich den Sternen näher.
Nimm dir Zeit zu lieben und geliebt zu werden – es ist das Privileg der Götter.
Nimm dir Zeit dich umzuschauen – der Tag ist zu kurz um selbstsüchtig zu sein.
Nimm dir Zeit zum Lachen – es ist die Musik der Seele.

(irisches Gebet)

Durchschnittlicher persönlicher Zeit- und Energieaufwand

(zu) viel							ausgeglichen	(zu) wenig						
+7	+6	+5	+4	+3	+2	+1	0	−1	−2	−3	−4	−5	−6	−7

Wachen

Schlafen

Mahlzeiten

Ruhe

Arbeit

geistige Tätigkeit (zweckfreies Denken/Nachdenken/Lesen)

intellektuelle Verstandestätigkeit

körperliche Tätigkeit (beruflich, Haushalt, Garten, Hobby)

passive Zeitver(sch)wendung (Fernsehen, Kino, Hintergrundmusik)

soziale Tätigkeit (für andere da sein)

Spiel

Sport

Summe:

Zählen Sie die von Ihnen gewählten Graduierungen innerhalb der drei Bewertungsspalten (viel – ausgeglichen – wenig) zusammen.

Steuerungsvorgänge

Immunologische Steuerungsprozesse

Das Grundprinzip

Wie wird der Einsatz der Immunzellen gelenkt? Wenn wir uns beispielsweise am kleinen Zeh verletzen, wird sogleich ein so hoch differenziertes, vielschichtiges und zielgerichtetes Immungeschehen einheitlich in Gang gesetzt, dass wir das unmöglich als Summe zufälliger Einzelaktionen der gerade anwesenden Immunbestandteile deuten können. Wir können uns nur staunend fragen, wer oder was veranlasst und steuert eigentlich dieses hochkomplexe Zusammenwirken? Ohne einheitliche Steuerung würde ein derartiges vollkommenes Zusammenspiel unzähliger Einzelelemente und Interaktionen gar nicht stattfinden können. Auch im menschlichen Zusammenleben gilt dasselbe. Ohne verbindende und verbindliche Regelungen endete jede Gemeinschaft im Chaos. Ob soziales Gebilde oder hochkomplexes Immunsystem, immer geht es um das Überleben einer Gesamtheit, eines Organismus, um die Erhaltung der Unversehrtheit, und letztlich um die schöpferische Mitgestaltung des Lebens.

Gingen wir davon aus, dass jedes Wirkelement im Immunsystem die ihm verliehenen Eigenschaften und Fähigkeiten einsetzen kann, ist damit nicht erklärt, wie es weiß, wann, wo und wie speziell es tätig werden muss. Die Naturwissenschaft erklärt das mit Selbstorganisation. Doch bleibt die Frage völlig offen, wer oder was dieses Selbst eigentlich ist, das die erstaunlichsten und kompliziertesten Vorgänge organisiert.

Weiterhin stellt sich die Frage, ob es eine übergeordnete Steuerungsinstanz gibt oder ob jedem einzelnen Wirkelement eine spezifische Intelligenz innewohnt, von der aus es zum gegebenen Zeitpunkt das Notwendige tut.

Steuerung durch Regelkreise – Ist- und Sollwerte vergleichen

Alle biologischen Abläufe in der Natur werden durch Regelkreise gesteuert. Der Vorgang der Steuerung hat sich in der Biologie in den letzten Jahrzehnten zu einem besonderen Wissensgebiet entwickelt, der Kybernetik (griech. *kybernes* = der Steuermann) oder Regelungslehre. Im Mittelpunkt steht ein gesetzmäßig ablaufender Vorgang, den wir uns wegen seiner Bedeutung bei der Regulierung biologischer Prozesse genauer ansehen wollen: der Regelkreis mit negativer Rückkopplung.

Immer wenn ein Gleichgewichtszustand notwendig und erforderlich ist, geschieht das über die Steuerung durch rückgekoppelte Regelkreise. Trotz des etwas kompliziert klingenden Namens ist darin ein einfacher Vorgang zu erkennen, dem wir in unserem Alltag vielfach begegnen. Beispielsweise in der Regulierung der Raumheizung: Wir stellen am Regler die gewünschte Raumtemperatur ein. Das eingebaute Thermometer vergleicht die tatsächliche Raumtemperatur mit dem eingestellten Wert. Bei einer vorliegenden Differenz veranlasst er automatisch über das sogenannte Stellglied den Brenner, den Raum bis zur Übereinstimmung mit dem eingestellten Wert zu erwärmen.

Wir sind früher diesem Regulierungsvorgang schon einmal begegnet. Die Stammzellen steuern im Knochenmark den Nachschub von Blutzellen jeweils automatisch, entsprechend der vorliegenden Bedarfssituation im Organismus. Bei einem Blutverlust wird die Produktion von Erythrozyten in kurzer Zeit erheblich gesteigert. Bei einer Infektion erfolgt eine Vermehrung der benötigten Immunzellen, und zwar genau die dafür zuständigen Zellen und Antikörper – entsprechend der Art der Infektion. Der Informationstransfer, über den wir ebenfalls schon gesprochen haben, spielt dabei eine entscheidende Rolle. Wie sollte sonst die Kommunikation zwischen der Kontrollinstanz für die Blutkonzentration oder die spezielle Art der Infektion und den Stammzellen im Knochenmark funktionieren?

Auch die schon angesprochene erworbene Immunität ist unter diesen Gesichtspunkten als eine programmgesteuerte Wirkungsweise auf der Grundlage der gespeicherten Daten des immunologischen Gedächtnisses zu sehen.

Die Bedeutung der Steuerung für die Aufrechterhaltung der Gesundheit

Nur ein leistungsfähiges, schnell reagierendes Immunsystem ist dazu fähig, eine übergeordnete, weisheitsvolle Steuerung durchzuführen. Die gewünschte Einstellung am Regler entspricht jeweils genau der zentralen Aufgabe des Immunsystems: die sorgfältige Bewahrung der Integrität unseres Organismus. Die Gesundheit aller Lebewesen beruht somit auf dem ununterbrochenen fehlerfreien Funktionieren der situationsentsprechenden Steuerung über die Regelkreise des Organismus.

Wir müssen aber ganz klar erkennen, dass wir hier nur von der programmierten Software gesprochen haben. Auf die Fragen, wer oder was das Programm entworfen hat oder den Regler eingestellt hat und wer oder was das Programm im richtigen Augenblick startet, versuchen wir später eine Antwort zu finden. Die für diese Aufgabe zur Verfügung stehenden zahlreichen Wirkelemente sind engmaschig miteinander vernetzt. Es müssen also unbedingt Richtlinien für das zielgerichtete Zusammenspiel der Wirkelemente im Sinne der gemeinsamen Aufgabe bestehen.

Vielleicht könnte man noch verstehen, dass z. B. einem Antikörper, der zufällig einem bestimmten Antigen begegnet, gar nichts anderes übrig bleibt, als dieses aufgrund seiner besonderen Eigenschaften an sich zu binden. Aber bei der Betrachtung der vielen hochdifferenzierten Reaktionen der Immunantwort des Organismus kommen wir doch schnell ins Schleudern, wenn wir das nur als zufällige Aktionen jedes einzelnen beteiligten Wirkelementes erklären wollen. Welche unwahrscheinliche Intelligenz müsste man den Immunzellen, Antikörpern, Botenstoffen und Hormonen unterstellen, wenn man behauptete, dass diese das hochkomplexe Immungeschehen von sich aus veranlassen und vollenden!

In diesem Zusammenhang ist Selbstorganisation ein Schlagwort, das jetzt in der naturwissenschaftlichen Diskussion immer häufiger zur Anwendung kommt. Damit werden in der Biologie alle Naturvorgänge erklärt, die hinsichtlich ihrer Veranlassung und Steuerung rätselhaft erscheinen. In der Medizin wird in solchen Fällen, z. B. bei unerklärlichen Heilungen, von ›Placeboeffekt‹ gesprochen. Dieses Thema greifen wir an anderer Stelle noch einmal in größerem Zusammenhang auf.

Dass die Steuerungsfähigkeit unseres Immunsystems eine übergeordnete, wiederherstellende Funktion ist, kann uns folgende Geschichte vor Augen führen:

Im ersten Halbjahr meiner Medizinalpraktikantenzeit wurde ich als diensttuender Arzt in der Mittagszeit in die Ambulanz unseres Krankenhauses gerufen. Es war eine junge Frau mit einer schweren Gallenkolik eingeliefert worden. Der überweisende Hausarzt hatte bereits alle Möglichkeiten einer krampflösenden Therapie ausgeschöpft, einschließlich einer intravenösen Injektion mit einem stark wirksamen Präparat. Nach wie vor litt die Patientin unter unerträglichen Schmerzen und es bestand dringender Handlungsbedarf. Eine weitere Injektion mit einem Spasmolytikum wäre riskant gewesen. Da erinnerte ich mich, einige Wochen vorher erstmals von einem Kollegen über seine Erfahrungen mit der damals noch völlig unbekannten chinesischen Akupunktur gehört zu haben. Die Existenz von Akupunkturpunkten und die energetischen Zusammenhänge der Organfunktionen über die Leitungsbahnen der Meridiane lagen seinerzeit (1953) weit außerhalb des Verständnisbereichs eines modernen westlichen Arztes. Es gab lediglich das Erfahrungswissen über sogenannte Headsche Zonen. Das sind Hautareale, die in irgendeinem unerklärbaren Zusammenhang mit bestimmten inneren Organen zu stehen schienen. Kurz entschlossen injizierte ich 1 cm³ Luft (!) oberflächlich unter die Haut innerhalb der zugehörigen Headschen Zone. Diese Injektion verursachte lokal einen heftigen Schmerz, der aber in keinem Verhältnis stand zu den Krampfschmerzen der Patientin. Zu meinem eigenen und der anwesenden Schwestern Erstaunen verschwand die Kolik innerhalb von zwei Minuten. Der Injektionsschmerz hatte die übergeordneten Steuerungsinstanzen so stark stimuliert, dass sie ihre Überreaktion korrigierten und ihre normale Funktion wieder aufnahmen. Heutzutage wird das durch den Stich mit Akupunkturnadeln oder durch Moxibustion (Erzeugung eines lokalen Brennschmerzes durch glimmende Beifußkügelchen) erreicht. »Was haben Sie gemacht?«, fragte mich hinterher ungläubig und irritiert mein Oberarzt. Da der Behandlungserfolg mir Recht gab, konnte er nichts dagegen einwenden.

Die menschliche Steuerungsfähigkeit

Pilot oder Autopilot?

Wir schreiben dieses Buch mit dem Anspruch, auch von der Schulmedizin ernst genommen zu werden. Trotzdem müssen hier im Folgenden einige Fragen aufgeworfen werden, mit denen wir möglicherweise an die Grenzen wissenschaftlicher Tabuzonen geraten. Um ein Bild zu benutzen, geht es darum, ob das Flugzeug, in dem wir Erdenbürger, einschließlich der uns umgebenden Natur, durch den Weltraum kreisen, von einem Piloten gesteuert wird oder ob der Autopilot, das automatische Steuerungssystem, eingeschaltet ist und die unendliche Vielfalt der Naturprozesse von diesem geregelt wird.

Was ist nun der Unterschied zwischen einem Piloten und einem Autopiloten? Der elektronische Autopilot kann alle Steuerungsprobleme des Flugzeugs meistern, und zwar mit äußerster Präzision, soweit sie im Speicher seines Computers vorprogrammiert sind. Er kann einen bestimmten Kurs einhalten und diesen auch zu einem bestimmten Zeitpunkt ändern, wenn sein Programm, seine Software, entsprechend eingegeben wurde. Er kann auch eine Blindlandung dirigieren oder andere komplizierte Steuerungsfunktionen fehlerlos durchführen, aber nur wenn diese in seinem Programm enthalten sind. Der menschliche Pilot dagegen ist im Rahmen seiner Ausbildung und seiner persönlichen Reaktionsfähigkeit in der Lage, auch unvorhersehbare, ungewöhnliche Situationen zu beherrschen. Allerdings ist er nicht unfehlbar und kann möglicherweise durch Fehleinschätzung ein Unglück verursachen. Wir nennen das dann ›menschliches Versagen‹.

Es stehen sich also für die Navigation eines Flugzeugs folgende Alternativen gegenüber:

- der vorprogrammierte, exakte, unveränderliche Automatismus des Autopiloten auf der einen Seite
- und die anpassungsfähigen, zusammenhangsorientierten, aber nicht fehlerfreien geistig-seelischen Fähigkeiten des Piloten auf der anderen Seite.

Auf der biologischen Ebene gibt es eine durchaus vergleichbare Situation. Hier stehen sich gegenüber:

- der bis in die feinsten Einzelheiten vorprogrammierte genetische Code
- und die mit sehr unterschiedlichen Graden von Bewusstseinswachheit ausgestatteten Ebenen der einzelnen Naturbereiche.

Der in der DNS (Desoyxribonukleinsäure) der Zellkerne gespeicherte genetische Code enthält die exakten Bau- und Funktionsanweisungen aller Lebewesen dieses Planeten. Diese sind festgehalten in der in den letzten Jahrzehnten entzifferten Zeichenschriftform der Chromosomen. Dieses Piktogramm ist der Informationsträger aller Erbmerkmale. Es handelt sich aber um eine einmal vorprogrammierte, unveränderbare Sollvorschrift und insofern ist sie vergleichbar mit einem ebenfalls vorprogrammierten Autopiloten. Nur äußerst selten kann dieses Programm durch sogenannte Mutationen, hervorgerufen durch massive äußere Eingriffe, in sehr beschränktem Umfang verändert werden. Wir können dieses Ereignis vergleichen mit dem ebenfalls seltenen Ausfall eines Chips im Computer des Autopiloten, aber für unsere grundsätzliche Betrachtung vernachlässigen.

Dieses Programm der automatisch ablaufenden Lebensäußerungen spielt zweifellos im Bereich der wenig differenzierten animalischen Lebensformen eine entscheidende Rolle. Bei genauer Beobachtung aber stoßen wir in der Pflanzenwelt und aufsteigenden Tierreihe schon sehr früh auf Intelligenzleistungen, die uns nachdenklich machen können. Ein Beispiel soll uns das verdeutlichen:

Amerikanische Wissenschaftler haben herausgefunden, dass Blattschneiderameisen gewissenhafte Gärtner sind. Sie kontrollieren regelmäßig ihren Blattgarten und »jäten Unkraut«. Die Blattschneiderameisen können die mittels ihrer Schneidwerkzeuge ausgeschnittenen Blattteile nicht selbst verdauen. Sie »füttern« vielmehr bestimmte Pilze, die in Kammern ihrer ausgedehnten Nester leben, mit vorher zerkauten Blättern. Dann »ernten« sie die Früchte dieser Pilze, die ihnen als Nahrung dienen. Wenn die ihnen zur Aufzucht der Pilze dienenden Blätter von schädlichen Pilzsorten befallen werden, kann das die einzelne Ameise durch Prüfung mit ihren Antennen genau feststellen. Sie sammelt mit ihren Mundwerkzeugen die schädlichen Sporen auf und bringt sie, oft unter großen Anstrengungen mehrerer Arbeiter-Ameisen, auf eine ›Müllhalde‹. Die Wissenschaftler nennen das ›Ausmisten‹. Wir können sagen: Das ist eine höchst intelligente und zielgerichtete Methode, die eigene Ernährung sicherzustellen. Sicher werden Biochemiker noch einige Zwischenglieder dieser Ernährungssteuerung finden, z. B. irgendwelche Enzyme, Chemotaxine oder Neurotransmitter, womit sie den Ablauf dieser Ernährungsweise »erklären« wollen. Das wäre aber genauso, als ob man den Vergaser, die Zündkerzen oder die Bremsflüssigkeit des Autos dafür verantwortlich macht, dass man morgens pünktlich seinen Arbeitsplatz findet. Hier sind es die Ameisen, die einen sinnvollen Überlebensprozess vollziehen, der möglicherweise über eine reine Instinkthandlung hinausweist. Mit zunehmendem Bewusstsein im Verlauf der ansteigenden Tierreihe können darüber hinaus übergeordnete geistige Impulse das Programm der automatisch ablaufenden Lebensprozesse verändernd beeinflussen, indem immer wieder eine Resonanz zwischen Lebewesen und Umwelt hergestellt wird.

Am deutlichsten kommt das auf der Bewusstseinsstufe des Menschen zum Ausdruck: Instinkte, Gefühle und Verstandesimpulse können hier den vorprogrammierten Automatismus sehr wesentlich sowohl fördern als auch hemmen bis blockieren. Unser Ich als unser geistiger Wesenskern kann z. B. über die Willensfunktionen ein völlig verändertes individuelles Programm des Lebensablaufs gestalten. Dazu steht ihm als Steuerungsorgan der »innere Arzt« zur Verfügung. Situationsabhängig veranlasst er vor allem den Zeitpunkt und die Intensität der notwendigen lebenserhaltenden Reaktionen unseres Organismus mit Hilfe der Immunfunktionen.

Werkmeister der Immunität

Wie ein roter Faden zieht sich durch die Schilderungen der wahrhaft staunenswerten Eigenschaften unseres Immunsystems und seiner für seine Aufgabenstellung verfügbaren zahlreichen Wirkelemente die Fragestellung: Wer oder was wirkt? Wer oder was hat die Erhaltung der Ganzheit unseres geistig-seelisch-körperlichen Menschseins ständig im Auge?

Nachdem wir versucht haben, uns eine Ahnung davon zu verschaffen, welche umfassende Bedeutung in dem viel gebrauchten, aber wenig verstandenen Begriff *Ganzheit* verborgen ist, wollen wir jetzt die Frage wagen nach der höchsten alles umfassenden, alles überschauenden, letztverantwortlichen, impulsgebenden, allein der Ganzheit verpflichteten Instanz, die die wundervolle Schöpfung Immunsystem erst zu sinnvollem Leben erweckt.

Wie können wir uns eine Vorstellung verschaffen von dem Werkmeister, der die zur Verfügung stehenden, hoch entwickelten Werkzeuge zur rechten Zeit, am rechten Ort und mit der richtigen Intensität einsetzt, um das große lebenserhaltende Werk ›Immunität‹ zu verwirklichen?

Wenn wir uns die wahrhaft erstaunlichen Eigenschaften unseres Immunsystems vor Augen führen und sie darüber hinaus nicht nur zur Kenntnis nehmen, sondern auch verinnerlichen, wird spontan eine große Ehrfurcht vor dem Umfang und der Sinnhaftigkeit dieses Wirkzusammenhangs in uns entstehen.

- Wer oder was erkennt in unserem Organismus ungewöhnliche Substanzen, Mikroorganismen oder Zellen, und beurteilt, ob sie körpereigen oder körperfremd sind und erkennt den Grad ihrer Gefährlichkeit?

- Wer oder was verwendet die innerhalb des Immunsystems zur Verfügung stehenden Kommunikationseinrichtungen, um Mitteilungen zu versenden und zielbewusste Einsatzbefehle zu geben? Wer oder was entschlüsselt den benutzten Nachrichten-Code und versteht den darin befindlichen Informationsinhalt?

- Wer oder was trifft aufgrund der übermittelten Nachrichten über den Grad und das Ausmaß der augenblicklichen Gefährdung der Gesundheit die notwendigen Entscheidungen über die erforderlichen Maßnahmen zur Abwendung der Gefahr und gibt die zielgerichteten Einsatzbefehle? Wer oder was steuert und programmiert also dieses komplexe Geschehen?

- Wer oder was speichert die charakteristischen Daten aus einer Erstbegegnung mit einem Antigen in seinem Gedächtnis? Wer oder was ist in der Lage, durch einen wiederholten Antigenkontakt eine wesentliche Verbesserung seiner immuntypischen Reaktionsweise zu erlernen und seinem Gedächtnisinhalt hinzuzufügen?

- Wer oder was vermag Fremdkörper in einer unverwechselbaren Weise zu kennzeichnen und sie auf diese Weise markiert den entsprechend befähigten Wirkelementen des Immunorgans zur Vernichtung anzubieten?

- Wer oder was veranlasst letztendlich die Vernichtung eingedrungener Schadstoffe, Mikroorganismen oder außerhalb des Körperbauplans wuchernder Zellen mit dem Ziel der Erhaltung unserer Gesundheit?

Noch viele Einzelfragen dieser Art ließen sich aus der Fülle der hier dargestellten Wirkungsweisen des Immunsystems stellen. Wir sind in den vorangegangenen Kapiteln ja immer wieder auf diese letzten Fragestellungen gestoßen. In unseren Augen ergeben sich aus den geschilderten Forschungsergebnissen der Immunologen für jeden unvoreingenommenen Menschen diese Fragen ganz zwangsläufig. Trotzdem müssen wir uns im Klaren sein, dass diese Frage nach dem bewirkenden Wer und Was wegen der selbst gegebenen Prinzipien der Naturwissenschaft nicht gestellt wird! Damit würde die eng gesteckte Grenze streng wissenschaftlicher Forschung überschritten und man gelangt in den Bereich der Metaphysik. Es wird so durch Ausgrenzung eine rein naturwissenschaftlich nicht mehr zu beantwortende Fragestellung vermieden.

Genauso tabu ist für viele Wissenschaftler die Frage nach dem Warum und Wozu. Warum läuft ein Naturgeschehen in einer ganz bestimmten Weise ab? Das aber ist Teleologie, also die Frage nach dem Sinn und Zweck eines Vorgangs. Diese Frage kann innerhalb der Naturwissenschaft unter den verschiedensten Gesichtspunkten einfach nicht gestellt werden. Sie wird für anthropozentrisch gehalten, wenn unterstellt wird, dass der Ablauf für den Menschen da ist. Für metaphysisch wird sie erklärt, wenn ein den ganzen Weltprozess beherrschender Endzweck angenommen wird. Transzendent ist die Frage, wenn sie ein außerweltliches Sinn setzendes Wesen voraussetzt und immanent, wenn der Sinn als in den Dingen selbst liegend betrachtet wird.

Das Fatale ist nur, dass sich diese Fragen ja aufgrund der naturwissenschaftlichen Forschungsergebnisse geradezu aufdrängen. Allerdings beschränkt sich die Naturwissenschaft auf eine rein phänomenologische, beschreibende Betrachtungsweise. Sie untersucht Dinge, die als konkrete Materie vorliegen oder die sich in materiellen Zusammenhängen abspielen. Vorgänge also, die man sehen, zählen, messen und wiegen kann. Es wird somit vermieden, in einem spekulativen Bereich ins Schwimmen zu kommen und verhindert, sich mit weltanschaulichen Fragen auseinandersetzen zu müssen. Vergessen wird nur, dass diese Betrachtungsweise ja gleichfalls eine Weltanschauung zur Voraussetzung hat, nämlich die auf eine rein kausalanalytische eingeengte materialistische Reduktion. Wir aber wollen versuchen, unsere Betrachtungen ohne einengende Verpflichtung auf einen wissenschaftlichen Codex (Vorschrift, Voraussetzung) fortzuführen.

Unser Steuermann – der innere Arzt

Bei der Schilderung der vielschichtigen Steuerungsvorgänge innerhalb unseres Immunsystems waren wir zu der Feststellung gekommen, dass die Gesundheit aller Lebewesen auf dem ununterbrochenen fehlerfreien Funktionieren der situationsentsprechenden Steuerung über Regelkreise ihres Organismus beruht. Offen geblieben war die Frage, auf die wir immer wieder gestoßen sind: Wer oder was steht als impulsgebendes und steuerndes Prinzip im Rahmen der Ganzheit des Organismus hinter diesem hochkomplexen Regulationsgeschehen?

Seit Menschen sich bewusst mit naturwissenschaftlichen Zusammenhängen beschäftigen, gehörte diese Frage zu den ersten und wichtigsten Rätseln der Natur. Die Deutungen mit den unterschiedlichsten Bezeichnungen beruhten in der Vergangenheit zunächst auf intuitiven Vorstellungen entsprechend der Stufen der Bewusstseinsentwicklung und der Kultur, aus denen sie entstammten. Gemeinsam war allen Deutungsversuchen die Annahme eines übergeordneten geistigen Prinzips. Im Altertum waren es die Götter, die in der Anschauung der Menschen die Schicksale und Ereignisse in der Hand hatten und sie kraft ihrer unerreichbaren Machtvollkommenheit lenkten. Paracelsus (1494-1541) hat vom »inneren Arzt« als dem steuernden Beweggrund aller Heilungsvorgänge im Organismus gesprochen. In seriösen wissenschaftlichen Abhandlungen renommierter Forscher findet man deshalb jetzt wahrhaft ungewöhnliche Bezeichnungen für steuernde Instanzen von Naturvorgängen wie »unsichtbarer Führer«, »schöpferisches Prinzip«, »sonderbarer eigener Wille«, »höhere Kraft«, »ganzheitliche Regeleigenschaften« und »Gottes Wille«. Diese verwirklichen ein Programm, das ebenso merkwürdige Namen trägt, wie z. B. »Bauplan«, »innere Modelle«, »unsichtbares Gefüge« »implizite Ordnung«, »qualitatives Gestaltungsprinzip«, »präformierter Funktionsplan« oder »Gottes Plan«. Wir befinden uns also in allerbester Gesellschaft, wenn wir hier den mittelalterlichen Begriff des großen Paracelsus vom »inneren Arzt« wieder mit Leben und Bedeutung erfüllen. Wir wollen ihn als Bezeichnung für unser vorgegebenes gesunderhaltendes und heilendes Steuerungsprinzip wählen, auf das wir immer wieder gestoßen sind.

Der innere Arzt ist also eine Metapher für die Instanz des Organismus, die im Rahmen der Ganzheit unserer Gesamtpersönlichkeit unter Führung des Ich die koordinierende Verantwortung für die vielfältigen Funktionen unseres Immunsystems trägt.

- Der innere Arzt regelt auf der quantitativen Ebene die Neubildung oder Ausmerzung der zahlreichen zur Verfügung stehenden Typen an Wirkelementen.

- Auf der qualitativen Ebene untersteht ihm die rechtzeitige Erkennung der toxisch wirkenden Substanzen und schädlichen Mikroorganismen.

- Er sorgt für das reibungslose Funktionieren der verschiedenen Kommunikationswege innerhalb der zahlreichen Anteile des Immunsystems und den ununterbrochenen Informationsaustausch mit dem seelischen und geistigen Bereich der Gesamtpersönlichkeit.

- Die Überwachung des immunologischen Gedächtnisses und die Aufrechterhaltung seiner Lernfähigkeit gehören ebenso zum Aufgabenbereich des inneren Arztes, wie
- der sinnvolle Einsatz der Fähigkeit zur Markierung und Präsentation von Fremdzellen und Schadstoffen.
- Als letzte Aufgabe untersteht ihm die wirkungsvolle Vernichtung von Mikroorganismen und Substanzen, die unsere Gesundheit und unser Leben bedrohen.

Der innere Arzt ist somit der Dirigent, der die zahlreichen Instrumentalisten seines großen Orchesters zusammenfasst und auf der Grundlage der Partitur aus der Gesamtheit der vielen Einzelstimmen die Symphonie erklingen lässt. Jedes Mitglied seines Orchesters ist ein Solist mit besonderen Fähigkeiten, der sein Instrument und seinen Part perfekt beherrscht. Aber erst aus der Summe der vielen Einzelstimmen kann der Dirigent die der Symphonie zugrunde liegende schöpferische Idee des Komponisten formen. Ebenso formt der innere Arzt aus einer Vielzahl von Immun-Instrumentalisten den orchestralen Klangkörper unseres Immunsystems. Mit harmonischen Akkorden und melodischen Rhythmen lässt er die in der Partitur unseres Lebens vorgesehene große Resonanz entstehen, die wir Gesundheit nennen.

Die mit diesem Namen verbundene bildhafte Vorstellung entspricht durchaus der Realität im Sinne von »Wirk-lichkeit«. Es ist darüber hinaus unsere Absicht, Sie durch unsere Schilderung für Ihren inneren Wesensanteil zu begeistern und Sie zu ermutigen, mit ihm in einen Dialog über Ihre Gesundheit einzutreten.

Gedächtnis und Lernfähigkeit

Immunologisches Gedächtnis und immunologische Lernfähigkeit

Die Speicherung der Informationen

Das Immunsystem ist voller Erinnerungen an unvergessliche Begegnungen. Die Fähigkeit, sich nach einem Erstkontakt mit einem Schadstoff an dieses Ereignis zu erinnern, ist eine fundamentale Eigenschaft des Immunorgans. Dieses immunologische Gedächtnis ist von so existenzieller Bedeutung für die Erhaltung des Lebens der höheren Organismen auf diesem Planeten, dass man oft verwundert zur Kenntnis nimmt, wie nebensächlich und nüchtern diese erstaunliche Grundfunktion als solche in der immunologischen Literatur behandelt wird. Schließlich ist diese Fähigkeit die Grundlage der Immunität. Unser Immunorgan kann auf einen Erfahrungsschatz zurückgreifen, in dem die Erinnerungen an frühere Antigenkontakte vollständig gespeichert sind. Dadurch können bei einer neuen Konfrontation die Immunantworten um vieles schneller und wirksamer in Gang gesetzt werden.

Unter Gedächtnis verstehen wir die Fähigkeit, Informationsinhalte über lange Zeiträume zu bewahren und zu gegebener Zeit wieder zu vergegenwärtigen. Diese Definition gilt eigentlich speziell für das menschliche Gedächtnis. Jedoch sind die wesentlichen Merkmale unseres Gedächtnisses auch auf der Ebene des Immunorgans vorhanden: Es werden einmal aufgenommene Informationen über längere Zeiträume gespeichert und damit die Grundlage für eine spätere Erinnerung gebildet. Der Mensch benötigt für diese Fähigkeit auf der Ebene seines Bewusstseins hochentwickelte und vielfach vernetzte Nervenstrukturen in seinem Gehirn, unter anderem das sogenannte limbische System. Umso überraschender ist es, dass uns eine im Wesentlichen gleichartige Fähigkeit auf der Ebene der Immuneigenschaften begegnet. Erstaunlicherweise werden dafür aber ganz andere und viel weniger entwickelte Strukturelemente benötigt.

Vor etwa 200 Jahren (1796) benutzte der englische Arzt Edward J. Jenner die Gedächtniseigenschaft unserer Immunfunktionen, indem er durch Einbringung des Kuhpocken-Virus in den Organismus erstmals eine Schutzimpfung durchführte, in diesem Fall gegen die hochansteckende Pockenerkrankung. Jenner war aufgefallen, dass Melker, die einmal eine meist mild verlaufende Kuhpockenerkrankung durchgemacht hatten, von der gefährlichen Pockeninfektion (Blattern) verschont blieben. Aufgrund seiner Beobachtung muss er wohl, mehr ahnend als wissend, eine Erinnerungsfähigkeit des Organismus an die erste Infektion angenommen haben, die dann eine Unempfänglichkeit für eine Zweitinfektion verursacht hat. Auf dieser Annahme basierend, sind in den letzten Jahrzehnten nach und nach zahlreiche weitere Schutzimpfungen eingeführt worden. Aber erst die Erforschung der einzelnen Wirkelemente des Immunorgans hat in jüngster Zeit den Einblick in die genaue Wirkungsweise dieser Gedächtnisfunktionen ermöglicht.

Eine wichtige Tatsache aber hatte sich von Anfang an herausgestellt, nämlich dass die bei einem Erstkontakt mit einem Erreger gewonnene Immunität streng spezifisch wirksam war. Sie betraf also nur diesen einen Erregertyp. Außerdem hatte die Erfahrung gezeigt, dass die einmal erworbene Immunität jahrelang oder sogar zeitlebens bestehen blieb. Interessant ist in diesem Zusammenhang, dass schon die Chinesen eine Art Pockenimpfung versucht hatten, indem sie zerriebene Pockenkrusten Kindern in die Nase einbrachten. Auch die Araber sollen versucht haben, durch Erzeugung einer künstlichen Infektion mit dem Erreger der Orientbeule an bedeckter Körperstelle einer späteren entstellenden Erkrankung im Gesicht vorzubeugen.

Neben dieser auf künstlichem Weg erzeugten Immunisierung müssen wir natürlich die ständig stattfindenden natürlichen Impfungen sehen. Jeder Kontakt mit Mikroorganismen erzeugt eine Erweiterung des individuellen Verzeichnisses der vorhandenen Infektionsmöglichkeiten in unserem immunologischen Gedächtnis. Deshalb sind die »in der Gosse« aufwachsenden Kinder, soweit sie nicht durch Mangelernährung oder andere Faktoren beeinträchtigt sind, meist immunologisch abwehrfähiger als die in einer übertrieben sterilen Umgebung ängstlich behütet aufwachsenden Kinder. Diese Eigenschaft unseres Immunorgans lässt sich erst in vollem Umfang verstehen, wenn wir eine weitere Begabung mit einbeziehen, nämlich die Lernfähigkeit.

Lernen durch Wiederholung – Pädagogik des Immunorgans

Bei einer eingehenderen Untersuchung der immunologischen Gedächtnis-funktion stoßen wir tatsächlich auf eine wichtige Fähigkeit unseres Immun-organs, ohne deren Vorhandensein eine Immunisierung durch eine Impfung niemals erfolgreich sein könnte. Die Erfahrungen haben nämlich gezeigt, dass eine Impfung in der Regel erst durch wiederholten Kontakt mit dem Antigen einen wirksamen und anhaltenden Schutz bietet. Deshalb werden die meisten Impfungen mehrfach durchgeführt. Die Trägerelemente des immunologischen Gedächtnisses benötigen offenbar ein wiederholtes Zusammentreffen mit dem

Erreger, um ihre Kenntnisse vom Spektrum der Schädigungsmöglichkeiten für unseren Organismus zur erweitern. Einen Vorgang, der den Erwerb von Kenntnissen und Erfahrung durch wiederholte Einprägung mit dem Ziel einer Steigerung von Können und Leistung beinhaltet, nennen wir aber Lernen. Wir dürfen also unserem Immunorgan mit Fug und Recht als einen weiteren Wesenszug die Lernfähigkeit zuordnen. Das Neugeborene kommt zwar schon mit einer durch mütterliche Schutzstoffe gut vorbereiteten Abwehrfunktion zur Welt. Wenn es aber nicht in der Lage wäre, durch ständiges Üben seine immunologischen Kenntnisse und Erfahrungen ständig lernend zu erweitern, wäre sein Überleben schon bald äußerst bedroht.

Die wissenschaftliche Erklärung

Die Fähigkeit unseres Immunorgans zu erinnern und zu lernen hat also einen unschätzbaren existenziellen Wert für den Fortbestand der Lebewesen auf diesem Planeten. Fragen wir uns also, wie sich heute die immunologische Forschung, die ja überwiegend mit dem Reagenzglas im Labor betrieben wird, diese Phänomene zu erklären versucht.

Die wichtigsten Zellen des Immunsystems sind die Lymphozyten. Sie entwickeln sich aus Stammzellen im Knochenmark. Im Zuge ihrer stufenweisen Ausreifung entstehen, wie wir schon gesehen haben, drei Stränge unterschiedlicher Zelltypen: die B-Lymphozyten, die T-Lymphozyten und die Natürlichen Killerzellen.

Die B-Lymphozyten produzieren Antikörper. Dabei wird jede dieser Zellen auf die Produktion eines bestimmten Antikörpers festgelegt, der ein ganz bestimmtes Antigen erkennen kann. Die Antikörper bleiben zunächst auf der Außenseite der Zellmembran ihrer Mutterzelle sitzen, bis sich ein entsprechendes Antigen an ihnen festsetzt. Dadurch wird ein Vermehrungsvorgang der Zelle ausgelöst, den die Immunologen klonale Selektion nennen. Unter einem Klon versteht man eine zahlenmäßig begrenzte Zellfamilie, die nach Stimulation durch ein bestimmtes Antigen zur Produktion eines bestimmten Antikörpers befähigt ist. Diese Vorgänge sind bis in die kleinsten molekularen Strukturen der Antikörper und Antigene erforscht. Nicht erforscht ist, warum einige dieser Zellen nach diesem Erstkontakt mit einem Antigen im Blut oder in lymphatischen Organen in Bereitschaft bleiben. Bei einem Zweitkontakt mit ihrem Antigen aktivieren sie die in ihnen gleichsam auf Abruf gespeicherte Information zur Bildung des zugehörigen Antikörpers.

Wir finden also ein Erinnerungsvermögen, das in der Lage ist, auf einen Informationsspeicher, den wir mit Fug und Recht Gedächtnis nennen können, zurückzugreifen. Entsprechend haben diese Zellen auch den Namen »Gedächtniszellen« bekommen.

Diese Zellen sind im Gegensatz zu den übrigen Lymphozyten ausgesprochen langlebig und verharren in einer Art Schlafzustand im Organismus. Bei einem weiteren Antigenkontakt verläuft die beschriebene klonale Selektion viel schneller und zahlreicher ab, so dass sich die Abwehrbereitschaft des Organismus gegenüber dem Antigen entsprechend rasch erhöht. Wir haben es also mit einem regelrechten Lernvorgang des Immunsystems zu tun, dessen Wirkung zur Immunität führt. Das heißt, der Organismus ist für viele Jahre oder auch lebenslang gegen dieses Antigen gefeit. Diese Immunität können wir schon, von der Mutter übernommen, bei der Geburt besitzen. Das heißt dann angeborene Immunität. Im anderen Fall handelt es sich um die sogenannte ›erworbene Immunität‹. Dafür sind die Kinderkrankheiten das bekannteste Beispiel. Bei der schon beschriebenen Schutzimpfung wird eine erworbene Immunität ganz gezielt künstlich erzeugt. Die Probleme, die die in den letzten Jahren immens angestiegenen Mehrfachimpfungen auch aufwerfen, können an dieser Stelle nicht vertieft werden. Zur Information verweisen wir auf das Literaturverzeichnis.

Für unsere Erörterungen ist vor allem die Feststellung wesentlich, dass das Immunorgan über eine differenzierte Gedächtnisfunktion verfügt. Wir können auch sagen, diese Fertigkeit ist als eine weniger entwickelte Vorstufe anzusehen im Vergleich zu der Fähigkeit, die im Verlaufe der Evolution zu unserem menschlichen Gedächtnis auf der physischen Basis des hochdifferenzierten Gehirns geworden ist. Ohne immunologisches Gedächtnis gäbe es keine erworbene Immunität und die Leistungsfähigkeit unseres Immunsystems wäre damit ganz wesentlich eingeschränkt. Zweifellos wäre dadurch die Überlebenszeit aller Lebewesen erheblich reduziert.

Menschliches Gedächtnis und menschliche Lernfähigkeit

Erinnerungsfähigkeit

Wenn ein Kleinkind eine erste Begegnung mit einer harten Tischkante, einem dornigen Zweig oder einer heißen Flüssigkeit hat, macht es über den Schmerz eine erste bewusste Erfahrung. Bei einer wiederholten Erfahrung dieser Art prägt sich der Zusammenhang in sein Gedächtnis ein. Es lernt, seine Unversehrtheit gefährdende Ereignisse dadurch abzuwehren, dass es derartige Begegnungen in Zukunft vermeidet. Hierbei handelt es sich also um Vorgänge, die durchaus Analogien zur oben beschrieben Erinnerungsfähigkeit des Immunsystems aufweisen.

Sie unterscheiden sich im Wesentlichen nur durch den Grad der Bewusstheit, mit der sie sich abspielen: einmal im Tiefschlaf auf der Organschiene, zum anderen auf der Ebene des Tagesbewusstseins als menschliche Fähigkeit.

Der noch relativ neue Wissenschaftszweig Psychoneuroimmunologie befasst sich mit der Frage, ob und wie wir über die Anregung und Schulung unseres Gedächtnisses und der Lernfähigkeit aktivierenden Einfluss auf vergleichbare Eigenschaften unseres Immunsystems nehmen können. In beiden Fällen befinden wir uns im gleichen Schwingungsbereich, nämlich demjenigen, dem die Tätigkeit von Erinnern und Lernen zugrunde liegt.

Veränderungen durch Lernen

In unserem Gedächtnis sind alle unsere Wahrnehmungen, Bilder und Gedanken gespeichert. Das Speicherorgan ist unser Gehirn mit seinen zahllosen kompliziert vernetzten Nervenzellen. Das Gehirn ist der notwendige physische Gedächtnisapparat, die Hardware. Der Gedächtnisinhalt dagegen, die Software, ist geistiger Natur. Wir sind als Menschen »Bürger zweier Welten«, wie Karlfried Graf Dürckheim es ausdrückt. Wir brauchen einen physischen Körper, um in dieser physikalisch-materiellen Welt existieren zu können. Der wesentliche Anteil unseres Menschseins aber ist geistiger Art. Damit ist die Ebene unseres Ichs und der von ihm wahrgenommenen Gedanken, Bilder und Ideen gemeint. Diese lassen sich auf der »Festplatte« unseres Gehirns speichern – damit werden sie in der Grabkammer unseres Gehirns versenkt – und können von dort wieder abgerufen oder erinnert resp. wiederbelebt werden. Das spielt sich in uns alle Tage ab; es lohnt sich aber, darüber einmal nachzudenken und in unserem Zusammenhang zu hinterfragen. Wie sähe unser Leben ohne die hilfreichen Fähigkeiten unseres Gedächtnisses aus? Die Einsicht in die Bedeutung eines Sachverhaltes lässt sich oft durch Darstellung seiner Problemseite am ehesten erkennen. Das soll uns folgende Begebenheit zeigen:

Eine junge Frau kommt ein halbes Jahr nach ihrer Eheschließung in psychotherapeutische Behandlung. Die Überweisungs-Diagnose des Gynäkologen lautete: »Vaginismus ohne erkennbare Ursache«, d.h. es stellte sich bei der Patientin bei jedem Versuch, den ehelichen Verkehr auszuüben, eine unwillkürliche und unüberwindbare Verkrampfung der Scheidenmuskulatur ein. Bei der Erhebung der Vorgeschichte konnte der Psychotherapeut auch zunächst keinerlei Ursachen für dieses Problem finden: Die Partnerschaft der Eheleute war in jeder Hinsicht in Ordnung. Mit Eltern und Schwiegereltern gab es keine Schwierigkeiten. Die äußeren Lebensumstände waren völlig geregelt. Die junge

Frau machte einen ausgeglichenen und ›normalen‹ Eindruck. Irgendwelche traumatischen sexuellen Erlebnisse waren, auch bei eindringlicher Befragung, nicht zu ermitteln. Erst nach einer längeren Behandlungszeit erzählte die Patientin einen Traum. Der Trauminhalt war vermeintlich völlig belanglos: Es trat ein Mann mit einer merkwürdigen grünen Mütze auf, die längst nicht mehr Mode war. (Die veraltete grüne Mütze des Mannes bedeutet eine jetzt erkennbar werdende Ambivalenz im Handeln, die aus der Kindheit stammt). Da hakte der Psychotherapeut ein und begann intensiv nachzuforschen, bis der blockierende Schleier der Erinnerung sich hob. In der Computersprache würde man heute sagen: Es fiel ihr das Password wieder ein. So konnte sie auf einmal folgende Geschichte erzählen: Mit etwa acht oder neun Jahren war sie mit einer Freundin allein beim Beerensammeln im Wald einem Exhibitionisten begegnet, der sich vor den beiden entblößte. Weiter ereignete sich nichts. Die Mädchen liefen zutiefst erschrocken weg, dann aber geschah das Entscheidende, denn die Patientin fand niemanden, mit dem sie vertrauensvoll über das angsterregende Erlebnis, dessen sexuellen Inhalt sie irgendwie ahnte, sprechen konnte. Weder der Mutter noch der Lehrerin oder einer anderen Kontaktperson gegenüber konnte sie ihr verängstigtes Herz ausschütten. So blieb ihr nichts anderes übrig, als das Erlebnis tief im Keller des Unterbewusstseins zu verbergen. Viele Jahre ging das gut. Aber als dann zum ersten Mal ein sexueller Anspruch an sie erhoben wurde, wurden zwar ihre sexuellen Gefühle geweckt, aber zu einem Bündel verschnürt mit der seinerzeit verdrängten Angst. Angst aber macht eng – ›Angst‹ und ›eng‹ haben denselben sprachlichen Ursprung (indogerm. Wurzel *angh-* = eng; einengen, zusammendrücken, -schnüren)! Auf diese Weise war auf der Darstellungsebene der verengten Unterleibsmuskulatur das unverarbeitete Erlebnis zutage getreten. Erst über die Entschlüsselung dieses Traums wurde der Patientin das erlösende Aha-Erlebnis geschenkt, das den verborgenen Schlüssel für die Lösung ihres Problems enthielt. Sie konnte ihrer Erfahrung einen Lernschritt hinzufügen, der ihr ein erfülltes Liebesleben schenkte.

Diese Krankengeschichte verdeutlicht uns, dass das menschliche Erinnerungsvermögen in seiner Funktionsweise Ähnlichkeiten mit dem immunologischen Erinnerungsvermögen aufweist. So wie die Konfrontation mit einem Antigen die Funktionen und Reaktionsbereitschaften des Immunsystems auf Dauer verändern, prägen auch die äußeren Einwirkungen die Funktionen des psychischen Apparates. Diese Lernerfahrungen können sowohl auf immunologischer als auch auf psychischer Ebene entweder existenziell wichtig sein oder im ungünstigen Fall auch die Funktionstüchtigkeit der jeweiligen Ebene beeinträchtigen, indem sie zu immunologischen bzw. psychischen Schwächen oder

Erkrankungen führen. Gleichzeitig macht die Geschichte aber auch deutlich, wie man die Schäden behebt. Sobald man die Ursachen der Störung erkannt hat, kann man therapeutisch intervenieren: Auf immunologischer Ebene durch eine immunologisch-pharmakologische Maßnahme, auf psychischer Ebene durch eine psychotherapeutische Maßnahme. Die Psychotherapie kennt aber auch noch einen zweiten Weg zur Förderung oder Wiederherstellung des seelischen Gleichgewichts bzw. der psychischen Stabilität, den Einsatz übender Verfahren zum Umgang mit inneren Bildern, Gedankenabläufen oder emotionalen Prozessen. Übende Verfahren kennt man allerdings auch seit langem im Bereich der Psychophysiologie, wenn es um die bewusste Regulation autonomer vegetativer Regulationsvorgänge geht, wie beispielsweise dem Autogenen Training oder der Progressiven Muskelrelaxation. Inzwischen gibt es jedoch mehr und mehr Hinweise dafür, dass sich auch die Funktionen des Immunsystems nach diesem Lernprinzip steuern lassen. Durch übende Verfahren lernen Patienten heute nicht nur, ihren Blutdruck oder die Herzschlagfrequenz zu verändern, sondern auch die Ausschüttung von Stresshormonen zu steuern, insbesondere die für die Immunfunktionen wichtigen Katecholamine oder das Kortisol. Zusätzlich liefert die psychoimmunologische Grundlagenforschung immer mehr Hinweise, dass man durch übende Verfahren auch lernen kann, verschiedene Funktionen des Immunsystems gezielt zu verändern, beispielsweise die Ausschüttung weißer Blutkörperchen, oder die Aktivität und die Anzahl von natürlichen Killerzellen (NK-Zellen).

Einige Übungsempfehlungen

Die richtige Auswahl

Falls Sie den Weg des Übens als eine Möglichkeit wählen wollen, die für Sie angemessen und hilfreich sein könnte, sollten Sie sich auch auf ihr eigenes Urteilsvermögen verlassen und sich nicht einfach eine Methode verschreiben lassen. Wir können Ihnen jedoch einige Gesichtspunkte benennen, die Ihnen bei der Entscheidung für eine Methode oder einen Übungsweg helfen könnten. Viele grundlegende Gesichtspunkte, die als Leitbild dienen können, findet der aufmerksame Leser im Gesamtduktus dieses Buches. Einige ganz praktische Ratschläge möchten wir aber für die Suchenden unter Ihnen doch noch zusammenfassen.

Wenn Sie das Bedürfnis haben, Ihren Hunger nach geistiger Nahrung durch Teilnahme an einem Übungsweg aus dem großen Angebot an Seminaren und Kursen zu befriedigen, sollten Sie sich vorher folgende Fragen vorlegen:

- Bin ich ausreichend über die Qualität und die Besonderheit der in Aussicht genommenen Übungsmethode orientiert?
- Habe ich von vertrauenswürdiger Seite genügend Auskunft über die Person des Übungsleiters, seine Erfahrung, Verantwortungsfähigkeit und moralische Integrität bekommen?
- Lässt mich das Angebot frei in meiner Individualität und Weltsicht?
- Bin ich bereit, mich selbst unvoreingenommen in den Übungsablauf einzubringen?
- Reicht meine Bereitschaft aus, um auch einmal etwas ganz Neues und Ungewohntes auf mich einwirken zu lassen?
- Kann ich mich soweit loslassen, dass ich mich nicht dauernd selbstkritisch beobachte und damit den Übungsablauf blockiere?

In der Regel können Sie heute davon ausgehen, dass im Buchhandel ausreichende Literatur zur Vororientierung über die angebotenen Übungswege zur Verfügung steht. Empfehlenswerte Buchtitel finden Sie in unserem Literaturverzeichnis.

Wenn die Sehnsucht ins Bewusstsein dringt – nach innen lauschen

Nehmen wir einmal an, Sie gehören zu den Menschen, die in sich dieses schwer beschreibbare Gefühl der ›sehnsuchtsvollen Unruhe‹ verspüren. Zunächst stehen Sie völlig ratlos und hilflos vor dieser unbekannten innerseelischen Situation. Vertrauen Sie sich dann getrost der Führung durch Ihren inneren Arzt an. Suchen Sie nicht die Ursache der Unruhe in Ihrer äußeren Umgebung, sondern richten Sie Ihre Aufmerksamkeit auf Ihre Innenwelt und entdecken Sie Schritt um Schritt die Zeichen, die Sie auf die ursächlichen Zusammenhänge hinweisen wollen.

Auf einmal erkennen Sie, wie Sie durch die Tage gehen mit der Empfindung, als ob Ihnen etwas an Ihrer menschlichen Abrundung fehlt, das wesentlich für Ihr seelisch-geistiges Wohlbefinden ist. Sie meinen, etwas verloren zu haben, was Ihnen ursprünglich einmal als Geschenk mit in die Wiege gelegt worden ist. Sie entdecken, dass Sie für die Fortsetzung Ihres Lebens auf dem Ihnen zugewiesenen Weg etwas Lebenswichtiges brauchen als Wegzehrung auf der nichtphysischen Ebene.

In diesem Augenblick haben Sie in Ihrer Selbsterkenntnis bereits einen entscheidenden Schritt getan. Jetzt können Sie gezielt danach Ausschau halten, welche Nahrung Ihren Hunger auf Ihrem weiteren Lebensweg stillen kann. Diese Nahrung ist noch viel unterschiedlicher und noch mehr abhängig vom persönlichen Geschmack des einzelnen Menschen als die physische Ernährung. Aber sie ist für das vollwertige Überleben genauso unverzichtbar. Entsprechend der hierarchischen Gliederung des Menschen wirkt sich nicht nur Mangelernährung auf der geistig-seelischen Ebene nachteilig aus, sondern auch die noch häufiger vorkommende Fehlernährung.

Selbsterforschung in der Stille – Suche statt Sucht

Wie ist nun die menschengemäße geistige Nahrung beschaffen und wo finde ich sie? Zur Beantwortung dieser zentralen Frage schlagen wir Ihnen vor, einmal in aller Ruhe auf Ihr eigenes Leben zurückzublicken und in Ihrer Vorstellung die Gelegenheiten in Ihr Bewusstsein zu rufen, bei denen Sie sich durch ein Erlebnis oder eine Begegnung innerlich bereichert, beglückt oder von neuen Impulsen beschwingt gefühlt haben. Ziehen Sie sich an einen ruhigen Ort zurück oder machen Sie einen einsamen Spaziergang in stiller Umgebung. Lassen Sie sich Zeit, die Bilder aus Ihrer Vergangenheit aufsteigen zu lassen, die sich bei den gegebenen Stichworten einstellen:

- Ein eindrucksvolles Naturerlebnis?
- Eine unvergessliche menschliche Begegnung?
- Ein seltener Kunstgenuss?
- Eine plötzlich aufleuchtende neue Erkenntnis oder Einsicht?

Lassen Sie die aufsteigenden Bilder so lange wie möglich vor Ihrem inneren Auge verweilen und versuchen Sie sich die seelischen Eindrücke und Stimmungen, die von ihnen ausgehen, so intensiv wie möglich zu vergegenwärtigen. Was ist vielleicht das Gemeinsame in allen diesen Ereignissen, welche Qualität verbindet sie?

Diese Suche in der verborgenen Tiefe des eigenen Inneren ist für jeden Menschen von herausragender Bedeutung. Sie entspricht einem elementaren Bedürfnis jedes Menschen. Findet die Suche nicht statt und werden die Signale der Seele in Gestalt der sehnsuchtsvollen Unruhe nicht wahrgenommen oder mit Ablenkung, Betriebsamkeit oder Medikamenten zugedeckt, besteht die große Gefahr, dass die Suche zur Sucht entartet. Nicht umsonst haben wir in diesem Zusammenhang von Sehn-«Sucht» gesprochen. Hier ist die Suchtproblematik unserer Gesellschaft, insbesondere unserer Jugend, verankert. Nicht die Suchtmittel allein sind das Problem, wie es meist dargestellt wird. Wir sollten den Gebrauch von Drogen als den Versuch auffassen, einen urgesunden

Hunger nach geistiger Nahrung mit ›Fastfood‹ zu stillen. Demzufolge liegt auch die konstruktive Lösung des Drogenproblems nicht in der Verhinderung des Drogenkonsums mit polizeilichen Maßnahmen. Vielmehr gilt es, die überlebenswichtigen Bedürfnisse des natürlichen essentiellen Hungers nach geistiger Nahrung zu befriedigen. Die oben als Suchziele genannten Erlebnisbereiche kennzeichnen die wichtigsten Ebenen, auf denen Sie geistige Nahrung suchen und finden können.

Zu welchem dieser Erlebnisbereiche gehören die Erinnerungsbilder, die in Ihnen aufgestiegen sind? Sie können mit Sicherheit davon ausgehen, dass Sie auf diese Weise in erster Linie diejenige Ebene erkennen werden, auf der Sie über schlummernde Veranlagungen verfügen, deren Erweckung und Befriedigung zu Ihren elementaren Bedürfnissen gehört. Auch wenn diese Problematik viel zu wenig im Bewusstsein der heutigen Gesellschaft lebt, so möchten wir doch an dieser Stelle mit Nachdruck hervorheben, dass es sich hier um die entscheidende Kernfrage jedes Menschen handelt. Diese ist ausschlaggebend für die Qualität unseres elementaren Lebensgefühls und damit letztlich für Gesundheit oder Krankheit.

Die Kunst – vielgestaltige geistige Nahrungsquelle

Ist es ein Erlebnis im vielgestaltigen Bereich der Kunst, das vor Ihrem inneren Auge im Rückblick aufleuchtet? Lassen Sie einfach einmal die spontan aufsteigenden Bilder zu:

- Ein Konzert in einer stimmungsvollen Umgebung?
- Ein Bild, dessen Motiv oder dessen Darstellungsweise Sie tief beeindruckt hat?
- Vielleicht eine Plastik?
- Oder die Verse eines Gedichtes?
- Der Inhalt eines Buches?
- Vielleicht wurden Sie selbst bei der Ausübung einer künstlerischen Tätigkeit von der Wirkung Ihres Tuns überrascht?

Lassen Sie diese Signale nicht ungehört vorüberrauschen. Sie können für Sie von entscheidender krankheitsvorbeugender Bedeutung sein. Wir werden darüber im Kapitel ›Kreativität‹ noch ausführlicher sprechen.

Betonen möchten wir ausdrücklich, dass jegliche ausübende schöpferische Tätigkeit mit Abstand wirkungsvoller ist, als nur die rezeptive Beschäftigung mit Kunstwerken aus fremder Hand. Das Ergebnis Ihres Tuns ist dabei zunächst völlig nebensächlich, das aktive Schaffen ist das entscheidende. Sollte sich im Laufe der Zeit herausstellen, dass Ihre schöpferische Gestaltung von anderen Menschen geschätzt und bewundert wird, so ist das ein erfreulicher Erfolg, für den Sie dankbar sein dürfen. Das ist aber keineswegs das vorrangige Ziel Ihres Handelns. Lassen Sie sich von den im Buch dargestellten vielgestaltigen Möglichkeiten zu geistiger Nahrungsaufnahme durch kreatives Werken einladen. Die »Speisenfolge« können Sie selber frei wählen. Kreativität ist die Essenz, die geistiger Nahrung erst ihren wahren Nährwert verleiht.

Umgang mit reiner Wissenschaft – geistige Ernährung im Reich der Ideen

Eine ganz besondere Würze erhält geistige Ernährung durch Beschäftigung mit reiner Wissenschaft. Hier ist natürlich nicht die zweifellos notwendige wissenschaftliche Alltags- und Routinearbeit gemeint. Aber überall da, wo Wissenschaft an Grenzen stößt, neue Ausblicke eröffnet und bisher unbekannte Ideen geboren werden, kann Sie der Umgang mit solchen Gedankeninhalten in einem unvorstellbaren Umfang im Nachvollzug anregen, beflügeln oder inspirieren. Lassen Sie sich begeistern von den Ideen, die von hervorragenden Wissenschaftlern empfangen wurden und unser Wissen von den Hintergründen des Weltgeschehens bereichert haben. Vielleicht wird Ihnen sogar das Geschenk eines eigenen Erkenntnisblitzes zuteil, wenn sich Ihnen überraschend Einblicke in Zusammenhänge eröffnen, die Ihnen bis dahin verschlossen waren.

Soziales Engagement – geistige Ernährung durch Gemeinschaft

Menschen einer anderen Persönlichkeitsstruktur werden die ihnen zusagende geistige Nahrung vorwiegend durch persönlichen Einsatz im sozialen Bereich finden. Sich anderen Menschen mitdenkend und mitfühlend zuzuwenden erfüllt ihre individuellen Bedürfnisse nach sinnerfülltem Handeln am allermeisten. Im sozialen Engagement werden die kreativen Fähigkeiten des Einzelnen im ideellen und aktiv zupackenden Sinne genauso positiv angesprochen wie bei künstlerischer Betätigung. Wie viele Menschen haben wir erlebt, die entscheidende Impulse für ihr eigenes Leben durch liebevolle Zuwendung gegenüber einem kranken oder hilflosen Mitmenschen, als Zivildienstleistender, in einer Selbsthilfegruppe, Hospizinitiative oder einer anderen sozialen Organisation gefunden haben. Sie haben den Regelkreis am eigenen Leib erlebt, wenn aus Liebegeben ein Zurückströmen von Liebe und Dankbarkeit entsteht und dadurch neue Kräfte zuwachsen, die sie wieder als Liebe verströmen können. Es ist oft wie gegenseitiges Nahrungverschenken. Hier ist soziale Phantasie gefordert, die den Lebensumständen entsprechend das passende Betätigungsfeld findet, wenn die grundsätzliche innere Bereitschaft geweckt ist. Eine kleine Parabel gibt das Prinzip der geistigen Ernährung durch soziales Engagement in einer Bildersprache spontan einleuchtend wieder:

Die Parabel von Himmel und Hölle

Ein Meister wird von seinen Schülern gefragt: »Meister, was ist der Unterschied zwischen Himmel und Hölle?« Daraufhin führt der Meister seine Schüler in eine dunkle Höhle. In der Mitte steht ein großer Topf mit einer köstlich riechenden, nahrhaften Suppe. Aber darum herum wanken ausgemergelte Gestalten mit hungrigen Gesichtern. Diese versuchen, gierig mit großen, langstieligen Löffeln von der Suppe zu essen. Aber weil der Stiel zu lang ist, können sie den Löffel nicht zum Munde führen. »Das ist die Hölle«, sagt der Meister. Dann führt er seine Schüler in eine ähnliche Höhle. Auch in deren Mitte steht ein großer Suppentopf. Darum herum befinden sich wohlgenährte Gestalten mit glücklichen Gesichtern aber ebenso langstieligen Löffeln. Staunend sehen die Schüler, wie einer den anderen mit Hilfe des Löffels füttert. »Das ist der Himmel«, sagt der Meister.

Geistige Ernährung im Raum besinnlicher Stille – Einkehr zu sich selbst

Andere werden am ehesten in einem kontemplativen, besinnlichen Leben ihre persönliche Nahrungsquelle finden. Die sehnlichst erwartete Öffnung einer Blüte am Fenster, das Lied einer Amsel im Hof oder eine frühe Morgenstunde in einem tauglitzernden Wiesental, eine sonnenüberflutete Landschaft, ein glutvoller Sonnenuntergang, ein sternenübersäter Nachthimmel rühren uns in der Tiefe unseres Wesens an und verweisen uns auf die Ebene der besinnlichen Stille. Wir können dann das Einströmen der in den Naturprozessen wirkenden Kräfte spüren und gehen durch dieses Erlebnis geheimnisvoll gestärkt wieder in das Alltagsleben hinaus. Das sind Geschenke, die sich für uns ergeben, wenn die örtlichen und zeitlichen Gegebenheiten die erforderlichen Bedingungen dafür geschaffen haben. So sehr dankbar Sie für diese sich aus der Gunst der Stunde ergebenden Erlebnisse sein dürfen, so wenig lassen sie sich aber willentlich herbeiführen. Wenn Ihr Bedürfnis nach dem Verweilen im Raum dieser besinnlichen Stille oder die Sehnsucht nach einer darüber hinausgehenden Stufe der Verinnerlichung deutlich erkennbar ist, sollten Sie sich umschauen im Bereich der vielfältigen Möglichkeiten, bewusst und selbst gewählte Gelegenheiten zur inneren Einkehr herbeizuführen. Gemeint ist das weite Feld der gezielten übenden Verfahren, wie sie heute in großem Umfang in Gestalt von Meditation, meditativem Tanz, Visualisation, Zen-Sitzungen, Yoga und unter vielen anderen Bezeichnungen angeboten werden. Die schwierige Aufgabe ist nur, das zu finden, was aus dem großen Angebot den eigenen Bedürfnissen am meisten entgegenkommt, und das wirksamste Übungsverfahren auszuwählen. Wie bereits eingangs gesagt, sollten Sie bei vertrauenswürdigen Menschen genaue Erkundigungen über die ins Auge gefasste Methode und den Übungsleiter einholen. Wie in allen Lebensbereichen gibt es auch hier sehr problematische Übungswege und selbsternannte Meister oder Gurus, vor denen man warnen muss. Übungswege, die wir empfehlen können, finden Sie in diesem Buch näher beschrieben.

Wer den selbstgewählten Weg der inneren Stille im Gebet gefunden hat, ist reich. Er kann neben seinen Alltagsgeschäften zu jeder Zeit ohne viele Vorbereitungen und Umstände in den persönlichen Dialog mit Gott eintreten. Aber auch Beten ist ein langer Übungsweg. Das Prinzip der rituellen Wiederholung, wie es z. B. im Rosenkranz-Gebet angewandt wird, ist dem modernen Menschen weitgehend verschlossen. Aber denken Sie einmal daran, was uns unser Immunsystem durch das lebenserhaltende Prinzip des Lernens durch Wiederholung vorbildhaft veranschaulicht.

> Der Zweck des Lebens ist das Leben selbst –
> und wenn wir nach innen das unsrige getan haben,
> so wird sich das nach außen von selbst geben.
>
> *Johann Wolfgang von Goethe*
> *(Brief an Heinrich Meyer, Febr. 1792)*

Geistige Nahrung ist für ein erfülltes Menschenleben genauso unverzichtbar, wie physische Ernährung. Scheuen Sie keine Mühe, die Ihren persönlichen Bedürfnissen entsprechende geistige Kraftquelle zu finden. Seien Sie sich bewusst, dass Sie dazu Eigenleistungen erbringen müssen. Physische Nahrung müssen Sie kauen, schlucken und verdauen. Geistige Nahrung müssen Sie sich durch beharrliches Üben und Verinnerlichen aneignen. Die Wirkungen können Sie an Ihrer psychophysischen Gesundheit und Lebensqualität erkennen.

Kennzeichnung und Darbietung

Die Fähigkeit des Immunsystems zur Kennzeichnung und Darbietung

Präsentation – die immunologische Visitenkarte

Eine nicht weniger überraschende Fähigkeit des Immunorgans wird in vielen wissenschaftlichen und populärwissenschaftlichen Abhandlungen erstaunlicherweise gar nicht oder nur am Rande erwähnt. Dabei ist der zugrunde liegende Vorgang innerhalb des Immungeschehens derart ungewöhnlich und markant, dass er unseres Erachtens unbedingt als besondere Wirkebene herausgestellt zu werden verdient. Gemeint ist die Fähigkeit bestimmter Immunzellen, eingedrungene Fremdsubstanzen oder Organismen, also Antigene, deutlich als fremd zu markieren. Die so gekennzeichneten Antigene werden dann den Fresszellen dargeboten bzw. präsentiert, durch ihre Markierung als schädlich erkannt und anschließend vernichtet. Nicht in dieser Weise gekennzeichnete Antigene können von den Fresszellen nicht erkannt werden und entfalten somit weiter ungehindert ihre gefährliche Wirkung. Gleichzeitig wird durch diese merkwürdige Art der Präsentation verhindert, dass das Immunsystem ständig überfordert wird. Alle Nahrungsbestandteile z. B. sind ja für die Immunzellen ihrer Natur nach »fremd«. Sie würden also sofort eine sinnwidrige Immunantwort auslösen und jede Nahrungsaufnahme in eine Abwehrkatastrophe verwandeln. Durch die Markierung wird das verhindert. Nur ausdrücklich als Antigen gekennzeichnete Substanzen veranlassen eine Immunreaktion.

Markierungs- und Präsentationsvorgänge auf der Ebene des Immunorgans

Die immunologische Forschung hat zum Vorgang der Markierung und Präsentation inzwischen eine Unmenge von Einzelfakten zutage gefördert. Aber die Fülle des Forschungsmaterials deckt das zugrundeliegende Prinzip eher zu, als dass es dieses erklärt. Das Wesentliche des Vorgangs ist nur mühsam aus der Vielzahl der Veröffentlichungen herauszuschälen. Wir werden uns deshalb darauf konzentrieren, den von uns für wichtig gehaltenen immunologischen

Grundablauf erkennbar zu machen unter bewusster Fortlassung einer verwirrenden Zahl von Forschungsdetails.

Ganz grundsätzlich dient die Markierung als Erkennungsmarke zur Kennzeichnung der verschiedenen Familien und Untergruppen der Leukozyten und deren von einem Antigen hervorgerufenen Aktivierungszustand. Eine Markierung entsteht, indem die betreffende Zelle veranlasst wird, eine charakteristische Molekülgruppe durch ihre Zellmembran nach außen zu stülpen. Die Zusammensetzung der verschiedenen Molekülgruppen ist den Immunologen bis in alle Einzelheiten bekannt. Sie werden mit bestimmten Buchstaben und Zahlen-Codes bezeichnet und sind ein wichtiges Forschungsobjekt in den Immunlabors. Wie wir schon gesehen haben, können die antigenspezifischen T-Zellen, im Gegensatz zu den B-Lymphozyten, Antigene nicht unmittelbar erkennen. Ihre besondere Fähigkeit, auf die Erkennung eines ganz bestimmten Antigens spezialisiert zu sein, erfordert offenbar, ihnen die Antigene mit einer eindeutigen Kennzeichnung als fremd anzubieten. Erst dann sind sie in der Lage, ihre übertragenen Aufgaben im Rahmen des Immunorgans zu erfüllen. Diese vorbereitende Tätigkeit wird von besonders dafür befähigten Zellen, den sogenannten antigenpräsentierenden Zellen (APZ), ausgeführt. Merkwürdigerweise gehören dazu auch Zellen, die eigentlich nicht zum Immunsystem gerechnet werden. Die Langerhans-Zellen in der Haut z. B. transportieren Antigene in die Lymphknoten, um sie dort zu präsentieren. Wenn Makrophagen, die wir schon als Fresszellen kennengelernt haben, auf ein Antigen treffen, nehmen sie Teile der Erkennungsstruktur des Antigens auf und verarbeiten sie in ihrem Zellkörper. Sie müssen den aufgenommenen Molekülkomplex mit einer eiweißartigen Hülle umgeben und dann als Markierung nach außen stülpen. Ohne die Eiweißhülle des Markers wäre es den anderen Immunzellen nicht mehr möglich, die Makrophagen als körpereigen zu erkennen. Deshalb hat die Eiweißhülle auch eine für jeden Menschen individuelle Struktur. Dadurch sind die Unverträglichkeitsprobleme bei Organ- und Knochenmarktransplantationen zum Teil begründet.

Ein in dieser besonderen Weise markierter Makrophage ist jetzt zur Präsentation des Antigens geeignet. Er löst dadurch eine vielgestaltige Kettenreaktion, die sogenannte Immunantwort, aus. Die dargebotene Markierung veranlasst eine T-Helferzelle Botenstoffe auszusenden. Dadurch werden B-Zellen aktiviert und zur Vermehrung und Antikörperproduktion angeregt. Die B-Zellen differenzieren sich in Plasmazellen und Gedächtniszellen. Die Plasmazellen wiederum produzieren jetzt massenhaft Antikörper, die sich an das Antigen binden und dann von Makrophagen vernichtet werden können.

Die menschliche Fähigkeit zur Kennzeichnung und Darbietung

Markierungsvorgänge im Naturgeschehen – Aufmerksamkeit erregen

Unser Immunsystem benutzt ständig eine unbewusste, sehr ausgefeilte Eigenschaft, um in besonderen Fällen eine klare Entscheidung zwischen fremd und eigen vornehmen zu können. Dabei handelt es sich nicht nur um eine Leistung des Wahrnehmens und Erkennens, sondern um komplexe Wechselwirkungen, weil durch die Markierungsvorgänge auch die Stimuluseigenschaften so verändert werden, dass eine schnellere und sichere Unterscheidung möglich ist. Wir haben es hier ganz offensichtlich nicht mit einem Funktionsprinzip zu tun, das ausschließlich dem Immunsystem eigen ist, sondern mit einem Grundprinzip der Steuerung aller höheren Lebensvorgänge. So handelt es sich beispielsweise bei der zweckbestimmten Markierung um einen lebenswichtigen prägnanten Vorgang, der sowohl im Tierreich bekannt, aber auch auf der menschlichen Ebene gebräuchlich ist, wenn auch mit den unterschiedlichsten Zielsetzungen. Die gemeinsamen charakteristischen Elemente des Hergangs sind ein typisches Signal, das über einen Sinnesreiz unterschiedlichster Art eine bestimmte Reaktion bei einem Empfänger auslöst. In unserem Fall ist das Signal die Markierung und der Sinnesreiz die Art der Präsentation. Einige Beispiele aus dem Tierreich sollen das verdeutlichen: Natürlich steht in der höheren Tierreihe der Sehsinn im Vordergrund, um Aufmerksamkeit zu erregen. Denken Sie an die Färbung des Gefieders der Vögel, aber auch bestimmte Gesten und Gebärden, die Unterwerfung, Werbung oder Drohung ausdrücken. Von Schmetterlingen ist bekannt, dass sie einen Duftstoff abgeben, der noch in einer unwahrscheinlich niedrigen Konzentration über mehrere Kilometer Entfernung von einem Geschlechtspartner erkannt werden kann. Wölfe und Wildkatzen markieren ihr Jagdrevier durch Duftmarken und können ebenfalls andere Lebewesen mit ihren Riechorganen erkennen. Wir erleben das alle bei unseren Haustieren. Über charakteristische Lautsignale machen Insekten, Frösche, Vögel, Wale und Affen auf sich aufmerksam. Viele Tiere prüfen die Nahrung durch Lecken auf Verträglichkeit. Andere Tiere sind auf besondere Tastorgane zur Identifikation angewiesen, wie z.B. die Schnecken mit ihren Fühlhörnern und die Seeanemonen und Polypen mit ihren Tentakeln oder sogar die Amöben mit ihren Pseudopodien (Scheinfüßchen). Die Beispiele ließen sich noch beliebig vermehren. Ich möchte hier nur darauf aufmerksam machen, welche Wege die Natur einschlägt, um die Wesensart und die Absicht eines anderen Lebewesens oder Objektes erkennbar zu machen. Dabei werden mit unterschiedlicher Spezialisierung je nach dem Differenzierungsgrad der Gattung alle Sinneswerkzeuge eingesetzt. Auf der menschlichen Ebene müssen wir an die Werbung, Kosmetik, Mode und die unterschiedlichsten Verhaltensweisen und Gewohnheiten denken.

In den bisher angeführten Beispielen wurden die Sinnesorgane benutzt, um Kennzeichnungen anderer Lebewesen oder Objekte unter selbstbezogenen Gesichtspunkten wahrzunehmen oder durch bestimmte Signale auf sich aufmerksam zu machen. Viel weniger häufig ist eine von dritter Seite vorgenommene Kennzeichnung eines belebten Objektes, um einen Reaktionspartner zu einer bestimmten Handlungsweise zu veranlassen. Sonderbarerweise gibt es aber einen derartigen Vorgang auf der Ebene der Immunzellen. Dazu findet man Parallelen nur auf der menschlichen Ebene. Hier sind die von Staats wegen angeordnete Ausweispflicht sowie die Uniformierung von Exekutivorganen und die Sträflingskleidung zu nennen. Als höchst makabre Beispiele sind einerseits die Eintätowierung der Häftlingsnummer bei den Juden in den Konzentrationslagern und andererseits der Blutgruppe bei der Waffen-SS bekannt – eine Kennzeichnung zum Tode bzw. zum Überleben.

Diese Beispiele verdeutlichen, wie außergewöhnlich die Besonderheit des Markierungs- und Präsentationsvorgangs im Bereich des Immungeschehens ist. Sie erleichtern es dem Immunsystem, zwischen selbst und eigen zu unterscheiden. Gleichzeitig wird aber auch ersichtlich, dass Markierungen und Präsentationen in der Tierwelt und beim Menschen teilweise ähnliche Funktion wie beim Immunsystem haben. An den präsentierten visuellen, akustischen und olfaktorischen Merkmalen wird die Artzugehörigkeit erkannt und innerhalb der Artzugehörigkeit nach Nähe bzw. biologischer Ähnlichkeit unterschieden, wodurch unter anderem die Partnerwahl und die Konkurrenz- und Revierkämpfe gesteuert werden. Selbst Menschen sind in der Lage, am Schweißgeruch anderer deren genetische Ähnlichkeit mit sich selbst zu erkennen und reagieren daher mit Abneigung oder Zuwendung auf den Geruch anderer Menschen.

Aber auch auf der innerpsychischen Ebene spielen sich durchaus vergleichbare Vorgänge ab. Überwiegend sind es von unserem Ich nicht voll akzeptierte und somit integrierte Gefühle, die auf der seelischen Ebene unseres Bewusstseins als fremd auftauchen. In der Regel versucht die Seele sich vor solchen fremden, meist unangenehmen Elementen dadurch zu schützen, dass sie diese in den Keller des Unter-Bewusstseins abschiebt. In der Psychoanalyse wird dieser Vorgang Verdrängung genannt. Diese verdrängten emotionalen Energien können aus dem Dunkel des Unterbewusstseins aber erhebliche krankhafte Störungen körperlicher sowie seelischer Art verursachen.

»Geh Du voran«, sagte die Seele zum Körper,
»auf mich hört er (der Mensch) nicht«.
»Gut, dann werde ich krank werden«, sagte der Körper,
»vielleicht hört er dann!«

Diese Störungen sind als chiffrierte Alarmsignale des Organismus aufzufassen und werden dem Bewusstsein des Betroffenen so lange präsentiert, bis er die auslösenden Ursachen durch aufdeckende Verfahren erkannt und sich gleichsam angeeignet, also integriert hat. Damit ist die Wandlung von fremd in eigen geglückt und es kann durch einen bewussten Auseinandersetzungsprozess ihr störender Einfluss aufgelöst werden.

Derartige Wechselwirkungen zwischen der »eigenen« Ebene unseres Bewusstseins und der »fremden« Ebene unseres Unter-Bewusstseins können die Tätigkeit unseres Immunsystems, oft über lange Zeiträume, erheblich blockieren. Mit diesen Zusammenhängen und ihren Lösungsmöglichkeiten auf der Ebene der Psychosomatik und Psychoneuroimmunologie wollen wir uns deshalb in den folgenden Kapiteln eingehender beschäftigen.

Psychosomatik – Wechselwirkungen zwischen Seele und Körper

Der körperlich-materiellen Schöpfung kommt eine positive Aufgabe zu. Sie ist dazu berufen, die Weiterentwicklung der Seele zu unterstützen.

> Daher ist der Leib in keinem Fall Widersacher,
> sondern Diener der Seele und des Gebets.
>
> *(Origines, Peri Euches / Vom Gebet)*

Unser physischer Körper war stets ein erstrangiger Gegenstand naturwissenschaftlicher Forschung. Er ist unseren Sinnen unmittelbar zugänglich und lässt sich ohne Weiteres messen und wiegen. Anders war es mit dem immateriellen Anteil unserer Gesamtpersönlichkeit, den wir Seele und Geist nennen. Über 300 Jahre waren die Ideen des französischen Philosophen und Naturwissenschaftlers René Descartes (1596-1650) die Basis der medizinischen Grundauffassung. Er lehrte den sogenannten Leib-Seele-Dualismus, wonach die »Körper-Maschine« unabhängig von Seele und Geist existiert. In der Folgezeit bestimmte diese Denkrichtung die gesamte naturwissenschaftliche Forschung.

Erst Siegmund Freud (1856-1939) gelang es mit der Psychoanalyse, die materialistisch orientierte medizinische Wissenschaft auf die Existenz einer Seele aufmerksam zu machen. Sehr zögernd und eher widerwillig begannen die Ärzte, sich mit seiner Lehre auseinanderzusetzen. Inzwischen ist die Seele ›wissenschaftlich anerkannt‹ und etliche Spezialdisziplinen beschäftigen sich mit ihren Eigenschaften und vor allem mit den von ihr ausgehenden krankhaften Störungen.

In unserer Vorstellungswelt haben die Körperorgane einen hohen Symbolwert, der sich auch in zahlreichen Redewendungen widerspiegelt. Wir nehmen uns etwas zu Herzen, uns bricht der Schweiß aus, uns geht etwas unter die Haut, verschlägt uns den Atem, bereitet Magenschmerzen oder Kopfweh, macht die Knie weich. Schauen wir uns den Bedeutungsgehalt der Organe für die Erlebensseite einmal etwas genauer an.

Die Psychosomatik (griech. *psyche* = Hauch, Atem, Seele; *soma* = Körper, Leib) beleuchtet die Wechselwirkungen zwischen beiden. Diese Verbindung ist nicht neu, bereits in der griechischen Philosophie wurde sie vertreten: »Wenn es den Augen gut werden solle, solle man den ganzen Kopf und wenn es dem Kopf wieder gut gehen solle, den ganzen Leib und wenn es diesem gut gehen solle, auch den Leib nicht ohne die Seele nicht behandeln dürfen. Denn ... von der Seele gehe alles, sowohl Gutes als Böses für den Körper aus und den ganzen Menschen ... Die Seele aber müsse durch gewisse Heilsprüche behandelt werden« (Platon, Charmides). Heute definiert sich die Psychosomatik dadurch, die psychologischen Dimensionen des Erlebens und Verhaltens mit körperlichen Vorgängen in Beziehung zu bringen und das gewonnene Verständnis therapeutisch zu nutzen.

Wir können diese Beziehung noch erweitern, um das Wesen und die Sprache der Organe verstehen zu lernen, die Tätigkeit der inneren Organe bewusst zu machen und zum Seelenleben in Beziehung zu setzen.

»Durch die Seele werden wir hellsichtig für die unbewusste Vernunft und Leidenschaft des Leibes, durch den Leib werden wir über die natürlichen Notwendigkeiten der Seele belehrt.« Seelisches und Körperliches können sich gegenseitig vertreten und erläutern, im gesunden wie im kranken Zustand, der dadurch eine völlig neue Dimension erhält: »Der Kernpunkt ...wäre, dass ich meine Krankheit nicht nur bekomme und habe, sondern auch mache und gestalte, dass ich meine Leiden nicht nur dulde und fortwünsche, sondern auch brauche und will.« *(Viktor von Weizsäcker)*

Unter diesem Aspekt bekommen Krankheit oder auch Krankheitsvorbeugung eine völlig neue Wertigkeit und rufen zu Übernahme von Eigenverantwortung und Lebensgestaltung auf. Krankheit führt zu Strukturwandel eines Lebewesens. Das Wesentliche ist dabei, dass die Störungen nicht bestimmen, was mit dem Lebewesen passiert. Es ist vielmehr die Struktur des Lebewesens, die bestimmt, zu welchem Wandel in ihm es infolge der Störung kommt. Oder wie Goethe es ausdrückt: »Stete Veränderung ist das Wesentliche im Leben und Krankheit das Mittel dazu.«

Und ein Weiteres ist festzuhalten, nämlich die Einbettung der Krankheit in einen biografischen Hintergrund, das, was jede Erkrankung wieder einmalig macht für denjenigen, der sie hat – und damit auch die Notwendigkeit eines individuellen Therapiekonzeptes. Trotz aller Therapiestandards nicht »den Herzinfarkt«, sondern einen »Patienten mit Herzinfarkt« behandeln – das macht ärztliches Tun auch wieder zu einer Heil-Kunst!

Um zu verdeutlichen, wie Sie selber zu dem Wesen Ihrer Organe in Kontakt kommen können, möchten wir zu einem Rundgang durch den Körper einladen und die wichtigsten Themen benennen, die sich aus der physiologischen Funktionsweise der Organe ergeben und auf die Seelenebene transformiert werden können.

Fangen wir beim Herzen an, einem unserer Zentralorgane, das uns relativ bewusstseinsnah ist, d. h. Störungen erleben wir schnell als bedrohlich und existenziell. In alten Kulturen wurde das Herz als Sitz der Seele interpretiert, d. h. hier lokalisieren wir im Allgemeinen am ehesten unsere differenzierten Gefühle, unser Wohlsein oder Unwohlsein, unser Gewissen, die intuitiv gefundene Wahrheit. Ein wesentliches Charakteristikum ist der Rhythmus des Herzschlages, den wir normalerweise nicht wahrnehmen, aber sehr wohl, wenn wir »aus dem Rhythmus« fallen. Das Herz ist das Zentrum aller Bewegungen; nur aus der Bewegung entsteht Wärme, so dass leicht verständlich wird, dass es mit vielen wärmenden Gefühlsqualitäten in Verbindung gebracht wird. Und es hält die Mitte zwischen dem Kopfpol, dem Nerven-Sinnes-System und dem Stoffwechsel und den Extremitäten. Fragen, die das Herz an uns stellen könnte, sind:

- Bin ich seelisch erstarrt oder begeisterungsfähig?
- Wie empfinde ich mich, bin ich in meiner Mitte?
- Bin ich ausgeglichen im Außen und Innen, oder verliere ich mich immer wieder?
- Komme ich leicht aus dem Rhythmus?
- Kann ich meinen inneren Wünschen stattgeben oder hat immer die Pflicht Vorrang?
- Stehe ich in Beziehung zu mir selbst oder spüre ich meine Bedürfnisse gar nicht, weil ich immer in der Tat und/oder für andere da bin?

Das nächste Organ ist die Leber, ein sehr flüssigkeitsreiches, großes Organ im rechten Oberbauch, das für die Regulierung der Lebens- und Erneuerungsprozesse, für Form und Strukturgebung, Entgiftung und Speicherung lebenswichtiger Substanzen verantwortlich ist. Man könnte sagen, sie ist ein sensibles ›Geschmacksorgan‹, das die aufgenommene Außenwelt in Form der Nahrung ›abschmeckt‹, um dann für den gesamten Organismus zu entscheiden, was mit den Stoffen geschieht, und sie gegebenenfalls wieder eliminiert. Im Gegensatz zum Herzen haben wir kein Bewusstsein von der Leber, umgekehrt hat sie aber großen Einfluss auf unser Bewusstsein. Fragen, die uns die Leber stellt, sind:

- Wie gehe ich mit meinen Gefühlen um? Kann ich ihnen Ausdruck verleihen?
- Bin ich im Gleichgewicht zwischen Struktur und lebendiger Auflösung?
- Kann ich Maß halten?
- Was ist mir zuträglich, was nicht?
- Wie steht es mit meinem Willen, meinem Tatendrang, kann ich meine Ideen umsetzen?

Kommen wir zur Niere: Die Aufgaben der Nieren sind Gleichgewicht, Ausgleich, Regulation, Wahrnehmung, Überwachung, Korrektur, Kontrolle, Konstanz, Konzentration und Differenzierung (Gifte gegenüber körpereigenen Substanzen wie Elektrolyte und Eiweiße) – im engen Kontakt mit dem Herzen, den Hormonen und den Körperflüssigkeiten. Als paariges Organ steht sie besonders für die Qualität von Beziehung und ist durch ihre Lage außerhalb des Bauchfells, eingebettet in ein Fettpolster unterhalb des Zwerchfells, anfällig für Kälteprozesse.

Emotionen von Zeitdruck, Stress, Hektik gehen bevorzugt »an die Nieren«. Auch nicht gelöste Ambivalenzen im Leben zeigen sich oft durch Nierenerkrankungen.

- Wo bin ich aus meinem emotionalen Gleichgewicht?
- Wo beziehe ich keinen Standpunkt?
- Wo erlebe ich Nähe und Distanz?
- Was kann ich nicht zu- oder loslassen?
- Von welchen verbrauchten Themen sollte ich Abstand nehmen?
- Was ist mir lebenswichtig?
- Was vergiftet mich?
- Wie sieht es in meinen Beziehungen aus: zu mir selbst und zu anderen?

Die Lunge entsteht als drüsiger Spross aus der Darmwand, wandert während der Embryonalentwicklung nach oben und senkt sich baumartig mit Stamm und Krone umgekehrt in uns herein und bildet einen Hohlkörper. Sie hat unmittelbar mit dem Leben zu tun (erster und letzter Atemzug) und setzt auf komplizierte Weise Stoffumwandlungsprozesse in Gang, die unser Leben erhalten (Filtrierung von O_2 und CO_2 auf kleinstem Raum). Sie ist das einzige innere Organ, das wir über den Atem bewusst beeinflussen können. Sie ist das Tor zur Außenwelt; die Umwelt ragt sozusagen direkt in uns hinein, viele ansteckende Krankheiten werden daher auch über die Atemwege übertragen. Thema der Lunge ist, immer wieder das Gleichgewicht zwischen Flüssigem und Struktur zu suchen, eine Mitte zu finden, sich zu fragen:

- Kann ich meinem Leben Gestalt geben?
- Wie sieht es mit meinen schöpferischen Kräften aus?
- Verliere ich mich in der Außenwelt oder bin ich zwanghaft mit mir selbst verhaftet?
- Wie gehe ich mit meinen Energien um?

Aus dem großen Komplex Gehirn können wir hier nur wesentliche Gesichtspunkte herausgreifen. Es handelt sich um ein kommunikatives Netzwerk, zu dem verschiedene informationsverarbeitende Systeme gehören, die sich definieren über Wahrnehmung und Verarbeitung auf verschiedensten Ebenen, über Gedächtnisfunktion und Lernfähigkeit. Das zentrale Nervensystem (Gehirn und Rückenmark) speichert und verarbeitet vor allem empfangene Informationen, z. B. von den Sinnesorganen Das periphere Nervensystem übermittelt Daten aus der Peripherie des Körpers an das Gehirn. Dazu gehört auch das vegetative Nervensystem, das die inneren Organe versorgt. In den Kontext gehören ebenfalls das Immunsystem mit seiner Gedächtnisfunktion und Fähigkeit, zwischen Selbst und Nicht-Selbst zu unterscheiden sowie das Hormonsystem mit der adaptativen Funktion seiner Botenstoffe (Hormone), die das innere Milieu konstant halten und regulieren. Alle drei Systeme beeinflussen sich gegenseitig, gut zu erkennen bei der Stressreaktion. Neuere Ergebnisse der Hirnforschung belegen, dass nichtstoffliche Aktivatoren wie Beachtung, Zuwendung, Sympathie, Anerkennung – also zwischenmenschliche Beziehungen – stoffliche Wirkungen haben, genauso wie Ernährung und Schlaf. Das Gehirn macht aus Psychologie Biologie, der Mensch ist die beste »Droge« (im besten Sinne!) für den anderen Menschen, anhaltende Störungen sozialer Beziehungen erhöhen das Krankheitsrisiko und verkürzen die Lebenszeit. Demütigung, Missachtung, Isolation inaktivieren die neurobiologischen Motivationssysteme mit der Folge von Depression und Aggression. Beziehung ist kein Automatismus, sondern eine kulturelle Leistung! Aufgabe ist die Unterstützung und Erweiterung einer Beziehungsfähigkeit, die nicht gegen andere gerichtet ist. »Ich ehre das Licht in dir«, sagen die Inder als Begrüßungsformel. Wir brauchen ein neues Menschenbild, das uns suchend unterwegs sein lässt und die spirituelle Natur des Menschen mit einbezieht; das Vertrauen, in dieser Welt gehalten zu sein, und eine Abkehr vom nur optimalen Funktionieren durch Angst und Druck.

Wenden wir uns jetzt dem Verdauungssystem zu. Es hat die Aufgabe, die aufgenommene Nahrung umzuwandeln in Energie und Substanzen, die der Körper benötigt. Es macht sich Fremdes zu eigen, indem es die Nahrung zerkleinert und zerstört, in ihre kleinsten Bausteine zerlegt (Eiweiße in Aminosäuren, Fette in Fettsäuren, Kohlenhydrate in Einzelzucker wie Glucose). Damit wird dem Organismus ermöglicht, diese Substanzen durch die Darmwand zu resorbieren und dem körpereigenen Stoffwechsel verfügbar zu machen. Es findet also ein Individualisierungsprozess statt. Außerdem ist eine wesentliche Aufgabe des Darmes die Absorption und Resorption von Wasser und Gallensäuren und die Ausscheidung von nicht mehr benötigten Stoffen, also die Entgiftungsfunktion. Es besteht eine Beziehung zum Gehirn durch den Nervus Vagus, weswegen man den Verdauungstrakt auch als »Bauchhirn« bezeichnet. Dieses hat tatsächlich eine Gedächtnisfunktion: Es speichert positive und negative Gefühle und steuert so künftige emotionale Entscheidungen, weil es uns sofort ein Vorgefühl übermittelt, wie wir uns nach der Entscheidung fühlen würden. Es bildet sozusagen einen körperlichen Marker. Fragen, die zum Verdauungssystem gehören, sind z. B.

- Kann ich mir Dinge zu eigen machen, Nein sagen, Loslassen, Verarbeiten?
- Wie steht es mit meiner Tatkraft, meiner Kompetenz? Meiner Autonomie?
- Kann ich mich abgrenzen oder »schlucke« ich alles, was man mir anbietet?
- Kann ich meine Wahrheit mit Mut nach außen vertreten?

Schauen Sie sich den folgenden Traum an, der wunderbar illustriert, wie Körper und Seele zusammenwirken.

»Ich bin auf einem (Psychosomatik-?) Seminar, viele Menschen. Herr W. berichtet über Magenschmerzen. Ich frage ihn, was er denn nicht verdaut, was er seelisch Fremdes zu sich nehmen muss und bitte ihn, ihn klinisch untersuchen zu dürfen. Beim Abtasten des Bauches fällt mir eine ca. handbreit vergrößerte Leber auf, die ganz hart ist und am rechten Oberbauch taste ich Knoten wie bei einer Peritonealcarcinose (Bauchfellkrebs).« Wenn wir diese Organhinweise auf die seelische Ebene übersetzen, erfahren wir Folgendes: Der Magen gehört zum Verdauungstrakt, also zum Thema »Standpunkt beziehen, seine eigene Wahrheit mit Mut nach außen vertreten, Autonomie wahren«. Das ist in dem Traum das Symptom, das dieser Handlungsanteil (Herr W.) beiträgt, das ihm Schmerzen bereitet, »auf dem Magen liegt«. Die Ursache für das Problem liegt aber tiefer, was sich durch die ›Klinische Untersuchung‹ zeigt: Die Leber steht für die genaue Wahrnehmung und Verarbeitung auf der Gefühlsebene dessen, was mir von der Umwelt angeboten wird. Die Entscheidung, was mich vergiftet und was mir zum Aufbau dient, was ich ausscheiden oder weiterverarbeiten muss. Wenn ich diesem Prozess nicht genug Aufmerksamkeit schenke (und es bedarf eines genauen Hinspürens, weil der Prozess viel unbewusster abläuft), verliere ich das Gleichgewicht zwischen Struktur und Auflösung, überlaste meinen seelischen Leber(Lebens)prozess, und es kommt reaktiv zur Verhärtung, zur ›Abgrenzung am falschen Platz‹ sozusagen. Die Peritonealcarcinose ist ebenfalls Ausdruck eines »verrutschten« Geschehens, eine Autonomie am falschen Platz: Das Bauchfell umhüllt den gesamten Darm und die inneren Organe als Schutzhülle, ist sehr gut durchblutet, enthält viele Lymphgefäße, ist also sehr »kommunikativ«, aber deswegen auch sehr anfällig (z. B. für Metastasen oder Infektionen, der Befall des Bauchfells ist immer lebensbedrohlich). Im gesunden Zustand repräsentiert es sozusagen das Thema Kommunikation und Abgrenzung, eingebunden in ein ordnendes, steuerndes System (Informationssysteme wie Hormone, Botenstoffe, Immunsystem). Wenn ich auf der seelischen Ebene diesen Kontakt verliere, also den zu einem gesunden Verhältnis zwischen mir und meiner Umwelt, meine Schutzhülle überstrapaziere, dann finden dort autonome Prozesse statt, die dieses vitale Organ zerstören. Seelisch heißt das, ich gebe in mir selbstzerstörerischen Prozessen Raum, werde sozusagen innerlich aufgefressen, verliere den Kontakt zu mir selbst. Der Traum zeigt also über die Organbezüge Wirkung (= Magen) und Ursache (= Leber, Bauchfell) meines Verhaltens und hilft mir, das »Übel an der Wurzel zu packen«.

Ein geheimnisvolles Organ ist die Milz, von der man auch heute nur wenig weiß. Sie ist eines unserer wichtigsten Immunorgane, indem sie ein »Bollwerk« nach außen gegen eingedrungene Fremdkörper darstellt, sie ist eine Umschaltstation, die aus ehemals lebendigem roten Blut die grüne, zähflüssige, bittere Galle (mit Hilfe der Leber) herstellt, und hat eine rhythmisch-regulierende Funktion bezüglich der Speicherung des Blutes und des Leber-Pfortadersystems. Andererseits kann man das Organ relativ unbeschadet entfernen. Die Milz steht für organische und seelische Verselbstständigung, Abgrenzung, Individualisierung bei gleichzeitiger innerseelischer Verdauung des Aufgenommenen, das dann mit dem eigenen Wesen eine enge Verbindung eingeht. Wenn der Mensch sich zu sehr nach außen abschottet, wird er eigensinnig und eigenbrötlerisch. Man nennt diese seelische Eigentümlichkeit ›Spleen‹ – das englische Wort für Milz.

In einen ähnlichen Themenkreis gehören auch das Skelett und das Knochenmark. Das Skelett des Menschen hat sich in den letzten 1,5 Millionen Jahren bis auf die Schädelknochen kaum verändert, ein Hinweis auf das Tote, Unabänderliche. Innerhalb des Knochens liegt nun wiederum das Lebendigste, nämlich das Knochenmark, das die Vorstufen bildet für die roten und weißen Blutkörperchen, also auch wieder die Verbindung herstellt zur Vitalität und Immunkompetenz. Das Skelett umfasst das symbolische Bild des Todes: damit Neues entstehen kann, muss Altes absterben. Auch im Seelischen ersterben unsere Sinneseindrücke über die physikalischen Sinnesorgane zu »toten« Vorstellungen, die wir in der »Grabkammer Gedächtnis« aufbewahren und eigentlich immer wieder beleben müssen. Fragen, die diese Organe aufwerfen, sind:

- Gestalte ich das Aufgenommene wirklich durch und mache es mir zu eigen?
- Kann ich es dann auch wieder loslassen?
- Bin ich in meiner Mitte zwischen Abgrenzung und Aufgeschlossenheit?
- Erlebe ich Konflikte zwischen Hingabe und Standfestigkeit, Opfersinn und Egoismus, Sanftmut und Aggressivität, Weichheit und Härte, Herrschsucht und Selbstaufopferung?

Urbild aller menschlichen Erneuerung sind die Reproduktionsorgane, bei der Frau Eileiter, Eierstock, Gebärmutter, beim Mann Hoden , Samenleiter, Penis. Auch hier dokumentiert die Natur die Zusammengehörigkeit von Tod und Leben, denn Millionen von Spermien sterben ab, und bei ca. 40 Prozent der befruchteten Eizellen kommt es nicht zur Weiterentwicklung, weil sie den Weg in die Gebärmutter nicht schaffen. Die Vereinigung von Samen- und Eizelle ist ein Vorgang gleichgewichtiger und gegenseitiger Aktivität, dem die Begriffe von Befruchtung (männlich ausgerichtet) und Empfängnis (weiblich ausgerichtet) nur unzureichend Rechnung tragen. Die Sexualorgane haben eine Beziehung zur Gedankensphäre, indem die leibliche Fruchtbarkeit im unteren Menschen der geistigen Fruchtbarkeit (im Sinne von Fantasie, Imagination und Kreativität) im oberen Menschen entspricht. Man denke auch an den sprachlichen Zusammenhang von Zeugen und Überzeugen. Auch zwischen Uterus und Herz besteht ein Zusammenhang: Beides sind rhythmische Organe und intensiv mit dem Blut bzw. Blutungsrhythmus verbunden. Man könnte den Uterus fast als das Herz des Unterleibes bezeichnen, denn viele Erkrankungen des Uterus können physischer Ausdruck von unbewältigten Gefühlsproblemen sein und führen bei Entfernung der Gebärmutter zu Depressionen oder verlagern sich bei fortgesetzter Problematik auf das Herz. Bei einer Gebärmutterentfernung vor der Menopause besteht ein 2,7- bis 5-fach erhöhtes Risiko, an einer Herzkranzgefäßverengung zu erkranken. Fragen, die diese Organe an uns haben, sind z. B.:

- Wie gehe ich mit meinen Lebenskräften um?
- Gebe ich mir Raum und Zeit für meine Bedürfnisse?
- Können meine Impulse fruchtbar werden?
- Gebe ich meinen Wachstumsprozessen ausreichend Fürsorge, Zärtlichkeit und Achtsamkeit?

Als letztes großes Organ bleibt die Haut übrig, das sogenannte Integumentum, wie sie in der Antike bezeichnet wurde. Dem Wort liegen Bedeutungen zugrunde wie integer, intakt, was Hinweise zu der Funktion dieses Organs gibt: nämlich ein intaktes Inneres mit einer unverletzten, schützenden Hülle zu umgeben, die trotzdem kommunizieren kann. Die Haut ist ein Sinnesorgan zur Aufnahme von Reizen, ein wichtiges Austausch- und Regulationsorgan (Wasser- und Wärmeregulation), ein Immunorgan und unser wichtigstes soziales Kontaktorgan. Die Haut bildet sozusagen eine offene Grenze zwischen Innen- und Außenwelt, sie umschließt die Organe, Muskeln, Knochen, andererseits offenbart sie unser Innerstes differenziert und genau (z. B. Erröten, Erblassen) und löst über das Aussehen Sympathie und Antipathie aus. Sie ist unser wesentliches Merkmal der Individualisierung über die Duftdrüsen, die Hautfarbe, den Fingerabdruck. Und sie repräsentiert nach dem Tode das letzte Mal als »sterbliche Hülle« die leibliche Gesamtheit eines Menschen. Die Haut ist Symbol seelischer Widerstandskraft und geistiger Wandlungsfähigkeit (physiologisch erneuert sie sich alle 28 Tage), ein in allen Erscheinungen unseres Daseins gegenwärtiger Spiegel der Seele. Fragen, die dieses Organ aufwirft, sind:

- Fühle ich mich wohl in meiner Haut, oder fahre ich leicht aus der Haut?
- Kann ich meine Grenzen wahren?
- Wie gehe ich mit meinen Aggressionen um, bin ich leicht ent-rüstet?
- Wie durchlässig bin ich?
- Wie gehe ich mit Werden und Vergehen um, kann ich mich »häuten«?

Die Macht der Vorstellung

Wie stark sich innere Bilder und Vorstellungen auf biologische Vorgänge und die körperliche Verfassung auswirken können, wird durch ein häufig wiederholtes Experiment belegt. Wenn jemandem in Hypnose suggeriert wird, dass jetzt eine brennende Zigarette auf seinem Handrücken ausgedrückt wird, entwickelt sich in wenigen Minuten eine Brandblase, als wäre der Vorgang tatsächlich abgelaufen. Eine suggerierte Vorstellung allein genügt also, um den komplexen körperlichen Prozess einer Verbrennung zweiten Grades hervorzurufen. Ein anderes Fallbeispiel beschreibt die Auswirkungen der Todesangst.

Ein Arbeiter einer Fabrik von Tiefkühlerzeugnissen wird beim Entladen versehentlich in einem Tiefkühllastwagen eingeschlossen. Der Wagen setzt sich in Bewegung und fährt durch die Nacht seinem Ziel entgegen, ohne dass der Arbeiter sich bemerkbar machen kann. Als man ihn am nächsten Morgen entdeckt, liegen um ihn herum Zettel eines Auftragsblocks verstreut, im Dunkeln vollgekritzelt mit einer genauen Schilderung seiner Nacht im Kühlwagen: Wie die Kälte zunächst in seine Füße und Hände kriecht und wie es sich anfühlt, als die Kälte in seinen Körper eindringt, wie allmählich Beine und Arme absterben usw. Er ist tot. Wie sich aber später herausstellt, war die Kühlanlage gar nicht eingeschaltet.

Bei diesem Extrembeispiel ist es die unbewältigte Todesangst, die in der Vorstellung den körperlichen Erfrierungstod nicht nur simuliert, sondern tatsächlich herbeigeführt hat. Die Auswirkungen negativer Vorstellungen auf körperliche Vorgänge sind in der Literatur recht gut belegt. Solche Fallbeispiele werden auch selten kritisch hinterfragt. Dass sich positive Vorstellungen und Bilder günstig auf die körperliche Verfassung auswirken können, ist eine naheliegende Hypothese, der jedoch eher mit Skepsis begegnet wird. Das folgende Beispiel soll demonstrieren, dass eine durch große Freude hervorgerufene Vorstellung nicht minder erstaunliche körperliche Reaktion erzeugen kann.

Ein 81-jähriger Patient mit Darmkrebs wird anderthalb Jahre nach seiner ersten Operation mit den dramatischen Symptomen eines Darmverschlusses in die Klinik eingeliefert. Die sofort durchgeführte Notoperation ergibt einen Darmverschluss durch eine Tumormetastase (Tochtergeschwulst). Die Operation wird ergebnislos abgebrochen, da bei dem schlechten Allgemeinzustand der Patient einen größeren Eingriff nicht überlebt hätte. Die Ärzte erwarten noch eine Überlebenszeit von höchstens drei Tagen. Am nächsten Tag aber gibt der sonst außerordentlich verschlossene Patient seinen lange verdrängten Herzenswunsch zu erkennen, seine Lebensgefährtin, mit der er seit über 40 Jahren zusammengelebt hat, zu heiraten. Die Ehe wird vom Standesbeamten auf dem Sterbebett geschlossen. Unmittelbar danach erleben Angehörige und Ärzte bei dem Patienten eine wahrhaft unglaubliche Veränderung. Er bekommt wieder Appetit, der Darm fängt wieder an normal zu funktionieren und der Allgemeinzustand bessert sich so erstaunlich, dass er nach Hause entlassen werden kann. Er hat anschließend noch 49 Tage bei relativ guter Lebensqualität überlebt und ist dann ruhig in den Armen seiner Frau eingeschlafen.

Inzwischen ist eine große Anzahl von erstaunlichen, zum Teil wahrhaft unglaublichen Krankheitsgeschichten dieser Art veröffentlicht worden, die keinen Zweifel mehr an der engen Wechselbeziehung zwischen Körper und Seele zulassen. Merkwürdigerweise sind es oft die Patienten selber, die eine Deutung ihrer Erkrankung als psychogen (seelisch bedingt) entrüstet ablehnen, werden sie doch durch diese Auslegung unverkennbar in die Mitverantwortung an der Krankheitsentstehung hineingezogen. Damit fällt ihnen die Hauptarbeit zur Auflösung der psychosomatischen Zusammenhänge selber zu. Das empfinden viele als eine äußerst unbequeme Zumutung.

Bis vor nicht allzu langer Zeit wurden solche Fallbeispiele als klinisch nicht relevant abgetan, weil sie sich angeblich nicht verallgemeinern ließen. In den letzten Jahren hat jedoch die experimentelle Untersuchung des Placeboeffekts ebenfalls zahlreiche Belege dafür geliefert, welche Macht innere Bilder und Erwartungen auf die gesundheitliche Verfassung haben können.

Die Psychosomatik befasst sich vorwiegend mit den sich kränkend auswirkenden Vorstellungen, Erwartungen und inneren Bildern auf psycho-physische Störungen und Erkrankungen. Ein Anliegen dieses Buches ist jedoch der Nachweis, dass mindestens im gleichen Umfang auch positiv wirkende, fördernde, stärkende Reaktionen als Ausdruck psychosomatischer Wechselwirkungen auftreten. Denken Sie an die oben geschilderte, eindrucksvolle Krankengeschichte des Krebspatienten. Denken Sie aber auch an das glückliche Strahlen verliebter Menschen, an die übermenschlichen Kräfte, die einer Mutter zuwachsen, wenn sie ihr Kind aus einem brennenden Haus rettet oder an das befreiende, den ganzen Körper durchrieselnde Glücksgefühl, wenn einem nach einer guten Nachricht ›ein Stein vom Herzen fällt‹.

Das Ausmaß der auftretenden Wirkungen ist, wollte man es an einer Reaktionsskala messen, in negativer und positiver Richtung grundsätzlich gleich groß. Nur werden die positiven Auswirkungen eher als selbstverständlich gewertet und fallen deshalb nicht so sehr ins Auge. Doch sollten wir uns die Tatsache der positiven psychosomatischen Auswirkungen ganz eindrücklich ins Bewusstsein rufen, denn auf dieser Ebene wurzelt das wichtigste Potenzial der durch Eigeninitiative möglichen Beeinflussung der Selbstheilungskräfte des Immunsystems. Diese Erkenntnis ist inzwischen auch wissenschaftlich akzeptiert, was sich u. a. dadurch belegen lässt, dass es an mehreren medizinischen Fakultäten inzwischen Lehrstühle für Psychoneuroimmunologie gibt und dass man sich in Lehre und Forschung zunehmend mit den Wechselwirkungen zwischen Seele und Immunsystem befasst.

Es macht also durchaus einen Sinn, das Augenmerk auf die Selbstheilungsmöglichkeiten des Menschen zu richten. Jeder hat in diesem Bereich die Chance, durch Verstehen und zielgerichtetes Handeln seine körpereigenen

Abwehrkräfte nicht nur sorgsam zu pflegen und zu schützen, sondern, wenn es darauf ankommt, zu Höchstleistungen anzufachen. Nur wenige sind sich darüber im Klaren, wie groß die tatsächlichen Möglichkeiten sind, die bereits geschilderten Fähigkeiten des Immunsystems durch eigene Einstellung und eigenes Handeln zu beeinflussen. Deshalb wollen wir uns entsprechend der Bedeutung dieser Zusammenhänge diesem Thema besonders intensiv zuwenden.

Psychoneuroimmunologie untersucht die Einflüsse, die die Seele unter Vermittlung des Nervensystems (sowie der anderen bereits geschilderten Kommunikationseinrichtungen) auf unser Immunorgan ausübt. Die Forschungsergebnisse haben gezeigt, dass ein viel intensiverer Dialog zwischen Psyche und Immunsystem stattfindet, als man das noch vor wenigen Jahren für möglich gehalten hat. Als Folge dieser Erkenntnisse sind wichtige und erfolgversprechende neue Therapieansätze entstanden, wie z. B. die Psychoonkologie bei Krebserkrankungen. Den Ärzten der sogenannten Erfahrungsheilkunde waren diese Zusammenhänge schon immer bewusst. Umso begrüßenswerter ist die in den letzten zwei Jahrzehnten erfolgte Übernahme, Anerkennung und systematische Erforschung der Wechselwirkungen zwischen Psyche und Immunsystem durch die Universitätsmedizin. Am eindrucksvollsten kann man sich mit dem Thema durch weitere Beispiele vertraut machen. Häufig waren es ungewöhnliche Ereignisse, die Forscher auf die hier gemeinten Zusammenhänge aufmerksam gemacht haben. Genau genommen sind es eigentlich Laborpannen gewesen, die erstaunliche und völlig unerwartete Wirkzusammenhänge offenbart haben. Das heikle Problem der Tierversuche soll an dieser Stelle nicht diskutiert werden.

Laborpannen mit überraschenden Folgen

In einem wissenschaftlichen Labor werden 50 Kaninchen mit Krebszellen geimpft, damit sie zur Durchführung von Medikamentenprüfungen Tumoren entwickeln. Bei 40 Kaninchen bildet sich auch prompt der erwartete Tumor, bei zehn Tieren aber auf unerklärliche Weise nicht. Es werden alle Laboratoriumsbedingungen genauestens überprüft, ohne jedes Ergebnis. Bis sich bei einer unauffälligen Beobachtung des Laboratoriumsalltags herausstellt, dass der Student, der die Tiere zu pflegen hat, regelmäßig gerade diese zehn ›Versager‹ beim Füttern aus ihren Boxen nahm, um sie zu streicheln. Offenbar hat diese Zuwendung genügt, um die Immunkräfte der Tiere so weit abwehrfähig zu erhalten, dass sie erfolgreichen Widerstand gegen die Tumorimpfungen leisten konnten.

In einem Stall mit 20 tumortragenden Mäusen läuft nachts durch einen technischen Defekt das Trinkwasserreservoir aus und die Tiere müssen mehrere Stunden um ihr Leben schwimmen. Nur sieben Tiere überleben. Sie sind aber völlig erschöpft und können nur mit Mühe wieder aufgepäppelt werden. Zur grenzenlosen Überraschung der Forscher stellt sich dann aber heraus, dass bei allen sieben Tieren die Tumoren restlos verschwunden sind.

Solche Beobachtungen führen zu der Frage, ob der Überlebensstress oder die anschließende Zuwendung beim Aufpäppeln das Immunsystem der Tiere zu dieser ungewöhnlichen Leistung stimuliert hat. Ein anderes Beispiel lässt den Einfluss erkennen, den die menschliche Stimmung und Lebenseinstellung auf das Immunsystem ausübt.

In den USA hat man einer Gruppe von Studenten zwei Stunden lang Horrorfilme vorgeführt. Sowohl vorher als auch zwei Stunden nachher wurden spezielle Laborparameter ihrer Immunfunktionen gemessen. Diese waren in der kurzen Zeit rapide abgesunken. Wenn man diesen Studenten jedoch Filme zeigte, die ihre stärkenden seelischen Bereiche ansprachen, konnte man im Labor eine deutliche Steigerung der Abwehrfunktionen feststellen.

Inzwischen sind die Zusammenhänge zwischen den Lebensgewohnheiten, seelischer Grundeinstellung und Erkrankungsbereitschaft bei den verschiedensten Bevölkerungsgruppen durch Feldversuche in den unterschiedlichsten Richtungen systematisch untersucht worden. Dadurch konnte der enge Wirkzusammenhang zwischen Psyche und Immunsystem einwandfrei bestätigt werden. So hat man beispielsweise durch Konditionierungsversuche an Tieren und Menschen nachgewiesen, dass das Immunsystem tatsächlich lernfähig ist.

Freiwilligen Probanden wurde an vier Tagen hintereinander ein Brausebonbon zwischen die feuchten Lippen gelegt und gleichzeitig eine immunstimulierende Injektion (Adrenalin) verabreicht. Jedes Mal konnte die bekannte Wirkung des Adrenalins in Gestalt einer fast dreifachen Vermehrung der Killerzellen gemessen werden. Am fünften Tag wurde ohne Wissen der Probanden statt Adrenalin nur Kochsalz als Placebo gespritzt. Trotzdem trat die gleiche Vermehrung der Killerzellen auf.

Das Immunsystem hatte offenbar durch die Verknüpfung eines unspezifischen Reizes (Brause) mit einem spezifischen Reiz (Adrenalin) etwas gelernt. Immer aber müssen wir hinterfragen, wenn wir hier vereinfacht sagen, das Immunsystem lerne oder reagiere in dieser oder jener Weise, dann müssen wir uns auch fragen, wer oder was denn eigentlich da im auslösenden und steuernden Sinne lernt oder reagiert. Darüber hinaus müssen wir uns fragen, wie viel unser eigenes Immunsystem im Laufe unseres Lebens durch die Verknüpfung bestimmter Reize, Alltagssituationen und Verhaltensweisen im positiven oder negativen Sinne bereits gelernt hat. Wenn ein bestimmtes Stichwort oder die Begegnung mit einem Menschen, der in unserem Leben eine besondere Rolle gespielt hat oder immer noch spielt, in uns eine aggressive oder depressive Stimmung erzeugt, sind wir in unserem Verhalten schon festgelegt.

Es dürfte nach den vorangegangen Erläuterungen nicht schwer zu verstehen sein, dass derartige Stimmungsveränderungen wie Bild und Spiegelbild ihre Rückwirkungen auch auf unser Immunsystem haben müssen.

Es liegt uns allerdings sehr daran, Sie zu der Erkenntnis zu führen, dass wir nicht getrost alle Probleme der Regulierung unserer Gesundheit den psychoneuroimmunologischen Eigenschaften unseres Organismus überlassen können. Weder unser Organismus noch unser Immunsystem sind Automaten, die Ihre eigene Verantwortung für die Gesunderhaltung überflüssig machen. Wir haben schon gesehen, dass die geistige Dimension unseres Ichs als höchste Instanz unserem inneren Arzt die entscheidenden Impulse für die sinnvolle Steuerung unserer Immunfunktionen vermittelt. Befindet sich unser Ich aber in einer Konfliktsituation oder in einem andersgearteten innenwelt- oder umweltbedingten Schwächezustand, dann erhält unser innerer Arzt nicht die notwendigen Anweisungen zur Abwehr schädigender Einflüsse, die unsere Gesundheit bedrohen. Wir werden zwangsläufig krank. Nur die Besinnung auf die hier geschilderten Zusammenhänge kann dann die normalen Aktivitäten des Immunsystems wieder herstellen.

An dieser Stelle sei auch auf die sogenannten Wunderheilungen verwiesen, die im nüchternen Sprachgebrauch der offiziellen Medizin Spontanremissionen (= Spontanrückbildungen) genannt werden. Wir haben als praktizierende Ärzte erlebt, dass Menschen tief verwurzelte Änderungen der grundsätzlichen Lebenseinstellung in manchen Fällen allein schon durch die Konfrontation mit einer schwerwiegenden Diagnose erreichen konnten. Dadurch kam es zu einem geradezu unglaublichen Aufschwung der Selbstheilungskräfte. In anderen Fällen war es der Rat eines Menschen oder der zum rechten Zeitpunkt erfolgte Hinweis auf ein unerkanntes Schicksalsproblem. Wieder anderen Menschen gelang es, ein in ihnen schon lange brachliegendes Kreativitätsbedürfnis zu erkennen und eine ganz neue entscheidende Darstellungsebene ihres Lebens zu betreten.

Lassen Sie im Folgenden die beiden Extrembeispiele auf sich wirken. Obwohl dieses Buch überwiegend der Vorbeugung gewidmet ist, kann die geschilderte Erfahrung einer Patientin mit einer schweren Erkrankung überzeugend vermitteln, zu welchen ungewöhnlichen Leistungen unser Immunorgan in der Lage ist, wenn Körper, Seele und Geist optimal miteinander harmonieren. Lassen Sie sich durch die Schilderungen dazu motivieren, selber etwas für die Stärkung Ihres Immunorgans zu tun, bevor eine Erkrankung Sie zum Handeln zwingt.

Der neue Erfahrungsraum – die bösartige Diagnose vergessen

Dieses Beispiel kann uns vor Augen führen, dass durch Anbieten eines »ranghöheren« Erfahrungsraums ein wesentlicher Einfluss auf »rangniedere« körperliche Symptome ausgeübt werden kann. Dabei werden noch einmal eindrucksvoll die Wirkungsmöglichkeiten kreativen Gestaltens auf den Verlauf einer schweren Erkrankung dargestellt.

Frau M. war eine waschechte Münchnerin. Das Herz auf dem rechten Fleck, mit beiden Beinen auf der Erde stehend, fleißig und unermüdlich tätig, leitete sie eine große Werkskantine. Alles klappte wie am Schnürchen. Ihre Ehe war gut und der bald erwachsene Sohn machte ihr keine großen Schwierigkeiten. Alles war, wie es sein sollte, und das Leben hätte so weitergehen können, wenn nicht da mit einem Mal dieser bösartige, schwarze Schatten aufgetaucht wäre. Nie hatte Frau M. damit gerechnet, dass es auch sie treffen könnte. Eine Operation wurde nötig, dann kamen Bestrahlungen, danach begann sie von Arzt zu Arzt zu laufen, immer in der Hoffnung auf das große Wunder. Die Krankheit mit den nie endenden Schmerzen zwang sie, die Arbeit in der Kantine aufzugeben. In unserer Praxis wurde ihr nach der Einleitung einer medikamentösen Therapie der ärztliche Rat erteilt, an der zum Behandlungskonzept gehörenden Maltherapie teilzunehmen. Wir hatten damit seit vielen Jahren gute Erfahrungen gemacht. Frau M. war entsetzt, dass man ihr so etwas zumutete. Sie ging heim und berichtete ihrem Mann davon. Sie meinte, das sei doch vollkommen unmöglich, sie hätte noch nie einen Pinsel in der Hand gehabt und überhaupt, was hätte so etwas mit ihrer Krankheit zu tun? Nun, ihr Mann fand das gar nicht so schlimm, er war Hobbyfotograf und hatte einen Blick für Bilder. Er redete ihr zu und meinte, sie könne es doch einmal probieren. Frau M. überwand ihren großen inneren Widerstand und schließlich siegte wohl auch die Neugierde. Sie kam in die Therapiestunde und traf dort eine Gruppe von Patienten an, die schon einige Zeit zusammen malten. Sie ließ keinen Zweifel an ihrer Abneigung aufkommen und erklärte gleich, dass das für sie nichts sei und sie sehe auch nicht ein, was das ausgerechnet bei ihrer Krankheit für einen Sinn haben solle. Immerhin konnten wir sie dazu bringen, zunächst ganz spielerisch einen Versuch zu wagen. Mit den drei Grundfarben Rot, Gelb und Blau solle sie versuchen, Vierecke zu malen und dabei entdecken, wie viele Farben aus diesen Grundfarben durch Mischen entstehen können. Na ja, meinte sie, das könne ja nicht so schwer sein. Es dauerte nicht lange, da saß sie ganz versunken vor ihrem Bild und entdeckte zum ersten Mal in ihrem Leben die Farben. Zunächst ging sie ganz streng dabei vor und malte sehr sorgfältig ein Quadrat so groß wie das andere. Die Farben wurden gleich leuchtend und lebhaft, so, wie es ihrem Wesen entsprach. Am Ende der Stunde hielt sie es selber nicht für möglich, dass sie das gemalt habe. Während der Zeit des Malens vergaß sie alles ringsum, und für zwei Stunden hatte sie sogar ihre Krankheit vergessen, wie sie selber ganz erstaunt feststellte. Sie nahm das erste Bild mit nach Hause, wo es von der ganzen Familie bewundert wurde, was ihr richtig Mut machte, und sie wurde neugierig, wie es wohl weiter gehen würde. Nach und nach lernte Frau M. mit Pinsel und Farben umzugehen. Wir probierten verschiedene Techniken. Als sie die Anregung bekam, mit den Fingern zu malen, brach ihr gestauchtes Temperament aus, das durch die Krankheit sehr gebremst worden war.

Hier tat sich ein neuer Raum für sie auf. Ein Feld, auf dem sie wieder aktiv werden konnte. Ein Fenster zu dem, was in ihr an Lebensmut steckte. Sie entwickelte ihre verschütteten schöpferischen Fähigkeiten auf dem Papier. Sie malte dann auch zu Hause und brachte in jede Stunde mehrere neue Blätter mit. Ihr habitueller Fleiß und ihre Emsigkeit hatten ein Ventil gefunden und konnten sich in den Bildern ausleben. Die Schmerzen, die sie immer wieder überfielen, konnte sie jetzt abreagieren in schreienden Farben und spitzen Formen.

Nach den Malstunden wurden die Bilder aufgehängt und wir betrachteten sie miteinander. Frau M. erkannte sich selbst ganz neu in ihren Bildern, die ja eine deutliche Aussage ihres eigenen Wesens waren. Immer waren ihre Farben und Formen besonders kraftvoll und leuchtend. Mit der Zeit löste sich das Starre und Feste in ihr und es kamen Schwung und Bewegung in ihre Bilder. Es war etwas ganz Neues in ihr aufgebrochen, was sie bisher noch nie erlebt hatte. Sie wurde die Eifrigste in der Gruppe. Eine große Hilfe war für sie die Anteilnahme ihrer Familie. Ihr Mann fotografierte jedes Blatt, und einige Bilder wurden in der Wohnung aufgehängt. Die Krankheit, die bereits sehr fortgeschritten war, als sie zum Malen kam, konnte zwar nicht geheilt werden, aber die Patientin hatte einen kostbaren Schatz entdeckt, der bisher tief in ihr geschlafen hatte. Sie konnte schöpferisch sein. Das half ihr in dieser Zeit über viele schwere Stunden hinweg. Als sie später bettlägerig wurde, gab sie das Malen nicht auf. Das Malzeug lag immer griffbereit neben ihrem Bett. Es entstanden immer wieder neue Bilder, die zunehmend lichtvoller wurden. Sicher hat sie den Glanz der Farben mit hinüber genommen.

(Text von Anne zur Linden)

An dieser Stelle möchten wir aber anmerken, dass für die Gestaltung eines derartigen Verlaufs das glückliche Zusammentreffen der Erfahrung und Intuition des Anbieters mit dem meist unbewussten kreativen Bedürfnis des Empfängers gegeben sein muss.

Ziehen wir die sich ergebenden Folgerungen aus den dargestellten Zusammenhängen auf der so wesentlichen Ebene der Psychoneuroimmunologie:

- Unser Immunsystem ist durch die enge Verbindung zwischen unserer Seele und den Immunfunktionen außerordentlich stark beeinflussbar.

- Diese Beeinflussungen können sich im störenden, wie aber auch im aktivierenden Sinne auswirken.

- Im Falle einer Störung kann nur die Aufdeckung der Störungsursache durch Selbsterforschung oder mit Hilfe eines geschulten Therapeuten den Wirkzusammenhang erfolgreich durchbrechen.

Die positive Beeinflussbarkeit des Immunsystems auf der psychischen Ebene eröffnet außerordentlich erfolgversprechende Möglichkeiten, die körpereigenen Immunfunktionen durch gezielte Eigeninitiativen einsatzbereit zu erhalten oder ihre Wirksamkeit wesentlich zu verbessern. Unsere Vorschläge sind, wie Sie schon festgestellt haben werden, sehr vielgestaltig und berühren alle wesentlichen Ebenen unseres menschlichen Lebens. Wir sind aber sicher, dass jeder einsatzbereite Leser die auf seine individuelle Schicksalssituation zutreffende Möglichkeit finden kann. Damit kann er seinen unersetzbaren Eigenbeitrag für die Erhaltung oder Wiedergewinnung seiner Gesundheit leisten. Es gibt mit Sicherheit kein allgemeingültiges Rezept für die Erhaltung oder Wiedergewinnung der optimalen Selbstheilungskräfte unseres Immunsystems. Das gilt natürlich vor allem auch bei einer schwerwiegenden oder gar bösartigen Erkrankung. Hier handelt es sich wirklich in jedem Falle um eine ausgesprochen individuelle Entscheidung für jeden einzelnen Menschen. Wir sind aber sicher, dass es für jeden eine solche oftmals schicksalsentscheidende Lösung gibt. Bei entsprechender Aufgeschlossenheit sowohl des Ratsuchenden als auch des Ratgebers sind gleichwohl Schicksalswege möglich, die von der reinen Krankheitsvorbeugung über die Heilung einer bestehenden Erkrankung bis zu ausgesprochen wunderbaren Verläufen reichen, wie auch durch das folgende Beispiel illustriert wird.

Der amerikanische Journalist Norman Cousins erkrankte 1964 an einer schweren, als unheilbar geltenden rheumatischen Erkrankung, der Bechterewschen Krankheit (*Spondylitis rheumatica ankylosans*). Die Geschichte seiner Selbstheilung durch Lachen (!) erzählt er selbst in seinem lesenswerten Buch *Der Arzt in uns selbst*. Nach einer anstrengenden Auslandsreise begann die Erkrankung des Autors mit Fieber, Unwohlsein und einer zunehmenden schmerzhaften Bewegungseinschränkung aller Körpergelenke, besonders im Bereich der Halswirbelsäule. Die Blutsenkungsgeschwindigkeit war extrem beschleunigt als Ausdruck einer starken Entzündung. Die weiteren Untersuchungen bestätigten die hoffnungslose Diagnose. Der behandelnde Spezialist erklärte ihm offen, dass rein statistisch eine Heilungschance von 1:500 bestehe, ihm aber noch kein Fall einer Heilung begegnet sei. So lag er fast völlig bewegungsunfähig mit unerträglichen Gelenkschmerzen in seinem Bett und erhielt nach dem damaligen Behandlungsschema täglich 26 Aspirin- und 12 Phenylbutazon-Tabletten. Die gefährlichen Nebenwirkungen dieser Medikamente waren dem Patienten bekannt und erzeugten in ihm einen zunehmenden Widerwillen gegen das hilflose Ausgeliefertsein in der Klinik. Da erinnerte er sich gelesen zu haben, dass Vitamin C (Ascorbinsäure) eine entzündungshemmende Wirkung haben solle, was damals noch sehr wenig bekannt war. In ihm bildete sich die Vorstellung, durch Vitamin C die verursachende Entzündung des Bindegewebes seiner Gelenkkapseln zurückzudämmen. Außerdem vermutete er die Möglichkeit einer Stimulation der Nebenniere mit vermehrter Produktion des körpereigenen entzündungshemmenden Hormons Kortison. Diesen Effekt wollte er durch psychosomatische Einwirkung, »durch den Einsatz positiver, bejahender Gefühle zur Verbesserung der Körperchemie« erreichen. Auch über einen solchen Vorgang gab es zum damaligen Zeitpunkt wenig Kenntnisse und noch weniger konkrete Erfahrungen. Wie ließ sich eine solche Wirkung erzielen? »Es fiel mir nicht schwer, zu hoffen und zu lieben und Vertrauen zu haben, aber wie stand es mit Lachen? Nichts ist weniger lustig, als flach auf dem Rücken zu liegen, während einem alle Wirbel des Rückgrats und alle Gelenke wehtun.« Er besprach sich eingehend mit seinem befreundeten Hausarzt und fand die Bereitschaft einer toleranten ärztlichen Begleitung zu seiner ungewöhnlichen, jeder Erfahrung widersprechenden Selbstbehandlung. Das selbstentwickelte systematische

Behandlungsprogramm bestand darin, sich jeden Tag mehrere unterhaltende Filme, vorwiegend von Komikern, anzuschauen – und es funktionierte! Er machte die Erfahrung, »dass zehn Minuten echten zwerchfellerschütternden Lachens eine anästhetische Wirkung hatten und wenigstens zwei Stunden schmerzfreien Schlaf ermöglichten«. Er setzte eigenmächtig alle verordneten Medikamente ab, verließ die Klinik und bezog ein Hotelzimmer. Von seinem Arzt ließ er sich täglich die bis dahin unerhörte Menge von 25 g Ascorbinsäure spritzen. Die Wirkung der selbstverordneten Therapie wurde durch Kontrolle der extrem erhöhten Blutsenkung unmittelbar vor und vier Stunden nach der Injektion kontrolliert. Zur großen Freude von Arzt und Patient konnte jeweils eine deutliche Besserung festgestellt werden. Am Ende der ersten Woche »hatte sich auch die Lachtherapie zu einer ungeahnten Wirksamkeit entfaltet. Ich kam völlig ohne Medikamente und Schlaftabletten aus. Am Ende des achten Tages war ich in der Lage, meine Daumen ohne Schmerzen zu bewegen und mir schien, als hätten die kieselartigen Knötchen an meinem Hals und meinem Handrücken zu schrumpfen begonnen«. Ein »Gefühl der heiteren Gelassenheit« begann sich in ihm auszubreiten. »Mein Körper funktionierte wieder, und das Gefühl war unbeschreiblich schön.« Über den weiteren Verlauf der Besserung schreibt er: »Ich möchte nicht den Anschein erwecken, als sei meine ganze Gebrechlichkeit über Nacht verschwunden. Viele Monate lang konnte ich meine Arme nicht weit genug heben, um nach einem Buch auf einem hohen Regal zu greifen. Meine Finger waren nicht beweglich genug, um in der von mir gewünschten Weise auf der Orgeltastatur spielen zu können. Der Bewegungsradius meines Halses war eingeschränkt. Meine Knie waren irgendwie wackelig, und hin und wieder musste ich metallene Stützbänder tragen. Dennoch hatte ich mich genügend erholt, um wieder ganztägig meiner Arbeit bei der Saturday Review nachgehen zu können, und das war für mich Wunder genug.« Die Schlussfolgerung, die der Autor selbst aus seinen Erfahrung zieht, besagt »dass der Wille zu überleben keine theoretische Abstraktion, sondern eine physiologische Realität mit therapeutischen Eigenschaften ist«. Darüber hinaus hebt er hervor, »dass ich unglaubliches Glück hatte, von einem Arzt betreut zu werden, der wusste, dass seine wichtigste Aufgabe darin bestand, den Lebenswillen des Patienten so tatkräftig wie möglich zu unterstützen und all die natürlichen Ressourcen des Körpers und des Geistes zu mobilisieren«. Abschließend zitiert er den Psychologen William James, der gesagt hat, »dass die Menschen zu sehr dazu neigen, innerhalb selbst auferlegter Grenzen zu leben. Es ist möglich, dass diese Grenzen zurückweichen werden, wenn wir den natürlichen Hang von Geist und Körper zu Vervollkommnung und Regeneration stärker respektieren. Das Bemühen, diesen natürlichen Trieb zu schützen und zu pflegen, stellt vielleicht die schönste Erfüllung der menschlichen Freiheit dar: »Wie weit erfüllen Sie die Möglichkeiten Ihrer menschlichen Freiheit?«

Die Abwehrkräfte

Die Fähigkeit des Immunsystems zu Abwehr und Vernichtung

Die Abwehr körperfremder Gegenspieler

Der Kosmos, in dem wir leben, besteht aus unendlich vielen Mikrokosmen. Jeder von uns ist ein solcher Mikrokosmos mit einer Vielfalt unterschiedlichster Umweltbezüge. Leben bedeutet, ein möglichst harmonisches Gleichgewicht mit den Umwelteinflüssen herzustellen und aufrecht zu erhalten. Mit anderen Worten: der Ursprung des Lebens beruht auf Resonanz. Wenn Resonanz nicht herzustellen ist, sprechen wir von dissonanten oder schädlichen Umwelteinflüssen. Das Instrument, mit dem alle höheren Lebewesen die Auseinandersetzung mit solchen Dissonanzen führen, ist das Immunsystem. Die Fähigkeiten des Immunsystems zur Abwehr lebensbedrohender Fremdeinflüsse sind vielgestaltig. Abgewehrt werden müssen nicht nur den Organismus von außen bedrohende Mikroorganismen in Gestalt von Bakterien, Viren, Pilzen und Parasiten und Fremdsubstanzen, sondern auch Zellen des Körperinneren, die nicht zum Körperbauplan gehören und die wir als Tumorzellen bezeichnen.

Die eingedrungenen Fremdsubstanzen oder Organismen werden durch Vernichtung unschädlich gemacht. Diese wesentliche Reaktion des Immunorgans ist aber nur möglich, wenn vorher die schon geschilderten vorgeschalteten Funktionsebenen tätig geworden sind. Wir können nur bewundernd vor einer in der Verborgenheit unseres Organismus ablaufenden zielgerichteten Stufenfolge hoch differenzierter und lebenserhaltender Naturvorgänge stehen. Es ist hochinteressant, sich bewusst vor Augen zu führen, dass wir innerhalb unseres Organismus auf dieser Ebene der Polarität von Tod und Leben begegnen. Das Organ, dessen erklärte Aufgabe die Erhaltung des Lebens ist, kann diese Aufgabe offenbar nicht erfüllen, ohne Leben von Mikroorganismen zu vernichten, das heißt unumwunden: zu töten! Das geschieht laufend und in jedem Organismus. Diese Aufgabe übernehmen extra dafür geschaffene Einrichtungen unseres Immunorgans. Killerzellen töten schädliche Organismen oder körperfremde Zellen und Fresszellen (Phagozyten, Makrophagen) fressen sie buchstäblich auf. Besondere Verdauungssäfte, so genannte Lysozyme, lösen Fremdzellen und Zelltrümmer chemisch auf. Wir verdanken unser physisches Weiterleben also einem ständig in uns ablaufenden Vernichtungs- und Todesprozess. Der Tod ist demnach nicht der Feind des Lebens, sondern seine Voraussetzung. »Der Tod ist der Kunstgriff der Natur, viel Leben zu haben« (Goethe). Denken Sie auch an den Absterbeprozess der welkenden Blätter unserer Pflanzenwelt im Herbst und das neue Erblühen im Frühjahr. Dieser Stirb-und-werde-Prozess der Natur verläuft als Energie-Kreislauf. Die abgestorbene Pflanzensubstanz steht nach dem Verwesungsprozess als Humus wieder zu neuem Wachstum zur Verfügung. Genauso wird ein Teil der vom Immunsystem vernichteten und verwandelten Substanzen wieder als Energielieferant genutzt. Nur unbrauchbare Materialanteile werden ausgeschieden. Sie dienen dann aber innerhalb des Energie-Kreislaufs der Natur weiter als Energielieferanten für die Entwicklungs- und Wachstumsprozesse außerhalb unseres Organismus. Das Gesetz der Polarität ist ein zentrales Grundgesetz unseres Planeten. Wir finden es wie in allen Naturabläufen, selbstverständlich auch im Immungeschehen. Lebensprozesse spielen sich auf allen Ebenen in der dynamischen Auseinandersetzung polarer Ungleichgewichte ab. Ziel aller Steuerungsvorgänge in der Natur ist es, den Gleichgewichtszustand aller Systeme, Homöostase genannt, zu erhalten oder wiederherzustellen. So ist es die Aufgabe des Immunorgans, den Gleichgewichtszustand in unserem Organismus zwischen den polaren Gegensätzen ›fremd‹ und ›eigen‹ oder ›Selbst‹ und ›Nicht-Selbst‹ zu bewahren oder wiederherzustellen. Mit anderen Worten heißt das: Es geht um die Polarität von Gesundheit und Krankheit und darüber hinaus um Leben und Tod.

Viele Mikroorganismen der Außenwelt verfügen über eine Vitalität, die unserer überlegen ist. Deshalb ist es Aufgabe des Immunsystems, unser Überleben dadurch zu ermöglichen, dass es übermächtige Lebensprozesse, die unserem Weiterleben im Wege stehen, abwehrt und vernichtet. Unser Überlebensorgan besitzt für diese Abwehraufgaben ein vielgestaltiges Instrumentarium. Nach den bereits gegebenen Darstellungen der vorbereitenden Wirkebenen wird es Sie kaum überraschen, auf dieser Stufe wiederum einem hoch differenzierten Zusammenwirken zahlreicher Funktionsabläufe zu begegnen. Es ist sogar so, dass das bisher zusammengetragene Forschungsmaterial so reichhaltig und vielgestaltig ist, dass es selbst den Immunologen schwer fällt, die Übersicht zu behalten. Wir werden darum wieder versuchen, nur die wichtigsten Abläufe herauszuschälen, um uns ein Bild vom Wesentlichen des Geschehens machen zu können. Keine Stufe der im Folgenden geschilderten Abwehrebenen darf allerdings einzeln als ein in sich abgeschlossenes Geschehen angesehen werden. Immer haben wir es mit einem zentral gesteuerten Prozess des gesamten Organismus und damit des ganzen Immunsystems zu tun. Nur ist die Reihenfolge und Beteiligung der einzelnen Funktionen, je nach Art der Schädigung und der Natur des Antigens, unterschiedlich.

Die äußeren Schutz- und Abwehreinrichtungen sind bildlich gesprochen der Gartenzaun unseres Körpers. Durch ein physikalisch-chemisches Zusammenwirken bilden Haut und Schleimhäute des Organismus einen ersten vielschichtigen Schutz- und Abwehrwall gegen schädliche Umwelteinflüsse. Nur in Ausnahmefällen können vereinzelte artfremde Substanzen oder Mikroorganismen diese Barriere durchdringen. Schon die oberste Hornschicht der Haut stellt in unbeschädigtem Zustand eine undurchdringliche Schranke dar. Darüber hinaus ist die Haut durch einen Säuremantel, bestehend aus Schweiß- oder Talgsekreten, gegen das Eindringen von Fremdkeimen geschützt. Verstärkt wird dieser chemische Schutzwall durch Enzyme, wie Lysozym, die die Zellwand von Bakterien zerstören können. In jüngster Zeit konnte sogar nachgewiesen werden, dass Hautzellen in der Lage sind, ein körpereigenes Antibiotikum (Beta-Defensin-2) zu bilden. Dieses wirkt keimtötend, indem es die Zellwände von Bakterien mit ›biochemischen Schneidewerkzeugen‹ regelrecht durchlöchert und so ihre Vernichtung herbeiführt. Ein Vorgang, der das weitgefächerte Wirkspektrum unserer Abwehrfunktionen erkennen lässt.

Die Schleimhäute des Verdauungstraktes und der Atmungsorgane haben die Aufgabe, den Organismus gegen schädigende Einflüsse aus der ›inneren Umwelt‹ zu schützen. Das wird ermöglicht durch eine Schleimschicht, die von den Drüsen des auskleidenden Epithels produziert wird. Zusätzlich ist der Schleim auch hier mit lösenden Enzymen, wie Lysozym, durchsetzt.

Unterstützend befördern die Flimmerhärchen der Atemwege durch ihre beständig zur Eintrittspforte gerichteten Flimmertätigkeit eingedrungene Fremdkörper wieder nach außen. Durch Husten und Niesen wird eine weitere kraftvolle Reinigung bewirkt.

Durch die Tränenflüssigkeit und den Urin im Harntrakt kann eine Reinigung mittels Spülung erreicht werden. Im Verdauungstrakt wirken die im Speichel enthaltenen Enzyme keimtötend, während im Magen das stark saure Milieu des Magensaftes Bakterien vernichtet.

Eine ganz andere Form der Abwehr leistet der Verdauungstrakt, der von seiner embryologischen Entstehungsgeschichte und seiner physiologischen Funktion her als eine Art Einstülpung der Außenwelt in das Innere unseres Organismus angesehen werden kann. Die aufgenommene Nahrung bleibt so lange ein Fremdkörper, bis sie nach erfolgter Aufbereitung durch die Verdauungstätigkeit die Darmwand passiert und als körpereigene Substanz aufgenommen wird. Der Magen-Darmtrakt stellt zur Bewältigung seiner Aufgaben ein reichgegliedertes Organsystem dar. Allein die Oberfläche der Schleimhaut des Verdauungstraktes hat von der Mundhöhle bis zum After mit ihren zahlreichen Fältelungen, Zotten und Krypten eine erstaunliche Ausdehnung von 150 bis 200 m², also die Größe eines Tennisplatzes. Der mit dieser enormen

Oberfläche ausgestattete Verdauungskanal dient nun nicht nur zur Weiterleitung der aufgenommenen Nahrung, zur Durchtränkung des Speisebreis mit Verdauungssäften und zur Resorption der Nahrungsbestandteile. Auf dieser Oberfläche spielt sich außerdem ein ganz wesentlicher Anteil des Immungeschehens ab, eine Tatsache, die in Forschung und Klinik erst langsam die ihrer Bedeutung gebührende Beachtung findet. Diese riesige Schleimhautoberfläche erweist sich bei genauer Betrachtung als Spielwiese für ein ganz einzigartiges Geschehen, einer höchst ungewöhnlichen Partnerschaft in unserem Organismus. Diese Wiese ist überraschenderweise in ihrer ganzen Ausdehnung mit einer unermesslichen Zahl von Bakterien besiedelt. Rein mengenmäßig sind es 10^{14} (100.000.000.000.000), wahrhaft eine astronomische Größenordnung. Sie übertreffen sogar die Zahl unserer Körperzellen (10^{13}) um eine Zehnerpotenz und entsprechen gewichtmäßig einem größeren Organ, z.B. der Leber. Diese Bakteriengemeinschaft ist mit uns eine Symbiose (griech. *symbiosis* = Zusammenleben) eingegangen und unterstützt im Gegenzug unsere Verdauungstätigkeiten mit vielfältigen Stoffwechselaktivitäten. In unserem Zusammenhang interessieren aber besonders die lebenswichtigen Immunfunktionen, die von den Symbionten, wie sie auch genannt werden, wahrgenommen werden. Wir sind gewöhnt, Bakterien ausschließlich als Krankheitserreger anzusehen, mit denen jeder Kontakt möglichst zu vermeiden ist. In den hier beschriebenen Zusammenhängen müssen wir jedoch völlig umdenken. Hier haben wir es mit Bakterien zu tun, die als unsere Bundesgenossen ganz wesentliche Stoffwechselleistungen und vor allem Immunfunktionen für unseren Organismus, für seine Nahrungsaufnahme und Gesunderhaltung erbringen. Vorgänge, die ständig verborgen in unserem Inneren ablaufen, ohne deren Tätigkeit wir aber nicht lebensfähig wären. Diese auf unseren Schleimhäuten angesiedelte Mikroflora hat in jedem Abschnitt des Verdauungstraktes je nach den vorhandenen Aufgaben und dem vorliegenden chemischen Milieu eine unterschiedliche Zusammensetzung.

Die rund 50 Millionen Keime der Mundflora haben die über die Nahrung und die Atemluft eindringenden Bakterien durch ihre entgegen gerichteten Reaktionsweisen abzuwehren.

Im Magen und oberen Dünndarm können sich wegen des hohen Salzsäuregehaltes des Magensaftes nur wenige säurebeständige Stämme halten. In den weiteren Abschnitten des Darms bis zum Enddarm nimmt die Keimzahl beständig zu, so dass etwa ein Drittel der ausgeschiedenen Stuhlmasse aus abgestoßenen Darmbakterien besteht. Insgesamt setzt sich die Symbiontenflora überwiegend aus coliformen und verschiedenen Milchsäurebakterien zusammen. Dazu kommen Enterokokken, verschiedene Streptokokken sowie einige kleinere Keimgruppen.

Zwischen dieser physiologischen Darmflora und den zahlreichen lymphatischen Organen der Darmwand spielt sich nun ein Großteil aller Immunvorgänge unseres Organismus im Sinne der bereits geschilderten Antigen-Antikörper-Reaktionen ab. Über besondere Eintrittspforten (›M-Zellen‹) in der Darmschleimhaut versuchen ständig zahllose Erreger und andere Fremdstoffe aus dem Nahrungsbrei in die Darmwand einzudringen. Dort werden sie von T-Lymphozyten erwartet und identifiziert. Die gewonnenen molekularen Antigen-Informationen werden über eine eingespielte Nachrichtenkette an die B-Lymphozyten und Makrophagen weitergeleitet. Die B-Lymphozyten werden sofort zu starker Vermehrung angeregt und ihre Vorstufen, die Lymphoblasten, sondern nun große Mengen von Antikörpern, die Immunglobuline, mit ihren unterschiedlichen Abwehreigenschaften ab, die sich schnell im ganzen Körper ausbreiten. In einem nächsten Schritt werden die auf diese Weise gewonnenen Informationen dann von den Gedächtniszellen gespeichert.

Auf diese Weise wird der Grundstock unserer erworbenen Immunität ständig ergänzt und der aktuellen Umweltsituation angepasst. Die Wirkung aller Schluckimpfungen, z. B. gegen Poliomyelitis (Kinderlähmung) beruht auf diesem Wechselspiel zwischen den eingegebenen abgeschwächten Poliokeimen, den Lymphorganen des Darms und einer intakten Symbiontenflora.

Zusammenfassend erfüllt unsere physiologische Darmflora folgende Aufgaben:

- Bildung einer ›immunologischen Barriere‹ zur Verhinderung der Ansiedlung von Krankheitskeimen im ganzen Bereich der Darminnenfläche.
- Hemmung des Wachstums oder Abtötung von Fremdorganismen durch die Produktion von toxisch wirkenden Substanzen als ›mikrobiellen Antagonismus‹.
- Energieversorgung der Darmschleimhautzellen durch Produktion bestimmter Säuren, die den Darmzellen als Nahrungsstoffe dienen.
- stoffwechselfördernde Beeinflussung des chemischen Milieus des Darminhalts und der Sauerstoffversorgung der Darmschleimhaut.

Unter geisteswissenschaftlichen Gesichtspunkten wird der Darmflora noch ein ganz anderer Aufgabenbereich zugeschrieben. Rudolf Steiner hat bereits 1920, als die Darmflora für die Medizin noch weitgehend ein Niemandsland war, auf eine merkwürdige »energetische« Wechselwirkung zwischen den Darmbakterien und unserer Denktätigkeit hingewiesen. Nach seiner Auffassung entzieht unser Gehirn den Darmbakterien »Vital- und Formkräfte ätherischer Natur« und benutzt sie in verwandelter Form für die ablaufenden Denkprozesse. Gleichzeitig werden damit organische Prozesse im Darmbereich zurückgestaucht und ein Überwuchern durch mikrobielle »Überfremdung« verhindert. Diese zunächst ungewohnt und befremdlich wirkende Anschauung kann aber ganz neue diagnostische und therapeutische Gesichtspunkte im Hinblick auf die in letzter Zeit enorm zunehmenden ›Dysbakterien‹ (Fehlzusammensetzung der Darmflora) und insbesondere die dadurch verursachten Intestinalmykosen (Darmpilzerkrankungen) eröffnen.

Alle oben genannten Aufgaben erfüllt nur eine intakte Darmflora. Antibiotika wirken bei schweren Infektionskrankheiten zweifellos lebensrettend. Aber Antibiotika schädigen andererseits die Mund- und Darmflora in größtem Umfang, weil ihr Wirkspektrum nicht zwischen pathogenen (krankmachenden) und physiologischen (gesunden) Bakterien unterscheidet. Auch Antibiotikarückstände im Fleisch, z. B. durch die (verbotene) Rindermast, und andere Nahrungsmittelbeimengungen beeinträchtigen den Funktionszustand der körpereigenen Symbionten. Mit Sicherheit ist das eine wichtige Teilursache für die Zunahme der Immunschwächekrankheiten bis hin zum Krebs. Eine Antibiotika-Behandlung sollte daher nur bei wirklich ernsthafter Erkrankung durchgeführt werden. Eine Antibiotika-Anwendung bei jedem kleinsten fieberhaften Infekt ist ein medizinischer Kunstfehler, weil die nachteiligen Folgen durch Schädigung der Darmflora größer sind als ein kurzfristiger Behandlungserfolg. Die ›Infektanfälligkeit‹ beginnt häufig mit einer nicht erforderlichen Antibiotika-Behandlung.

Einen erstrangigen Platz in der Stufenfolge der Abwehrvorgänge nimmt die Entzündung ein. Zunächst ist es erforderlich, mit einer falschen medizinischen Grundanschauung und den daraus abgeleiteten Vorurteilen gegenüber Entzündung und Fieber aufzuräumen. Unser heutiges medizinischwissenschaftliches Weltbild beruht immer noch zum großen Teil auf der von dem Berliner Pathologen Rudolf Virchow (1821-1902) begründeten Zellularpathologie. Virchow hat einseitig die Zelle als wesentlichen Ort des Geschehens in Gesundheit und Krankheit angesehen. Von ihm stammt der bekannte Ausspruch, er habe jede Zelle des Körpers genauestens untersucht und niemals eine Seele entdeckt. Damit hat er seine rein materialistische Grundauffassung eindeutig beschrieben. Trotz aller Fortschritte und Erkenntnisse der Psychologie, Psychotherapie, Psychosomatik und Naturheilkunde ist die heutige universitäre Medizin noch in weiten Bereichen fest mit dieser Anschauung verbunden. Wenn man die zweifellos großen Fortschritte der mikroskopierenden Naturwissenschaft ins Auge fasst, kann man sicherlich verstehen, wie vor 100 Jahren eine Sichtweise, die nur das gelten ließ, was man sehen, messen und wiegen kann, Allgemeingültigkeit erlangte. Nur fällt es schwer zu verstehen, wie man am Beginn des 21. Jahrhunderts immer noch an dieser einseitigen Grundanschauung festhält. Nach dieser Auffassung muss natürlich das – mit dem Mikroskop hervorragend zu beobachtende oft höchst dramatisch ablaufende – Geschehen einer Entzündung als äußerst gefährlich und lebensfeindlich gelten. Wie anders sollte man die stark vermehrte Durchblutung und Durchlymphung am Entzündungsort, die vermehrte Durchlässigkeit der Blutkapillaren (Haargefäße) für Immunzellen und die zunehmende Vermehrung der Leukozyten bis zur Eiterung deuten? Es ist verständlich, dass dadurch die Bekämpfung der Entzündungssymptome mit allen zur Verfügung stehenden Mitteln im Vordergrund jeglicher medizinischen Behandlung stand. Viel zu oft löst immer noch eine Entzündung, und wenn es sich nur um eine leichte Temperaturerhöhung handelt, den kritiklosen Automatismus einer Antibiotika-Verordnung aus. Dem ist entgegenzuhalten, dass die Entzündung eine erste gezielte, hochwirksame und lebensrettende Immunantwort unseres Organismus ist. Es gilt also umzudenken für Ärzte und Patienten: Entzündung ist zunächst zumindest kein gefährliches Krankheitssymptom und Anlass zu Besorgnis und Angst, sondern in erster Linie eine ganz normale, gesunde Abwehrreaktion unseres Immunorgans. Das schließt selbstverständlich nicht aus, dass in Fällen einer altersbedingten oder aus anderen Gründen bestehenden Abwehrschwäche der Organismus durch ärztliche Maßnahmen eine wirkungsvolle Unterstützung erfahren muss. Hier ist zweifellos unter Umständen eine sachgemäße Antibiotika-Behandlung als lebensrettende Maßnahme voll angezeigt.

Wenn wir uns vor Augen führen, wie die Immunantwort des Organismus, genannt Entzündung, im Einzelnen aussieht, können wir den natürlichen Selbstheilungskräften unseres Immunsystems voll vertrauen. So werden wir bei der nächsten Entzündungsreaktion in Ruhe den Ablauf des Immungeschehens verfolgen können. Wir werden die entstehenden Prozesse, wie z. B. Fieber, nicht durch unterdrückende Gegenmaßnahmen blockieren. Wir werden Genugtuung darüber empfinden, wie kraftvoll unser Körper sich gegen die Infektion zur Wehr setzt. Es besteht dann die Möglichkeit, durch natürliche gezielte und steuernde Maßnahmen die Abwehrtätigkeit unseres Immunsystems noch weiter wirkungsvoll zu fördern.

Normalerweise findet im Körper eine ständige Gewebsreinigung statt. Haben toxische Substanzen oder Mikroorganismen die geschilderten äußeren Schutz- und Abwehrvorrichtungen und die immunologische Barriere der physiologischen Symbiontenflora durchbrochen, schaltet das Immunsystem bei lokal begrenzten Schädigungen gestaffelte Alarmstufen oder bei einer Allgemeininfektion Großalarm ein. Es gilt nun zunächst, die nötigen Hilfskräfte und Abwehrmittel im Schädigungsgebiet bereit zu stellen. Das geschieht durch gesteigerte Durchblutung und gleichzeitig vermehrte Durchlässigkeit der Kapillaren (haardünne Blutgefäße) am Infektionsort. Die Endothelzellen in der Wand der Kapillaren ziehen sich so zusammen, dass Moleküle, die normalerweise zu groß dafür wären, durchtreten können. So können Antikörper, Komplemente und auflösend wirkende Enzyme bis zum Entzündungsherd vordringen. Vor allem aber gelangen in großem Umfang Leukozyten in das umgebende Gewebe und bilden einen »Leukozytenwall« um den Infektionsherd. In geringerer Menge sind auch Makrophagen an der sofort einsetzenden Gewebsreinigung beteiligt. Diese Zellen werden durch ein chemisches Konzentrationsgefälle, Chemotaxis genannt, an den Ort des Geschehens geführt. Damit ist aber noch keineswegs die Frage beantwortet, wer oder was die Tatsache der Infektion registriert und umgehend die Fülle sinnvoller Gegenmaßnahmen veranlasst. Von außen gesehen, entstehen nun am Infektionsort die klassischen Symptome einer Entzündung:

- Temperaturerhöhung und Rötung im betroffenen Bezirk durch die vermehrte Durchblutung,
- Schwellung und Schmerz durch den Austritt von Zellen und Flüssigkeiten in das umgebende Gewebe.

Wenn jetzt in der immunologischen Literatur eine große Zahl von Plasmaenzymprodukten und vasoaktiven Mediatoren aufgezählt wird, die die weitere Steuerung der Entzündung übernehmen, so ist das sicher biochemisch von umschriebener Bedeutung. Für das Gesamtgeschehen ist es aber genauso logisch, als ob ich behauptete, die Steuerung eines Autos wird vom Lenkrad und der Servolenkung durchgeführt. Die wirklich brennende und sich aufdrängende Frage ist doch: Wer oder was ist der Steuermann, wie können wir uns eine Vorstellung von dem steuernden Prinzip machen, das mit Hilfe der vorhandenen Steuerungswerkzeuge den ganzen Vorgang sinnvoll und effektiv ablaufen lässt?

Bei jeder akuten Entzündung verlaufen die Intensität der Immunantwort und die Zusammensetzung der zahlreichen mitwirkenden Zellen und Substanzen genau entsprechend der Art und Gefährlichkeit des auslösenden Antigens. Halten wir fest, dass eine beträchtliche Zahl von Enzymen und Mediatoren (Überträgerstoffe), Zellen des Blut- und Immunsystems sowie Gerinnungsfaktoren in einem gezielten Zusammenspiel an der Überwindung der Entzündung und anschließenden Gewebsreinigung beteiligt sind. Eine genaue Auflistung der zum Einsatz kommenden Wirkelemente wäre in unserem Zusammenhang nur verwirrend. Zusammenfassend können wir von einem steuernden Prinzip ausgehen, das unseren Organismus normalerweise veranlasst, planvoll die notwendigen Gegenmaßnahmen zu ergreifen, wenn wir nicht blockierend eingreifen.

Eine weitere Abwehrfront wird durch die Fresszellen bzw. die Phagozytose gebildet. Fresszellen oder Phagozyten (griech. *phagein* = fressen) genannt, sind eine langlebige Zellfamilie, die wie die Lymphozyten von gemeinsamen Stammzellen im Knochenmark gebildet werden. Sie besitzen die Fähigkeit, Mikroorganismen und Fremdsubstanzen durch »Auffressen« unschädlich zu machen. Dieser Vorgang wird bildhaft mit dem aus unserer menschlichen Vorstellungswelt entnommenen Ausdruck »fressen« geschildert. Unter dem Mikroskop beobachtet, spielt sich das Geschehen aber so ab, dass die Phagozyten den körperfremden Partikel amöbenartig umfließen und so in ihren Zellleib aufnehmen. Nun sind die Phagozyten für diese Funktion, wie es heißt, an strategisch wichtiger Stelle postiert. Die sich aufdrängende Frage, wer oder was ihnen diese vorteilhafte Position zuweist oder ob sie von sich aus die nötigen strategischen Kenntnisse besitzen, wird allerdings wieder ausgeklammert. Im Lauf der Zeit wandert ein Teil der Phagozyten ins Gewebe aus und entwickelt sich zu Makrophagen. Wir haben diese schon als antigenpräsentierende Zellen kennengelernt. Der andere Teil erfährt eine Umwandlung zu einem anderen Zelltyp der Leukozytenreihe, den sogenannten neutrophilen Granulozyten. Diese sind kurzlebig und sterben nach der Aufnahme von etwa 20 bis höchstens 100 Mikroben bald ab. Die Phagozyten sind für ihre Vernichtungaufgabe besonders geeignet, weil sie Antigen-Antikörper-Komplexe gezielt erkennen können. Das erleichtert den Zellen ihre Tätigkeit. Eine andere Art, wie Phagozyten ihre Beute finden, geschieht mit Hilfe anlockender chemischer Reize. Das wird durch die schon erwähnte Chemotaxis erreicht. Durch amöbenartige Bewegungen können sich die Phagozyten im Gewebe fortbewegen und die signalisierten Ziele erreichen. Auch eiweißhaltige Komplemente können Fresszellen zur Abwehr und Vernichtung von Krebszellen aktivieren, beispielsweise mittels Abwehr durch Killerzellen. Killerzellen (engl. *to kill* = töten) sind T-Lymphozyten mit besonders ausgeprägten cytotoxischen (zellzerstörenden) Eigenschaften. Sie tragen keinen Antigenrezeptor wie die normalen T-Lymphozyten, sind aber mit speziellen Markern ausgerüstet. Ihre Aufgabe ist die Bekämpfung von Viren und Tumorzellen einschließlich der Metastasen (Tochtergeschwülste). Ihr Ziel ist somit die geschädigte Zelle, denn die besonders hartnäckigen Viren befallen Körperzellen, weil sie sich nur in einer funktionsfähigen Zelle vermehren können. Da Körperzellen aber nicht als antigenpräsentierende Zellen wirken können, verwenden sie einen anderen Weg, um auf ihre Situation aufmerksam zu machen. Sie stülpen als Hilferuf einen mit einem besonderen Hüllprotein (MHC Klasse I) ausgestatteten Marker aus, der von den Killerzellen erkannt werden kann. Daraufhin bindet sich die Killerzelle an die virustragende Zelle und zerstört sie, indem sie mit Hilfe eines porenbildenden Enzyms Löcher in die Zellmembran stanzt.

Auf diese Weise stirbt die Zelle und mit ihr die Viren in ihrem Inneren. In ähnlicher Weise werden Tumorzellen vernichtet. Auf die gleichen Zielzellen sind andere cytotoxisch wirkende Lymphozyten spezialisiert, die natürlichen Killerzellen (NK-Zellen). Sie besitzen kein immunologisches Gedächtnis und werden auch nicht durch MHC-Marker aktiviert. Sie gelten als vorderste Verteidigungslinie gegen Viren und Krebszellen, weil sie unmittelbar durch einen besonderen Signalstoff, das Interleukin 2, für ihre zellzerstörende Aufgabe stimuliert werden können.

Eine weitere immunologische Verteidigungslinie bildet Abwehr durch Komplemente. Als Komplement (›Ergänzung‹) bezeichnen die Immunologen eine Reihe von Eiweißsubstanzen, die in Blutserum und Gewebsflüssigkeiten vorkommen. Diese bilden ein hochkomplexes Funktionssystem, das wichtige Aufgaben unterschiedlicher Art für unser Immunorgan versieht. Die Eiweißbestandteile des Komplements müssen zunächst durch Antigen-Antikörper-Komplexe zu einer kaskadenartig ablaufenden Umwandlung angeregt werden. Die dadurch neu strukturierten Eiweiße können nun verschiedenartigste Immunaufgaben erfüllen. Wir haben schon gesehen, dass sie Fresszellen anlocken und zur Phagozytose anregen können. Andere Komplemente sind befähigt, eine Entzündung zu steuern. Wieder andere erhöhen die Kapillardurchblutung am Entzündungsort und fördern gleichzeitig die Durchlässigkeit der Gefäßwände für benötigte heilende Eiweißsubstanzen. Nicht zuletzt ist eine Eiweißkomponente des Komplements, das sogenannten Properdin, in der Lage, die Zellmembran geschädigter Körperzellen zu zerstören. Komplement wird vor allem in der Leber gebildet. Es gilt als entwicklungsgeschichtlich altes Funktionssystem, hat aber auch in der später entwickelten neuen Abwehr wichtige Rollen übernommen.

Wenn das Immunsystem verrückt spielt – rätselhafte Dissonanzen

Die hochkomplexen Abwehrfunktionen unseres Immunorgans verfügen über ein Arsenal vielschichtiger Immunantworten auf jede Art von Bedrohung unserer Gesundheit. Wir können auf ihre Wirksamkeit vertrauen, soweit wir nicht ihre Tätigkeit unwissentlich oder fahrlässig selber blockieren.

Es liegt in der Natur aller Lebensvorgänge, dass sie vielen verschiedenartigen Einflüssen aus allen Daseinsebenen unseres Planeten unterliegen. Wir haben schon gesehen, dass die Ursprache, mit der diese Schwingungsebenen miteinander kommunizieren, in rhythmischen Veränderungen der jeweiligen Schwingungsfrequenzen besteht. So darf es nicht verwundern, dass diese Kommunikation nicht nur harmonische Resonanzen erzeugt. Wenn so viele unterschiedliche Frequenzen zusammenwirken, kann es selbstverständlich auch zu störenden Dissonanzen kommen. Diese Dissonanzen machen sich in extrem unterschiedlichem Gewande bemerkbar. Wir wollen unser Augenmerk nicht nur auf die symptomatische Maskierung richten, sondern vor allem versuchen, die dahinter verborgene Signalsprache zu entschlüsseln.

Auch unser Immunsystem bleibt nicht von solchen Störeinflüssen verschont. Dadurch wird in erster Linie eine übersteigerte Reaktionsbereitschaft der Immunfunktionen, Hypersensibilität genannt, verursacht. Diese tritt mit vielgestaltigen Krankheitsbildern, die uns allen als Allergien (All-ergie = andersartige Reaktion) bekannt sind, in Erscheinung. Allergien gelten heute als die Krankheiten mit der größten Zuwachsrate der letzten Jahrzehnte. Etwa jeder dritte Bundesbürger, also auch jeder dritte Leser dieses Buches, ist davon mehr oder weniger stark betroffen. Das ist ein Alarmzeichen ersten Ranges. Grund genug, intensiv nach den Entstehungszusammenhängen zu suchen.

Wenn wir versuchen, das Wesen der Allergie zu erfassen, stellen wir zunächst fest, dass es sich bei einer allergischen Reaktion um eine ganz normale Immunantwort handelt. Nur das Ziel, gegen das sich diese Reaktion richtet, und die Intensität, mit der dieser Prozess abläuft, sind falsch. Das ist eine außerordentlich wichtige, grundsätzliche Feststellung. Sie entspricht einer aus ganzheitlichem Denken hervorgegangenen ungewöhnlichen Definition für Krankheit. Diese lautet: Krankheit (z. B. Allergie) ist ein an sich normaler Prozess, der nur zur falschen Zeit, am falschen Ort und mit falscher Intensität abläuft. Wie sehen nun die allergischen Krankheitsbilder aus?

Am bekanntesten und am meisten verbreitet ist der Heuschnupfen. Als typisches Beispiel allergischer Krankheitsbilder wollen wir uns etwas näher damit beschäftigen. In der Blütezeit ganz bestimmter Gräser, Blumen, Sträucher oder Bäume reagieren die Schleimhäute der Allergiker auf die eingeatmeten Blütenpollen mit Juckreiz, Schwellung und Sekretion im Sinne einer akuten Entzündung. Das führt zu den lästigen katarrhalischen Erscheinungen wie Schnupfen und Niesreiz sowie Brennen und Tränen der Augen. In schwereren Fällen können die Schleimhäute der Luftröhre, Bronchien, des Darms oder der Vagina beteiligt sein. Unter den Gesichtspunkten der oben zitierten Definition für Krankheit spielt sich hier also ein im Grunde ganz normaler Prozess ab. Er tritt nur zur falschen Zeit am falschen Ort, mit falscher Intensität und falschem Ziel auf. Von einem falschen Zeitpunkt ist deswegen auszugehen, weil eigentlich gar kein Grund für eine solche Reaktion vorhanden ist außer der Anwesenheit der an sich völlig harmlosen Pollen. Wir finden diesen Prozess außerdem am falschen Ort, eben an den Schleimhäuten der Atmungsorgane. Der richtige Ort für Entzündung, d. h. Verbrennung und Stoffwechsel, ist der Verdauungstrakt. Mit falscher Intensität läuft das Geschehen ab, weil die Entzündungserscheinungen ein den Betroffenen extrem behinderndes Ausmaß entwickeln können. Zusätzlich richtet sich diese eigentlich ganz normale Immunreaktion noch gegen ein falsches Ziel. Dies ist ein charakteristisches Kennzeichen aller Allergien. Das Immunsystem wehrt sich gegen völlig harmlose Substanzen. Das Problem liegt also gar nicht beim Allergen, sondern beim Allergiker.

Für eine ursächliche Erkennung der Zusammenhänge und eine entsprechende ursächliche Behandlung gilt es demnach herauszufinden, wodurch das Immunsystem des Allergikers derartig überempfindlich gegen ganz bestimmte Stoffe reagiert, die von anderen Menschen problemlos toleriert werden. Inzwischen sind so viele Stoffe als allergieauslösend bekannt geworden – und es werden immer mehr -, dass es fast weniger aufwändig wäre, die Stoffe aufzuzählen, die bisher nicht als potenzielle Allergene bekannt geworden sind. Die Übertragung erfolgt

- über die Atmungsorgane als sogenannte Inhalationsallergene, z. B. Blütenstaub, Hausstaub, Schimmel, Bettfedern, Katzenhaare, Mehl
- über den Verdauungstrakt als sogenannte Ingestionsallergene, z. B. tierische Eiweiße wie Milch, Eier, Fisch, Fleisch, sowie Erdbeeren, Tomaten, Schokolade, Medikamente und vieles mehr
- über die Haut als Kontaktallergene, z. B. Quallen, bestimmte Pflanzen, Nickel, Farben, Waschmittel, Imprägnierungsmittel
- durch Injektionen, z. B. zahlreiche Arzneimittel

Behandlungsverfahren

Die Immunologen haben in den letzten Jahren viele Einzelheiten der allergischen Reaktionsweisen auf der mikrobiologischen Ebene zusammengetragen. Man kennt heute sehr genau die vielschichtigen Vorgänge, die zwischen dem allergieauslösenden Stoff, dem Allergen, und den Zellen des Immunsystems ablaufen. Die wesentlichen Prozesse spielen sich an der Zelloberfläche der beteiligten Reaktionspartner ab. Es dürfte aber für unsere Leser von untergeordneter Bedeutung sein zu wissen, wie sich die T-Helferzellen an die MHC-Rezeptoren der Makrophagen heften, und welche Rolle die Mastzellen, Plasmazellen und Memory-B-Zellen dabei spielen. Auch dürfte es nur verwirren, den Unterschied zwischen IgE-vermittelten und zellvermittelten Immunreaktionen zu erfahren. Von Interesse für unsere Leser sind aber zweifellos die praktischen Konsequenzen, die sich aus den intensiven Forschungen ergeben haben. Im Vordergrund steht doch die Frage, welche Heilverfahren zur Behandlung der allergischen

Erkrankungen entwickelt werden konnten und insbesondere welchen Beitrag der Allergiker selbst zur Verhinderung oder wenigstens Verminderung seiner allergischen Disposition beisteuern kann.

Dem heute vorherrschenden medizinischen Weltbild zufolge ist die Zielrichtung der biochemischen Forschung auf eine Unterbrechung der übersteigerten molekularen Immunreaktionen ausgerichtet. Leider sind die Ergebnisse dieser Bemühungen bisher sehr begrenzt. Unter den häufig verwendeten Medikamenten ist eine Gruppe von Anti-Präparaten, die ›Antihistaminica‹. Histamin ist ein Gewebshormon, das bei allergischen Reaktionen freigesetzt wird und die unangenehmen Quaddelbildungen auf der Haut und Schwellungszustände der Schleimhäute verursacht. Dieser Vorgang kann durch die erwähnten Präparate blockiert werden, und dadurch ist es möglich, die lästigsten Symptome der Allergien zu lindern. In schweren Fällen, z. B. bei einem allergischen Asthmaanfall oder einer anaphylaktischen (schockartigen) Bienenstich-Allergie, sind Cortisonpräparate unerlässlich. Es handelt sich aber nur um eine reine, in diesem Fall allerdings lebensrettende Symptombeseitigung, die mit einer ursächlichen Behandlung nichts zu tun hat. Für eine gezielte ursächliche Behandlung der allergischen Fehlreaktionen des Immunsystems hat die immunologische Forschung bisher keine Anhaltspunkte ergeben. Darum werden wir uns hier nicht weiter vertiefend mit den biochemischen und zellulären Aspekten der allergischen Reaktionen befassen.

Natürlich spielt seit jeher die naheliegende Vermeidungsstrategie eine Rolle. Die Allergiker flüchten in der Zeit des Pollenfluges nach Helgoland. Die Amerikaner fahren in ihren allergenfreien Wohnmobilen in die Wüste. In den Großstädten sind inzwischen mit ziemlichem Aufwand spezielle Allergiker-Hotels eingerichtet worden, und in den Nachrichtensendungen werden besondere Warnhinweise über die jeweilige Pollenflug-Wetterlage verbreitet. Diese Maßnahmen kann man natürlich nur als eine Notlösung ansehen, durch die die Lebensumstände der betroffenen Menschen zweifellos stark belastet werden.

Eine Alternative bietet die Erhöhung der Toleranzschwelle durch das Anfreunden mit dem Allergen. Dieser ziemlich oft angewandten Behandlungsmethode liegt ein biologisches Grundkonzept zugrunde. Das ist die ›Desensibilisierung‹. Dabei wird dem Allergiker über viele Monate eine hochverdünnte Lösung des vorher ausgetesteten Allergens in schrittweise ansteigender Dosierung in die Haut eingespritzt. Die Behandlungserfolge sind unzuverlässig und schwanken zwischen völliger Befreiung von der Allergiebereitschaft und absoluten Misserfolgen.

Bessere Ergebnisse werden von Ärzten für Naturheilweisen mit der Bioresonanztherapie und anderen verwandten Methoden reklamiert. Diese Verfahren verwenden zur Desensibilisierung statt der substanziellen Allergenlösungen nur deren bioelektrische Frequenzen, sogenannte Allergielöschungen. Sie haben sich besonders bei der Behandlung kindlicher Allergien bewährt und den Vorteil einer wesentlich kürzeren Behandlungsdauer. Aber auch hier gibt es Therapieversager.

Vorbeugung

Wo aber finden wir Ansätze für eine ursächliche Aufklärung der allergischen Reaktionen und daraus entwickelte Behandlungsverfahren? Aus dem oben Gesagten geht hervor, dass neue Ergebnisse nur von einem anderen Denkmodell mit einer entsprechend veränderten Zielsetzung der Forschung zu erwarten sind. Können wir gemäß des zentralen Themas dieses Buches, der Vorbeugung, aus solchen Überlegungen durch vertiefte Einsichten in die Zusammenhänge eine verstärkte Motivation für die hier vertretenen immunstärkenden Eigenaktivitäten gewinnen?

Ausgehend von der oben gegebenen Definition können wir bei der Allergie von einer an sich völlig normalen Immunreaktion ausgehen, entsprechend der elementaren Aufgabe des Immunsystems als lebenserhaltendes Organ. Krankhaft ist nicht die Reaktion als solche, sondern nur die graduelle Übersteuerung im Sinne einer übermäßigen Wahrnehmung des naturgegebenen Aufgabenbereichs der körpereigenen Abwehr. D. h. der Allergiker verliert seine innere Mitte, sein ruhendes Zentrum, aus dem heraus er sich gelassen und differenziert mit seiner Umwelt auseinandersetzen kann. Er wird »löcherig«, Grenzen lösen sich auf (Schleimhautschwellung!), er ist der Welt sozusagen zu »sympathisch« hingegeben. Es dringt zu viel Außenwelt in ihn ein, die das Immunsystem dann im letzten Moment undifferenziert und global als fremd definiert und sich davon mit einer übersteigerten Reaktion zu befreien sucht.

Wir können also fragen, ob aus irgendeinem Grunde unser innerer Arzt für das Immunsystem eine höhere Alarmstufe anordnet, die zu übersteigerten Reaktionen führt. Hat der innere Arzt durch vorangegangene Erfahrungen vielleicht einen Beweggrund, eine erhöhte Wachsamkeit seiner immunologischen Exekutivorgane zu veranlassen? Dafür sprechen eine ganze Reihe von Fakten und Beobachtungen:

- Die Verbreitung der Allergien ist in den hochzivilisierten Ländern wesentlich größer als in den Entwicklungsländern.

- Unter der Stadtbevölkerung gibt es auffallend mehr Heuschnupfen-Allergiker als unter der Landbevölkerung, die ständig in viel engerem Kontakt mit den auslösenden Allergenen stehen.

Die Vermutung liegt nahe, dass die Lebensumstände unter den zivilisations-bedingten Stresseinflüssen der Städte eine höhere Disposition für Allergien hervorrufen. Über die stressverursachenden Faktoren haben wir bereits ausführlicher gesprochen und brauchen deshalb hier nicht weiter darauf einzugehen. Nach Beobachtungen einer ganzen Reihe von Ärzten werden die Landbevölkerung und die Menschen der dritten Welt deutlich weniger konsequent oder auch gar nicht geimpft im Vergleich zur modernen Stadtbe-völkerung. Da jede Impfung zwangsläufig einen Kontakt mit dem Fremdeiweiß des Impfpräparates mit sich bringt, besonders bei den jetzt üblichen Mehrfach-impfungen, könnte dadurch eine Übersensibilisierung, eine Art »Eiweißstress«, des Immunsystems hervorgerufen sein. Außerdem zwingt die Impfung dem Organismus die Krankheit, wenn auch in abgeschwächter Form auf, und er muss sich damit in einer Zeit auseinandersetzen, in der das Immunsystem noch am Ausreifen ist (Impfungen meist im ersten Lebensjahr). Genau diese Tatsache vermindert die Impfkomplikationen, kann aber genauso zu einer Überlastung führen, die sich dann später z. B. in allergischen Reaktionen zeigt. Insofern ist zu prüfen, ob und inwieweit die Allergisierung den Impfschäden zugerechnet werden muss.

Eine besondere Reizüberflutung, der wir alle ausgesetzt sind, soll hier noch eigens erwähnt werden. Das ist die zunehmende

- Schwermetallbelastung aus der Umwelt. Dazu gehört die Belastung durch Zahnwerkstoffe, wie Amalgam, eine Quecksiber-Legierung, und Palladium, ein Edelmetall der Platingruppe.

- Auto- und Industrieabgase und Verklappung von Industrieabfällen, die eine Kontaminierung mit Blei, Cadmium, Quecksilber, Zinn und Palladium hervorrufen.

- Diese gelten als Immunkiller Nr. 1, während an zweiter Stelle die in der Landwirtschaft verwendeten Pestizide und die vielfach im Wohnbereich anzutreffenden

- chemischen Produkte wie Farbstoffe, Konservierungsmittel, Lösungsmittel, Asbest, Fluor-Chlor-Kohlenwasserstoffe (FCKW), polychlorierte Biphenyle (PCB), Pentachlorphenol (PCP) Formaldehyd und Holzschutzmittel das Immunsystem alterieren.

Wenn wir weitere Stressoren wie

- degenerierte Nahrungsmittel und Wasser,
- Strahlenbelastungen

- psychische Belastungen im Sinne von Innenweltverschmutzungen,
- Reizüberflutung
- familiäre oder beruflichen Überforderungen

hinzurechnen, ist der Stresspegel vieler Menschen wahrhaft an der Toleranzgrenze angekommen.

Erinnern wir uns an das im Kapitel Psychosomatik bereits angeführte Wort von Viktor von Weizsäcker: »Der Mensch beantwortet ein Erlebnis, mit dem er nicht fertig geworden ist, mit Krankheit. Körper und Seele können einander vertreten. Der Körper redet mit, wenn die Seele es nicht mehr schafft.«

Die enorme Überforderung der Menschen durch die verschiedenartigsten Umweltreize lässt eine ständig zunehmende Zahl mit diesen Reizerlebnissen nicht mehr fertig werden. Kennzeichnend dafür ist auch die überwiegende Lokalisation der Überreizungssymptome an unseren körperlichen Grenzflächen, über die wir mit der Umwelt kontaktieren. Das sind die Haut und die Schleimhäute. Diese Organe reagieren also auf einer unbewussten Ebene stellvertretend für die Seele, die damit sagen möchte: »Ich kann nicht mehr, ich will nicht mehr! Ich brauche Schutz!«

Wenn wir jetzt noch unsere bewussten Sinnesorgane hinzunehmen, die einer ebensolchen Reizüberflutung ausgesetzt sind, so sagen diese uns auf einer stellvertretenden Signalebene:

- ich mag nicht mehr so viel sehen,
- ich kann es nicht mehr hören,
- riechen (»ich hab die Nase voll«, »mir stinkt es!«) oder schmecken (»das ist nicht nach meinem Geschmack!«).

Das Empfangsorgan der über die Sinnesorgane aufgenommenen Umweltreize ist überwiegend unser Nervensystem. Die Signalsprache, mit der unser Organismus die Reizüberflutung dieser Art spiegelt, vermittelt uns demnach unser Zentralnervensystem, besonders aber auch das autonome oder vegetative Nervensystem. Letzteres steuert alle unbewusst ablaufenden Körpervorgänge, wie Atmung, Herz- Kreislauffunktionen und Darmtätigkeit. Die hier auftretenden vielfältigen Signale haben die Pauschalbezeichnung »vegetative Dystonie« gefunden. Wenn diese Signale bewusst oder unbewusst überhört oder missverstanden werden, entstehen in der folgenden Eskalationsstufe die modernen Stresskrankheiten wie Herzinfarkt, Bluthochdruck, Gastritis und Magengeschwür oder entzündliche Darmreizzustände. Diese ebenfalls stark im Zunehmen begriffenen Erkrankungen können unter den hier dargestellten Gesichtspunkten als »allergische Erkrankungen des Nervensystems« aufgefasst werden. Ihr Entstehungszusammenhang ist jedenfalls prinzipiell ähnlich. Auch hier handelt es sich um an sich relativ harmlose Auslöser wie Lärmbelastung, schlechtes Betriebsklima, Termindruck, familiäre Spannungen, berufliche Überforderung, Elektrosmog usw. Die Häufung solcher Einflüsse kann aber die seelische Tragfähigkeit überfordern, so dass ihre nicht bewältigten energetischen Spannungspotenziale sich auf der Körperschiene in Form krankhafter Symptome bemerkbar machen. Das Gehirn ist in diesen Fällen die Umschaltstation, wo seelische Einflüsse auf die Körperebene gelenkt werden. Dieser Zusammenhang und seine Verbindung mit dem Immunsystem werden durch eine neue interessante Beobachtung eindrucksvoll bestätigt. Jüngere Forschungen haben ergeben, dass das Immunsystem noch intensiver im Dialog steht mit Gehirnzentren wie Hirnanhangdrüse (Hypophyse) und ihrer unmittelbaren Umgebung (Hypothalamus) als bisher angenommen. Die Kommunikation läuft nicht nur über die Botenstoffe, die Neurotransmitter, sondern auch über Nervenfasern des vegetativen Nervensystems. Diese stehen, z. B. in der Milz, in engem Informationsaustausch mit Makrophagen und Lymphozyten. Dabei hat sich herausgestellt, dass diese Immunzellen nicht nur reine Befehlsempfänger sind, wie bisher angenommen, sondern auch selber über einen »kompetenten großen Wortschatz« verfügen. Sie können nicht nur ihre Bindungsstellen für Neurotransmitter verändern und damit die Feinabstimmung ihrer Kommunikation beeinflussen, sondern auch direkt über die vegetativen Nervenfasern mit den Gehirnzentren in Verbindung treten und so die Steuerungsvorgänge beeinflussen. Insgesamt fasst man Gehirn, Nervensystem, Immun- und Hormonsystem heute unter dem Oberbegriff »Informationsverarbeitende Systeme« zusammen. Daraus schließen die Immunologen, dass es möglich sein müsste, diese Informationsschleifen durch Psychopharmaka oder psychologische Einwirkung therapeutisch zu nutzen. Diese Zusammenhänge werden an folgender Krankengeschichte besonders deutlich.

Eine »Ein-Bildung« als Allergen

Gertrud S. hatte dreimal in ihrem Leben einen lebensbedrohlichen Anfall ihres allergischen Asthmas erlitten. Jedes Mal wurde dieser Anfall bei einem Besuch in der Familie ihres Schwagers ausgelöst. Daraufhin wurde die betreffende Wohnung auf verursachende Allergene intensiv untersucht: Hausstaub? Pflanzen? Katzen? Der Kapok des Sofas? Alles erwies sich als nicht verursachend. Bis sich im Verlaufe einer Psychotherapie herausstellte, dass über dem Sofa am Familientisch ein Bild der längst verstorbenen, aber früher für Gertrud höchst problematischen, despotischen Schwiegermutter hing. Hier war also das Allergen im Gedächtnis gespeichert als ein nicht bewältigtes rein seelisch-emotionales Problem, das die Rolle des »Feindbildes« übernommen hatte.

Die Allergien sind eine unerwünschte Problemseite menschlicher Umwelt-Kontakte. Bei einer Hinterfragung der möglichen Zusammenhänge ergeben sich Anhaltspunkte dafür, dass die lästigen allergischen Symptome eine Signalsprache unseres Organismus enthalten, die uns auf überlebenswichtige Zusammenhänge im Umgang mit unserer Umwelt aufmerksam machen wollen. Voraussetzung ist aber, den Signalcode zu dechiffrieren und zu verstehen. So paradox es auch klingen mag: Eigentlich können wir unserem Organismus nur dankbar sein, dass er uns durch Alarmsignale auf die laufend gefährlicher werdende Umweltsituation hinweist.

Wenn Ihnen diese Deutung überzeugend erscheint, finden Sie in diesem Buch genügend Anhaltspunkte, wie Sie außer durch Verminderung der Stressfaktoren in Ihrem Leben durch Eigenaktivitäten Ihre Lebensumstände gesundheitsfördernd stabilisieren können. Machen Sie von diesen Möglichkeiten ausreichenden Gebrauch, um eine Allergie-Disposition gar nicht erst entstehen zu lassen. Wegen der großen Verbreitung der allergischen Erkrankungen wollen wir Ihnen im Folgenden eine Hilfestellung zur Ermittlung Ihrer persönlichen Allergie-Disposition geben. Durch Ausfüllung des angebotenen Fragebogens können Sie sich in fünf Minuten einen Überblick verschaffen (Tab. S. 157).

Zählen Sie die Ja-Antworten zusammen. Das Ergebnis dieses Fragebogens kann Ihnen einen groben Anhalt über den bei Ihnen derzeit vorhandenen Handlungs- und Behandlungsbedarf im Hinblick auf Ihre Allergie bzw. Allergieneigung geben. Aus den vorangegangenen Darstellungen haben Sie erfahren, dass jede Allergie eine mehr oder weniger ausgeprägte Störung des Immunsystems zur Ursache hat. Es gilt nun zu entscheiden, wie weit eine ärztliche Behandlung notwendig ist. Vielleicht gibt es einigen Lesern auch den Antrieb, eine bisher unbefriedigende Allergiebehandlung unter anderen Gesichtspunkten neu zu beginnen,. Darüber hinaus können Sie prüfen, in welchem Umfang Sie bereit und in der Lage sind, diese Behandlung durch eine Stärkung des Immunsystems mit Hilfe der in diesem Buch angebotenen Übungsmöglichkeiten aktiv zu unterstützen.

Zu den »modernen« Krankheiten, die ebenfalls ständig im Zunehmen begriffen sind, gehören die ›Autoaggressionskrankheiten‹. Sie stellen einen Spezialfall der allergischen Immunkrankheiten dar. Diesmal allerdings wenden sich die fehlgeleiteten Aktivitäten des Immunsystems nicht gegen Bedrohungen durch Umweltprodukte, sondern gegen eine falsche Zielgruppe innerhalb unserer Innenwelt.

Hier ist der Irrtum tatsächlich so groß, dass sich die Immunelemente ausgesprochen aggressiv gegen körpereigene Zellen und Gewebe verhalten. Es versagt also eine Fähigkeit, die wir als grundlegende Eigenschaft unseres Immunsystems kennengelernt haben: die Immuneigenschaft Erkennen und Beurteilen/Identifikation. Die Immunzellen können nicht mehr zwischen »fremd« und »eigen« unterscheiden. Die tragischen Folgen äußern sich in vielen

Basisfragen zur Ermittlung der persönlichen Allergieneigung	ja	nein
Sind in Ihrer Familie Fälle von Allergie bekannt?		
Ist bei Ihnen eine sichere Allergie festgestellt worden?		
Vermuten Sie selbst eine Allergie zu haben?		
Ist bereits eine Allergie-Testung vorgenommen worden?		
Wurde ein sog. Provokationstest (Testpflaster oder Injektion) durchgeführt?		
Wurde ein elektrobiologischer Test durchgeführt?		
War das Testergebnis eindeutig allergisch?		
War das Testergebnis nicht eindeutig?		
Ist bereits eine Allergiebehandlung durchgeführt worden?		
Hatte die Behandlung nur einen vorübergehenden Erfolg?		
Hatte die Behandlung keinen oder nur einen unbefriedigenden Erfolg?		
Haben Sie symptomatisch wirkende sog. Antiallergica bekommen?		
Haben Sie ein cortisonhaltiges Mittel bekommen?		
Haben Sie biologische oder homöopathische Mittel bekommen?		
Wurde eine andere Behandlung durchgeführt?		

Krankheitsbildern, deren ursächlicher Wirkzusammenhang den Ärzten bisher immer noch ein Rätsel ist. Über 80 Krankheiten gelten heute als autoaggressiv bedingt. Es gibt kaum ein Organ, an dem nicht ein solcher fehlgeleiteter Immunprozess festgestellt oder vermutet wird. Überwiegend handelt es sich aber um ausgesprochen seltene Erkrankungen.

Zu den bekannteren Krankheitsbildern, bei denen Autoaggressionsprozesse eine Rolle spielen, gehören folgende Problemkrankheiten:

- bestimmte Formen des Rheumatismus, z.B. Fibromyalgie;

- die multiple Sklerose, eine in Schüben fortschreitende schwere Nervenerkrankung;

- der systemische *Lupus erythematodes*, dessen Krankheitssymptome sich sowohl an der Haut, aber auch an den Gelenken und inneren Organen abspielen;

- die besonders schwer zu behandelnde Form der Zuckererkrankung, der *Diabetes juvenilis*, bei dem sich die Angriffe des Immunsystem bereits im Kindesalter gegen die blutzuckerregulierenden Inselzellen der Bauchspeicheldrüse richten;

- die *Thyreoiditis Hashimoto* als eine autoaggressiv bedingte Entzündung der Schilddrüse.

Inzwischen sind die krankhaften Vorgänge, die sich zwischen den Immunzellen und dem befallenen Körpergewebe abspielen, durch intensive Forschung hinsichtlich der biomolekularen Prozesse ziemlich genau aufgeklärt. Völlig offen bleibt aber die Frage, wodurch das sonst so zielsicher gesteuerte Immunsystem zu derartigen »ver«-rückten oder eigensinnigen Reaktionen veranlasst wird. Es muss doch eine Ursache geben, die die grundsätzliche Zielsetzung des Immunsystems als unsere bewährte, Leben und Gesundheit erhaltende Wächterorganisation völlig umkehrt und in eine selbstzerstörerische Richtung lenkt.

Der Immunologe Hanns-Wolf Baenkler sagt: »Grundsätzlich erzeugt kein Organ durch Bereitstellung höherer physiologischer Leistung Schaden. Liegt dennoch eine solche Situation vor, so beruht sie auf dem Einfluss eines anderen Faktors.«

Es gibt zwar einzelne autoreaktive, d.h. gegen körpereigene Zellen gerichtete Prozesse im Organismus. Diese sind aber niemals selbstzerstörerisch, sondern nur selbstregulierend, z. B. im Sinne der Gewebsreinigung. Ein geheimnisvoller Vorgang in dieser Richtung ist der programmierte Zelltod, die ›Apoptose‹. In diesem Falle werden nicht mehr benötigte Körperzellen planmäßig vernichtet. Das erfolgt z. B. in der Thymusdrüse, wenn die Ausbildung der Lymphozyten zu T-Lymphozyten abgeschlossen ist. Nur ein bestimmter Anteil dieser Zellen bleibt für seine wichtige Aufgabe im Rahmen des Immungeschehens erhalten. Die übrigen Zellen werden systematisch eliminiert. Ein typischer Fall einer immungesteuerten Selbstregulation und nicht einer Selbstzerstörung im krankhaften Sinne.

Es bleibt also die Frage übrig, welcher andere Faktor die nicht im normalen Programm des Immunsystems vorgesehenen Autoaggressionen hervorrufen könnte. Wie immer in solchen unerklärlichen Fällen werden genetische Defekte vermutet. Aber selbst wenn sich ein genetisch bedingter Zusammenhang herausstellen sollte, bleibt immer noch die Frage offen, wodurch dieser entstanden ist, oder die Ursache wird wieder einmal als zufällig interpretiert.

Das Modell des analogen Denkens, das zugegebenermaßen kein klassischnaturwissenschaftliches ist, geht auf die Naturphilosophie der antiken Kulturen zurück und basiert auf den sogenannten ›Entsprechungsgesetzen‹. Eines dieser Gesetze haben wir bereits kennen gelernt als zentralen Lehrsatz des Hermes Trismegistos: »Es ist alles oben wie unten.« Es war auch der Erkenntnisweg des für die frühen medizinischen Ansichten wegweisenden Paracelsus. Bis in die heutige Zeit verwenden bedeutende Denker und Forscher solche Denkmethoden. Eine erste Fragestellung unter diesem Gesichtspunkt ist, ob es eine Entsprechung zwischen den autoaggressiven Prozessen ›unten‹ auf der Zellebene des Organismus und dem menschlichen Verhalten ›oben‹ gibt. Da stoßen wir ›oben‹ auf eine ganze Reihe von eigenartigen, selbstzerstörerischen Verhaltensweisen, die vom Fingernägel beißen, Haare raufen und Gesicht zerkratzen letztlich bis zum Selbstmord reichen. Genau genommen gehören auch alle Süchte dazu, denn jedem Süchtigen ist die Gesundheitsschädlichkeit seines Tuns verstandesmäßig durchaus bewusst. Allem gemeinsam ist die Nichtachtung und Nichtwürdigung des eigenen Selbst, das Nicht-mehr-Spüren des Eigenen, resp. nur noch eine Wahrnehmung durch Schmerz und Verletzung, durch massive Grenzüberschreitung. Wieder werden wir erinnert an die Aussage Viktor von Weizsäckers und veranlasst zu suchen, welche nicht bewältigten seelischen Probleme sich in derartigen Verhaltensweisen äußern könnten. Unter psychosomatischen Betrachtungsweisen ist es in der Regel oft möglich, die Gründe für die erwähnten offensichtlichen Verhaltensabweichungen aufzudecken und zu behandeln. Immer handelt es sich um unbewältigte Emotionen, die aus dem Tagesbewusstsein verdrängt wurden und sich stellvertretend aus dem Unbewussten in verwandelter Form auf der Bühne der Verhaltensweisen »sich ausleben«. Im nächsten Schritt erreichen unbewältigte emotionale Energien die »unten« gelegene Stufe der Lebensabläufe, die Zellebene. Für diesen Denkansatz finden wir die Entsprechungen auch in der zunehmenden Verbreitung gestauter Aggressionen beim heutigen modernen Menschen. Prüfen Sie sich selbst, wie viele aggressionsauslösende Erlebnisse und Begegnungen Sie gestern und heute erfahren haben: im beruflichen Alltag, als Verkehrsteilnehmer, im Familienleben, auf der politischen Bühne. Denken Sie an die zunehmende Aggressivität Jugendlicher in der Schule und auf der Straße. Wie viele gestaute Aggressionen müssen in den Praxen der Psychotherapeuten behandelt werden und was ist davon normativ und kulturell vorgegeben. »Macht kaputt, was Euch kaputt macht« war ein Leitmotiv der rebellierenden Jugend in den 60er-Jahren.

In einer Zeit, in der die erstaunlich engen Zusammenhänge zwischen auslösenden seelischen Problemen und körperlichen Krankheiten bis zur Tumorbildung auf der Ebene der Psychoneuroimmunologie immer deutlicher erkennbar werden, dürfte es angezeigt sein, derartige Zusammenhänge auch bei den Autoaggressionskrankheiten für möglich zu halten.

In Kenntnis dieser komplexen Wechselwirkungen ist die Psychoneuroimmunologie in den letzten Jahren immer mehr zu der Erkenntnis gelangt, dass Vorbeugung möglich ist. Die entsprechenden Untersuchungen beziehen sich auf die Ergebnisse von Experimenten zur Konditionierung des Immunsystems, wie sie beispielsweise in der Placebo-Forschung betrieben werden, zur Auswirkung von erzeugten inneren Erwartungen im Hinblick auf die Entstehung und den Verlauf immunologischer Erkrankungen oder zur Erhöhung der inneren Widerstandskraft durch das Einüben bildhafter Vorstellungen. Auch die in diesem Buch gegebenen Gesichtspunkte und Anregungen zu Eigenaktivitäten vermitteln Ihnen Möglichkeiten, Ihr körperlich-seelisch-geistiges Gleichgewicht so auszubalancieren, dass Ihr Immunsystem seine naturgegebenen Aufgaben erfüllen kann. Denn nur die unbewältigten seelischen Probleme laufen stellvertretend über körperliche Erkrankungen oder Symptome ab.

Immunschwächekrankheiten – Streik der körpereigenen Abwehr

Dem Zuviel an Immunaktivitäten steht entsprechend dem Gesetz der Polarität auch ein Zuwenig gegenüber. So gibt es sowohl angeborene wie erworbene Erkrankungen, die auf einem Versagen der Immunabwehr beruhen. Gott sei Dank werden selten Kinder geboren, die über keinerlei Immunabwehrfähigkeiten verfügen. Die Ärzte haben dieses Versagen »schweres kombiniertes Immundefekt-Syndrom« getauft. Man weiß inzwischen, dass es auf Grund eines Gendefektes von der Mutter auf das Kind vererbt wird.

So kam der kleine David in Texas bereits wenige Sekunden nach seiner Geburt in eine völlig sterile Isolationszelle. Die Ärzte hatten bei dem Kind die gleiche Erkrankung befürchtet, an der ein älterer Bruder bereits kurz nach seiner Geburt gestorben war. So lebte dieser arme Junge 12 Jahre in einer völlig sterilen Abschottung. Man hatte für ihn sogar eine Art batteriebetriebenen Raumanzug konstruiert, mit dem er sich einige Schritte in der Umgebung seiner Wohnzelle bewegen konnte. Er verstarb etwa drei Monate nach einer fehlgeschlagenen Transplantation von Knochenmark, gespendet von seiner gesunden Schwester.

Eine sich seit 1981 alarmierend ausbreitende sekundäre (erworbene) Immunschwächekrankheit ist AIDS (engl.: *acquired immuno deficiency syndrom*).

AIDS gilt als die Seuche unserer Zeit und stellt Virologen, Kliniker, Psychologen und Soziologen vor bisher ungelöste vielschichtige Probleme. Je mehr Einzelheiten über die Krankheit zusammengetragen werden, umso schillernder wird ihr Erscheinungsbild. So gehen auch die Ansichten, je nach Sichtweise, vielfach weit auseinander. Deshalb ist es außerordentlich schwer, hier in der gebotenen Kürze ein übersichtliches Bild der Zusammenhänge aufzuzeigen. Wir wollen uns hier auf die besonderen Fragestellungen im Zusammenhang mit dem Thema dieses Buches konzentrieren. Deshalb können die immunologischen und virologischen Forschungsergebnisse nur kurz skizziert werden.

1981 fielen den Ärzten in kalifornischen Kliniken junge Männer auf, die aus völliger Gesundheit plötzlich mit einer merkwürdigen Kombination von Symptomen erkrankten. Einige dieser Anzeichen waren bisher nur bei fortgeschrittenen Krebserkrankungen oder nach einer Behandlung mit Immunsuppressiva beobachtet worden. Das sind Immunreaktionen unterdrückende Medikamente, die nach Organtransplantationen zur Vermeidung von Abstoßungsreaktionen verabreicht werden. Die Krankheitssymptome bestanden in chronischem Fieber, erheblichem Gewichtsverlust und geschwollenen Lymphdrüsen. Besonders fielen Hautveränderungen auf, die als ›Kaposi-Sarkom‹ diagnostiziert wurden. Die Schleimhäute im Mund und Rachenraum sowie der Atemwege waren von Pilzinfektionen befallen. Oft entwickelte sich danach eine an sich seltene, durch einen Einzeller verursachte Lungenentzündung. Die Ausbreitung dieser Erkrankung erreichte bald epidemische Ausmaße und griff auch schnell auf andere Länder in allen Erdteilen über. Auffallend war, dass überwiegend homosexuelle Männer betroffen waren. Später kamen Drogensüchtige, die sich ihre Drogen intravenös verabreichten, hinzu. Als auch Bluterkranke nach Bluttransfusionen erkrankten, lag der Verdacht nahe, dass es sich um eine durch Infektion übertragene Krankheit handelte. Bald fand man im Blut ›Retroviren‹ und nannte sie HTLV (humanes T-Zell-Leukämie-Virus). Zunächst reagiert der Organismus auf die Virus-Infektion mit einer normalen Immunantwort und erzeugt Killer-T-Zellen und Phagozyten zur Abwehr. Das ist das erste Stadium der Erkrankung mit Fieber und Lymphknotenschwellung. Damit gewinnt der Körper die erste Schlacht. Viren können sich aber nur in lebenden Zellen entwickeln und vermehren. So schlüpfen sie raffinierter Weise mithilfe eines molekularen Schlüssels, der genau in das Rezeptorschloss auf der Zellmembran der Immunzellen passt, in das Zellinnere der Abwehrzellen und verstecken sich dort. Damit beginnt ein groteskes Katz-und-Maus-Spiel, das den Eindruck erweckt, als sei das später international HIV genannte Virus mit einer makabren »Intelligenz« ausgestattet. Das in Vakuolen (Gasblasen) der Makrophagen verborgene Virus lässt sich in aller Ruhe von seinem Wirt durch den Körper tragen und gelangt so in wichtige Organe, wie Lunge, Milz,

Haut und Knochenmark. Gerät es ins Gehirn, vernichtet es dort mit Hilfe einer toxischen Substanz Nervenzellen, so dass als erste Krankheitszeichen Gedächtnisverlust und Einschränkung der geistigen Leistungsfähigkeit auftreten können. Im weiteren Verlauf benutzt HIV unverfroren den genetischen Apparat, die DNS seiner Wirtszelle, um sich zu vermehren. Dann infiltriert HIV auch T-Helferzellen und beginnt dort virale Klone zu bilden. Diese Virus-Kopien sprießen aus der Zellmembran der T-Lymphozyten und lassen sie zerplatzen. Dadurch wird als kennzeichnendes Symptom der AIDS-Erkrankung die Zahl der T-Helferzellen erheblich vermindert. Ein anderer »infamer Trick« besteht darin, dass HIV zahllose virale Schlüssel ins Blut entlässt. Diese rasten in die Rezeptoren von Immunzellen ein, erscheinen als infiziert und werden somit von anderen Lymphozyten bekämpft. Es entsteht also ein »Brudermord« im Immunsystem. Eine weitere raffinierte Verwirrung richtet HIV dadurch an, dass es seine Oberflächenmarker in vielfacher Weise verändert und so in ständig neuem Gewand erscheint, bis das Immunsystem ohnmächtig völlig zusammenbricht. Dann ist der Befallene nach meist acht bis neun Jahren der großen Zahl von lauernden Infektionskeimen hilflos ausgeliefert, und das letzte Stadium der Erkrankung beginnt. Innerhalb von 18 Monaten sterben etwa 50 Prozent der Erkrankten. Nach weiteren 18 Monaten überleben noch 20 Prozent. Die bisherigen Behandlungsversuche sind trotz fieberhafter Forschungen immer noch unbefriedigend.

So sieht in groben Zügen die AIDS-Erkrankung aus der Sicht der Virologen aus. Aber auch unter Fachleuten gibt es in vielen Bereichen unterschiedlichste Vorstellungen. Es existieren viele auf Labor- oder Tierexperimente gestützte Theorien. Bei diesen Forschungen stellt sich immer deutlicher heraus, mit welchen unglaublich raffinierten Methoden die Auseinandersetzung zwischen Makro-Organismus und Mikro-Organismen geführt wird. Man hat z. B. festgestellt, dass Viren nicht nur körpereigene Molekularstrukturen zur Täuschung der Immunzellen benutzen, sondern sich auch durch Nachahmung von Oberflächenstrukturen das »Passwort« erschleichen, um durch klettverschlussartige Öffnungen in andere Körperzellen eindringen zu können. Diese molekularbiologische Forschungsebene wollen wir aber den Fachleuten überlassen. Nur muss leider festgehalten werden, dass bisher in diesem Bereich keine allgemeinverbindliche Auffassung existiert und vor allem als Forschungsergebnis noch keine befriedigende therapeutische Konsequenz für die Betroffenen entstanden ist. Zu viele offene Fragen stehen im Raum. Sicher ist nur, dass es sich hierbei nicht mehr um ein individuelles Problem handelt, sondern um ein kollektives, das die ganze Menschheit angeht. Welche Verletzungen der »Menschheitsseele« werden durch AIDS offenbar? Da viele dieser offenen Fragen mit unserem Thema Prävention in engem Zusammenhang stehen, wollen wir hier nun einige wichtige Fragen aussprechen, auch wenn wir sie natürlich hier nicht erschöpfend behandeln und auch nicht lösen können:

- Warum gibt es weltweit eine nicht zu übersehende Anzahl von Menschen, »Langzeitüberlebende« (wissenschaftlich: »Nonprogressoren«), die trotz positiven HIV-Tests auch nach 14 und mehr Jahren nicht vom Ausbruch der Erkrankung befallen sind?

- Warum werden die Lebensbedingungen dieser »Langzeitüberlebenden« nicht eingehend studiert, um neue Gesichtspunkte über die Ausbreitungsbedingungen der Erkrankung zu gewinnen?

- Warum scheint in diesen Fällen als einzige Erklärung die Annahme eines schwächeren Virusstammes vorhanden zu sein?

- Warum kann die Ursache nicht ein abwehrstärkeres Immunsystem des HIV-Trägers sein? Und wenn das zutrifft, wodurch ist das bedingt?

- Warum werden die Lebensbedingungen und Selbstheilungsmethoden der wenigen Menschen, die nach bereits ausgebrochenen Krankheitssymptomen wieder gesund geworden sind, nicht systematisch erfasst, um die vorhandenen Erfahrungen zu verwerten?

- Warum wird einseitig fast ausschließlich nach virologischen Gesichtspunkten geforscht und der epidemiologische und psychosoziale Aspekt vernachlässigt?

- Warum wird in der schulmedizinischen Therapie ausschließlich mit nebenwirkungsreichen, immunschädigenden Anti-Präparaten behandelt, und eine medikamentöse Pro-Therapie zur Aktivierung des Immunsystems gar nicht in Erwägung gezogen?

- Warum wird bei »HIV-Positiven« ohne manifeste Krankheitssymptome keine intensive Prävention im Sinne einer systematischen Aktivierung des Immunsystems durchgeführt?

- Warum wird immer noch von Ärzten, AIDS-Gruppen und den meisten Medien das Testergebnis ›HIV-positiv‹ mit einem Todesurteil gleichgesetzt?

- Warum werden in unserer »fortschrittlichen« Medizin die Erkenntnisse der Psychosomatik und Psychoneuroimmunologie, die besagen, dass der Faktor Angst eine ganz wesentliche immunhemmende Wirkung hat, überhaupt nicht zur Kenntnis genommen?

- Warum sind die einseitigen und sehr dürftigen Ratschläge, die unter dem Stichwort ›Safer Sex‹ laufen, die einzigen vorbeugenden Ratschläge, die den Menschen heute gegeben werden?

Es existieren noch eine ganze Reihe von Fakten virologischer und epidemiologischer Art, die das festgeschriebene wissenschaftliche Dogma von der Alleinverursachung der AIDS-Erkrankung durch HIV zweifelhaft erscheinen lassen. Es ist aber nicht unsere Aufgabe, uns in diese wissenschaftlichen Streitfragen einzumischen. Wohl aber können wir in diesem der Vorbeugung gewidmeten Buch folgende Aussagen laut und deutlich aussprechen: Das Testergebnis »HIV-positiv« ist kein Todesurteil. Ein Mensch mit diesem Testergebnis ist ein HIV-Träger, aber kein AIDS-Kranker und schon gar kein Todeskandidat. Der Test besagt nur, dass der betreffende Mensch einen positiven Laborbefund mit dem Namen HIV hat, nicht mehr und nicht weniger. Jedoch ist es ein aktueller Anlass, jetzt mit höchster Intensität in ein aktives Immuntraining einzusteigen, statt nur mit Angst vor möglichen Folgen zu reagieren. Angst ist einer der schlimmsten Immunkiller, der jegliche Eigeninitiative blockiert und die Abwehrbereitschaft des Immunsystems messbar reduziert.

Die richtungweisende Zielvorstellung dieses Buches ist, eine Zusammenfassung der wahrlich vielfältigen Möglichkeiten vorzulegen, die heute jedem zur Verfügung stehen, der selbst aktiv seine Gesunderhaltung oder Wieder-Gesundwerdung) in die eigene Hand nehmen möchte. Das setzt ein Bewusstsein der Selbstverantwortung für die eigene Gesundheit voraus. Diese Aufgabe lässt sich in keiner Weise an die Ärzte oder ein Sozialversicherungssystem delegieren. Nur eine feste Überzeugung von dieser Eigenverantwortung kann die nötige Motivation entstehen lassen, die Energie, die Zeit und das Durchhaltevermögen aufzubringen, um aus den dargestellten Möglichkeiten die not-wendigen Eigenaktivitäten auszuwählen und wirksam werden zu lassen. Ohne Zweifel ist ein Testergebnis »HIV-positiv« der Anlass schlechthin, alle zur Verfügung stehenden Kräfte dafür einzusetzen, die körpereigenen Immunfunktionen auf den erreichbaren Höchststand zu bringen und in diesem Stadium der Abwehrbereitschaft zu erhalten. In dieser Situation ist jeder selbst sein mit Abstand bester Arzt. Eigenaktivität lässt sich durch nichts und niemanden ersetzen.

Die menschlichen Abwehrfähigkeiten

Mensch und Umwelt

Wir sind der letzten Ebene der Immuneigenschaften begegnet, auf deren Leben erhaltendes Wirken alle anderen vorangehenden Stufen der Immunfunktionen ausgerichtet sind. Die Bedrohung unserer Gesundheit durch fremde Antigene und andere Schädlichkeiten wird abgewehrt und durch Vernichtung beseitigt.

Das ist die auf der unbewussten Organstufe erfolgende Reaktion unseres Organismus auf schicksalhafte Risiken aus unserer Umwelt oder auch Innenwelt. Auf der bewussten Stufe verfügen wir über die dementsprechende Fähigkeit, Fremdeinflüsse als gesundheitsschädlich zu erkennen, abzuwehren und zu vernichten oder, besser ausgedrückt, zu vermeiden. Über diese Fähigkeiten verfügen wir alle von Natur aus. Wir müssen aber auch bewusst davon Gebrauch machen. Leider nutzen wir jedoch aus Unkenntnis, Sorglosigkeit oder Leichtsinn in erschreckend hohem Umfang diese Möglichkeiten überhaupt nicht. Deshalb wollen wir Ihnen die verschiedenen Stufen der potenziell gesundheitsschädlichen, d. h. immunschädigenden Fremdeinflüsse, mit denen wir ständig in Berührung kommen, vor Augen führen.

Leben ist untrennbar mit Risiken verbunden. Wir leben alle im Spannungsfeld von Gesundheit und Krankheit und letztlich Tod und Leben. Die damit verbundenen Risiken müssen wir annehmen. Nicht allen Risiken können wir aus dem Wege gehen. Wir können uns aber bewusst mit der Risikoseite des Lebens auseinandersetzen und mit wachen Sinnen unseren eigenen Weg gehen. Dazu dienen die folgenden Kapitel.

Ein Risikoproblem müssen wir in diesem Zusammenhang besonders hervorheben. Das betrifft die Fälle, in denen unser Immunsystem in seinen schützenden Aktivitäten über das Ziel hinausschießt, gleichsam verrückt spielt und damit selbst zum Risiko wird. Wir werden dadurch mit neuen, lästigen bis gefährlichen Überreaktionen konfrontiert, deren Ursachen noch weitgehend im Verborgenen liegen. Demgegenüber erleben wir in den letzten Jahren Situationen, in denen das Immunsystem seinen Dienst versagt, gleichsam in den Generalstreik tritt. Damit werden ganz neue Krankheitsbilder geschaffen, denen wir heute noch hilflos gegenüberstehen.

Wir nehmen nicht an, dass diese Phänomene nur zufällig sind. Wir wissen im Augenblick nur noch nicht, was wir daraus lernen sollen. Wenn wir gesund bleiben wollen, müssen wir uns mit den naturgegebenen Bedingungen unserer irdischen Existenz auseinandersetzen.

Mit der Ebene unseres Schicksals und den darin verflochtenen geistigseelischen Auswirkungen haben wir uns schon an anderer Stelle beschäftigt. Es bleibt die Betrachtung unserer physikalischen Umwelt und der daraus sich ergebenden Einflüsse auf unser Dasein. Wir haben schon gesehen, dass alle Naturvorgänge ausnahmslos dem übergeordneten Gesetz der Polarität unterliegen. Die grundlegende Dynamik aller Naturprozesse liegt gerade in der Spannung zwischen folgenden Gegensatzpaaren:

Werden ⇔ Vergehen,
Schaden ⇔ Nutzen,
Fülle ⇔ Mangel,

positive ⇔ negative Spannung,
fördern ⇔ bremsen,
wachsen ⇔ begrenzen,
nähren ⇔ vergiften,
kalt ⇔ warm,
feucht ⇔ trocken,
hell ⇔ dunkel

und unendlich vielen anderen Gegensatzpaaren.

Es gibt normalerweise keine Einbahnstraße in der Natur. Vor allem verdanken alle Lebensprozesse ihre energetischen Fähigkeiten ausschließlich diesem Gesetz der Polarität. Unser Leben verläuft eingebettet in die vielfältigsten Spannungsfelder, von deren Existenz wir meist gar nichts ahnen. Dabei sind sie von größter Bedeutung für unsere Gesundheit und unser physisches Überleben. Ganz konkret sprechen wir hier die Gegensatzpaare

Qualität ⇔ Quantität,
Nutzen ⇔ Schaden

an, wie sie im Umgang mit unserer täglichen Ernährung bestehen. Letztlich müssen wir jedoch zwischen solchen Einflüssen unterscheiden, die sich schädigend auf die Menschheit insgesamt auswirken und denen man vor allem mit generellen Maßnahmen entgegenwirken muss, und solchen Einflüssen, die speziell das einzelne Individuum betreffen und von diesem auch – mehr oder minder gut – kontrolliert werden können.

Ernährung

Wir haben für die Zeit zwischen Konzeption und Tod einen physischen Körper als notwendiges Vehikel und Instrument für unsere Lebensäußerungen auf diesem Planeten mitbekommen. Dieser besteht zu etwa 60 Prozent aus Wasser sowie aus Eiweißen, Kohlehydraten und Fetten, ergänzt durch Vitamine, Mineralien und Spurenelemente. Für den Aufbau, das Wachstum, die Erhaltung und die Erneuerung der physischen Strukturen ist eine ständige Zufuhr dieser Bestandteile in möglichst ausgewogener Zusammensetzung durch die Nahrung unerlässlich. Die Nahrungszufuhr ist ein Prozess, den der Einzelne durchaus bewusst steuern kann, sofern er nicht durch eine Essstörung mit Krankheitswert belastet ist. Durch Verstoffwechselung oder, chemisch ausgedrückt, Verbrennung wird aus der Nahrung die für die Lebensvorgänge notwendige Energie gewonnen. Diese wird quantitativ gemessen in Kalorien oder in Joule-Einheiten. So sieht die Ernährung in den Augen der Ökotrophologen

(Ernährungswissenschaftler) aus. Dabei haben wir es jedoch wieder mit einer überwiegend quantitativen Betrachtungsweise zu tun. Der Tagesbedarf jedes einzelnen Nahrungsbestandteils für den Menschen, gemessen in Gramm oder Milligramm, ist genau bekannt. Je nach Alter und physischer Belastung darf eine bestimmte Mindestmenge mit einem festgelegten Kaloriengehalt nicht unterschritten werden. Das hat selbstverständlich seine Bedeutung und lässt in Not- oder Mangelzeiten die existenzielle Problematik der davon betroffenen Menschengruppen erkennen.

Dem vorherrschenden materialistischen Weltbild entsprechend ist also Ernährung ein überwiegend quantitativer Vorgang. Den ebenso wesentlichen qualitativen Zusammenhängen wird in keiner Weise die gebührende Aufmerksamkeit zuteil. Bei Betrachtung der Produktionskette vom Saatgut über die Bodenbeschaffenheit, die Düngung, die Schädlingsbekämpfung, die Ernte, die Lagerung bis zur Verarbeitung wird das deutlich. Der für den Erzeuger mit Abstand im Vordergrund stehende Gesichtspunkt ist der Absatz, mit anderen Worten der Verdienst. Der einzige ›qualitative‹ Aspekt ist die äußere Optik des Erzeugnisses. Die wesentlichen Qualitätsmerkmale wie

- Naturbelassenheit,
- Lebendigkeit,
- Rückstandsfreiheit,
- Geschmack und
- Geruch

spielen keine oder nur eine untergeordnete Rolle. Wir, die Verbraucher, haben zu dieser Entwicklung mit beigetragen, weil wir verlernt haben, was wirkliche Qualität ist und wie wir uns beim Einkauf danach richten können. Wir richten uns beim Einkauf in erster Linie nach dem Preis, der Menge und der äußeren Aufmachung. Welche Möglichkeiten hätten wir als Verbraucher, durch qualitätsbewusstes Kaufverhalten Einfluss auf das Nahrungsmittelangebot zu nehmen. Die Nachfrage ist es schließlich, die zumindest mittelfristig das Angebot steuert. Dazu gehört aber zunächst die Rückbesinnung auf die Frage, was wir unter wirklicher Qualität verstehen und welche Bedeutung Qualität für unsere Gesundheit besitzt.

Unter Qualität verstehen wir die Beschaffenheit, die Eigenschaften, das ›Wie‹ oder ›Was‹ der Eindrücke aus der Umwelt, die uns unsere Sinnesorgane vermitteln. Die Skala dieser Sinneseindrücke reicht von relativ groben Reizen bis zu ganz subtilen, die unterhalb unserer bewussten Wahrnehmungsgrenze liegen.

Die Nahrungsaufnahme ist für die meisten Menschen (und leider auch für die meisten Mediziner) ein so alltäglicher Vorgang, dass er fast völlig aus dem Blickfeld der Aufmerksamkeit verschwunden ist. Es besteht einfach kein

Bewusstsein mehr für seine tatsächliche Bedeutung. Wir nehmen unsere Mahlzeiten täglich meist gedankenlos zu uns, ein Vorgang, der für den normalen Konsumbürger zu vergleichen ist mit dem regelmäßigen Anfahren der Tankstelle, um den Motor mit dem nötigen Kraftstoff zu versorgen. Zwischen den Begriffen Ernährung und Gesundheit klafft inhaltlich ein tiefer Abgrund. Allenfalls der Cholesterinspiegel stellt in gewissen Kreisen eine dünne Verbindung zwischen beiden Begriffen dar, die aber sehr oberflächlich ist und oft schon einen geradezu fetischistischen Charakter angenommen hat. In jüngster Zeit allerdings schlägt die Natur massiv zurück und macht die gedankenlosen Verbraucher in beunruhigender Weise auf die misshandelten Ressourcen und die Folgen der Qualitätsmissachtung durch eine überwiegend profitorientierte Landwirtschaft und Lebensmittelindustrie aufmerksam. Man braucht kein Prophet zu sein um vorauszusagen, dass außer dem BSE-Skandal noch weitere Enthüllungen dieser Art bevorstehen (z. B. Vogelgrippe). Offenbar sind wir Menschen nur bereit zu lernen, wenn wir durch existenzgefährdende Wirkungen auf die Tragweite unseres Handelns hingewiesen werden. Hier ist jeder Einzelne von uns, besonders aber die Erzeuger, Verarbeiter und Politiker zu grundsätzlichem Umdenken gezwungen.

Unser Körper steht bis zur letzten Zelle in einem höchst sensiblen Abhängigkeitsverhältnis zur Ernährung. Jede Einseitigkeit in quantitativer und qualitativer Hinsicht ist in der Lage, den Zellstoffwechsel zu verändern und Organfunktionen zu stören oder sogar völlig zu blockieren. Es dürfte für jeden Leser einleuchtend sein, dass solche ernährungsbedingten Einflüsse sich ganz besonders verheerend auf unser so hoch differenziertes Immunorgan und damit auf seine gesundheitserhaltenden Funktionen auswirken.

In der folgenden Krankengeschichte eines Krebspatienten, der selbst Arzt ist, werden uns zwei wichtige Immunreaktionen eindrucksvoll vor Augen geführt: Einmal können wir erkennen, zu welchen unglaublichen Aktivitätssteigerungen das Immunorgan in der Lage ist, wenn eine entsprechende radikale Ernährungsumstellung durchgeführt wird. Zum anderen sehen wir, über welche realen Heilungsmöglichkeiten unser Immunorgan dadurch verfügt, wenn Knochenmetastasen tatsächlich spurlos verschwinden.

Rückruf ins Leben – Geschichte einer Krebsheilung:

Dr. med Anthony Sattilaro, 47-jähriger Verwaltungschef eines mittleren amerikanischen Krankenhauses, erfuhr völlig überraschend, dass er an einem schon weit fortgeschrittenen Prostatakrebs erkrankt sei. Es hatten sich bereits Metastasen (Tochtergeschwülste) in Schädel, Schulter, Brustbein, Rippen und Wirbelsäule gebildet. Mit dieser Diagnose erklärten sich auch die zunehmenden Rückenschmerzen, die er seit zwei Jahren mit Schmerztabletten zu lindern versucht hatte. Die Prognose der Erkrankung war schlecht. Es wurden drei Operationen durchgeführt, die auch zu einer Kastration führten, um die hormonellen Impulse zum Wachsen von Krebszellen auszuschalten. Seine ärztlichen Kollegen konnten ihm nach der Statistik trotzdem nur eineinhalb bis allerhöchstens drei Jahre Überlebenszeit voraussagen. Unter dem bedrückenden Eindruck dieser Eröffnung nahm Sattilaro eines Tages ganz gegen seine sonstige Gewohnheit auf einer Autofahrt unterwegs zwei Anhalter mit. Ebenfalls gegen seine Gewohnheit erzählte er während der Fahrt von seiner Krankheit. Irgendwie gelang es einem der beiden Anhalter, einem 25-jährigen Koch, den widerstrebenden und äußerst skeptischen Sattilaro zu überreden, ihn zu einem Naturkostladen zu begleiten. Hier geriet er in Kontakt mit einem Ehepaar, das makrobiotische Ernährung *einhielt* und auf Sattilaro einen sehr überzeugenden, kompetenten Eindruck machte. Er lernte, dass diese Kostform auf der chinesischen Philosophie beruht und hörte zum ersten Mal etwas über das universale Gegensatzpaar Yin und Yang. Er nahm an einem Kochkurs teil und bekam eine makrobiotische Malzeit angeboten, die überwiegend aus Getreide und vor allem Naturreis mit gekochtem einheimischem Gemüse, Bohnen und Algen sowie Suppen und Gewürzen bestand. Es kostete ihn eine große Überwindung, diese für ihn völlig ungewohnte Kost zu essen, insbesondere die Algensuppen waren für ihn anfangs einfach widerlich. Er nahm die Einladung des Ehepaars an, jeden Tag bei ihnen zu essen und bekam in der folgenden Zeit reichlich Informationen über die naturphilosophischen Hintergründe der Makrobiotik. Widerstrebend lernte er, dass nach Auffassung der Makrobiotiker die Zunahme der Zivilisationskrankheiten und insbesondere des Krebs eine Folge der degenerierten amerikanischen Ernährungsweise sei. Nach ca. vier Wochen waren die seit zwei Jahren anhaltenden Rückenschmerzen auf einmal »auf mysteriöse Weise« verschwunden. Obwohl es ihm schwer fiel zu glauben, dass dieser Erfolg auf die neue Ernährungsweise zurückzuführen sei, wollte er jetzt den Japaner Michio Kushi kennenlernen, der die Makrobiotik in den USA eingeführt hatte. Dieser untersuchte ihn auf recht unkonventionelle Weise, empfahl eine Verschärfung der bisherigen Ernährung und gab ihm die Überzeugung mit, die Krankheit überwinden zu können. In der Folgezeit geriet er in einen schweren Konflikt zwischen seiner bisherigen westlichen medizinischen Auffassung und den Informationen und Belehrungen, die er über die Grundlagen der makrobiotischen Ernährung und der darauf beruhenden Lehre über die Entstehung von Krankheiten, insbesondere Krebs, erhielt. Einerseits bereitete er sich auf sein Sterben vor und machte sich Gedanken über seine Beisetzung, andererseits hielt er strikt seine Ernährungsweise ein, selbst bei offiziellen Einladungen mit dem obligatorischen kalten Büffet. Nach einem halben Jahr hatte er zwar erheblich an Gewicht verloren, doch waren seine Bluttestwerte deutlich besser geworden. Er selbst hatte das Gefühl eines ausgesprochenen Wohlbefindens, konnte aber seine Zweifel, dass dies eine Folge der Ernährungsumstellung sein könnte, immer noch nicht ganz überwinden. Trotzdem stellte er die bis dahin eingehaltene Einnahme von gegengeschlechtlichen Hormonen gegen den Rat seines behandelnden Arztes ein. Nach ca. eineinhalb Jahren konnten durch eingehende Röntgenuntersuchungen und den radioaktiven Scannertest zur ungläubigen Überraschung seiner medizinischen Kollegen keinerlei Anzeichen von Krebs mehr festgestellt werden. Jetzt breitete sich in Sattilaro die Überzeugung aus, dass seine Heilung nur eine Folge der makrobiotischen Ernährung sein könne. Er begann darüber in der Presse zu berichten und hielt Vorträge auf Ernährungskongressen. In seiner Klinik wurde eine Ernährungsambulanz eingerichtet. Gleichzeitig aber veränderte sich seine Einstellung zum Leben grundsätzlich und seine bisherige religiöse Gleichgültigkeit verwandelt sich in eine tiefe Glaubenshaltung. Nach drei Jahren bescheinigten ihm seine behandelnden Ärzte offiziell eine »völlige Remission seiner Krebserkrankung«.

Seelische Innenweltverschmutzung – heimliche und unheimliche Verführer

Oft ist der Mensch kaum in der Lage,
SEINE leise Sprache wahrzunehmen oder gar zu verstehen.
Zuweilen hindert ihn eine überlaute Welt –
oder mehr noch und darüber hinaus seine eigene Unfähigkeit.
(Dionysos Aeropagita, aus: De coelesti hierarchia / Himmlische Hierarchie)

In der Regel sind wir durchaus motiviert, etwas für die Gesunderhaltung unseres physischen Körpers zu tun. Eine Vernachlässigung macht sich auch sehr schnell durch Beschwerden bemerkbar. Dass unser seelischer Bereich derselben Fürsorge und Vorsorge bedarf, ist viel schwerer einzusehen. Die Seele ist nicht ohne weiteres sichtbar und entzieht sich daher auch unserer unmittelbaren Einsicht. Außerdem gibt es über den Begriff der Seele unterschiedliche Auffassungen. Wir wollen hier als Seele die Ebene unserer Triebe und Gefühle verstehen. Hier spiegeln sich sowohl die Antriebe, die im Inneren unserer Persönlichkeit entstehen, wie auch die Impulse, die als Reaktion auf Einflüsse aus unserer Umwelt in Erscheinung treten. So entsteht eine Spiegelungsebene, die einen schwer fassbaren, aber ganz wesentlichen Teil unserer Persönlichkeit darstellt und als unsere Innenwelt unsere wachsame Aufmerksamkeit und Fürsorge verlangt. Es bleibt unserem inneren Arzt sonst nichts anderes übrig, als durch Beschwerden oder Krankheiten die Mindestbeachtung des vernachlässigten Persönlichkeitsanteils auf der Signalebene einzuklagen. Wir haben diesen Bereich schon unter anderem Gesichtspunkt im Kapitel Psychosomatik berührt.

Eine in früheren Jahrhunderten fast unbekannte Einflussgröße, der Lärm, hat die Erträglichkeitsgrenze der meisten Menschen erreicht und vielfach schon weit überschritten. »Lärm ist akustischer Abfall« sagt Joachim-Ernst Berendt, der Künder und Mahner des Hörens, und weist auf den Regelkreis hin, nach dem Aggressivität Lärm nährt und Lärm wiederum Aggressivität. Nicht umsonst leitet sich das Wort Lärm vom italienischen *allarme* (*all' arme* = zu den Waffen) ab. Damit befindet sich die zugehörige menschliche Reaktionsebene, unser Seelenleben, in einem dauernden Alarm-Zustand. Den pflegen wir heute als Stress zu bezeichnen und meinen damit einen Zustand erhöhter Aktivität unserer Hormondrüsen und des vegetativen Nervensystems zur Abwehr von

Gefahren für unsere physische und psychische Unversehrtheit. So hilfreich und lebensrettend diese Reaktionen des Organismus in echten Gefahrenmomenten sind, so ungünstig und erschöpfend wirkt aber frustraner Dauerstress auf unser Immunsystem.

Nun unterscheiden wir, meist unbewusst, bei der Verschmutzung unserer Umwelt durch Lärm zwei verschiedene Lärmquellen. Bei Motoren- und Verkehrslärm gehen wir überwiegend davon aus, dass er unvermeidlich ist, weil er dem Fortschritt und der Bequemlichkeit dient. Daneben gibt es aber eine willkürliche und bewusste Lärmerzeugung, ja sogar »Lärmsucht«. Denken Sie an die Geräuschkulisse in Fußballstadien, die über die Schmerzgrenze gedrehten Verstärker in Diskotheken und die Tatsache, dass Motorräder mit reduziertem Auspuffgeräusch Absatzprobleme haben. Unmittelbar sind es überwiegend junge Leute, die von dieser verführerischen akustischen Sucht befallen sind; mittelbar kann sich heute fast niemand mehr völlig vor den Auswirkungen dieser modernen Seuche schützen.

Es sind aber nicht nur diese extremen akustischen Exzesse, deren Schädlichkeit ohne weiteres einleuchten, die ihre Schmutzeffekte in unserer Seele hinterlassen. Viel mehr noch sind wir alle einer heimlichen akustischen Verschmutzung ausgesetzt, die zudem noch in der Regel in einem harmlosfreundlichen Mäntelchen auftritt. Gemeint ist die Hintergrundmusik, die in Supermärkten unsere Kauffreudigkeit fördern soll, die aber auch in Büros und sogar in Wartezimmern von Arztpraxen anzutreffen ist. Das unheimliche an dieser Parasitose unseres Hörsinns ist, dass wir meist diese akustische Kulisse und die damit verbundene Beeinflussung unserer Seelenstimmung gar nicht mehr bewusst wahrnehmen, sondern eher in einem Supermarkt irgendetwas Unbestimmtes vermissen, wenn der akustische Manipulator unseres Gemütszustandes und damit unserer Kauflust einmal fehlt. Es ist auch nicht nur diese Vergewaltigung unseres Hörsinns, der wir passiv und wehrlos ausgeliefert sind. Viel zwiespältiger ist die selbst bewirkte musikalische Dauerberieselung im häuslichen Bereich, ohne die viele Menschen nicht mehr auszukommen glauben. Wie viele Kinder können nicht mehr Schularbeiten machen ohne das Programm ihres Lieblingssenders im Hintergrund. Die dabei auftretende Bewusstseinsspaltung zwischen der gebotenen bewussten Konzentration auf das Lernpensum und der gedankenlosen Infiltration des Unterbewusstseins mit musikalisch-rhythmischem Seelenmüll führt zu den unterschiedlichsten Gesundheitsstörungen.

Im Vordergrund stehen unerklärliche Lern- und Konzentrationsstörungen, Schlafstörungen und die vielfältigen Beeinträchtigungen des vegetativen Formenkreises. Dabei möchte ich aber auf die unterschiedlichen Qualitäten einer

Begleitmusik aufmerksam machen. Von klassischer Musik wissen wir, dass sie im Gehirn die im Elektroenzephalogramm (EEG) messbaren Alpha-Wellen erzeugt, die das Kennzeichen wacher geistiger Entspannung sind. Weil man beobachtet hat, dass auf diese Weise die Lern- und Aufnahmefähigkeit vermehrt wird, haben einzelne Sprachlernprogramme ihre Texte mit klassischer Musik unterlegt. Dagegen sprechen die vorwiegend stark rhythmischen Programme der Pop/Rock-Musik eher tiefer gelegene seelische Bereiche der Triebzone an und sind alles andere als geeignet, die Lernfähigkeit anzuregen.

Noch viel problematischer ist die sich in den letzten 20 Jahren mit einer unerwarteten Dynamik steigernde Überforderung unseres Sehsinns durch das Fernsehen. Diese Überforderung hat mehrere ganz verschiedenartige Aspekte, die ich Ihnen im Folgenden sehr gerafft darstellen möchte:

Das Auge ist das aktivste und beweglichste menschliche Sinnesorgan. Zur Ausführung des Sehvorgangs bedarf es des feinabgestimmten Zusammenspiels einer ganzen Reihe unterschiedlichster Bewegungsvorgänge. Die Augäpfel tasten mit Hilfe von sechs Augenmuskeln ständig die Welt in ihrem Blickfeld ab. Beide Augen sind dabei gleichzeitig in Bewegung und stellen sich zudem so auf den Blickpunkt ein, dass sich die Sehachsen kreuzen (Konvergenz). Das Pupillenspiel regelt ständig die Intensität des Lichteinfalls. Die Augenlinsen sorgen durch Veränderung ihrer Dicke für die Sehschärfe (Akkomodation). Selbst die Sinneszellen auf der Netzhaut reagieren beweglich auf den Lichteinfall, indem die für das Farbensehen zuständigen Zapfen sich minimal vor- und zurückbewegen. Auch die Schutzvorrichtungen der Augen, die Augenlider, üben ihre Tätigkeit durch die Bewegung des Öffnen und Schließens aus. Im Gegensatz zu diesem aktiven und gesunden Bewegungsspiel des normalen Sehvorgangs werden die Bewegungen beim Betrachten von Film- und Fernsehbildern vom Kameramann übernommen. Das Auge bleibt weitgehend untätig. Aus dem dynamischen Sehen und Wahrnehmen der Umwelt ist ein angespanntes Starren auf den Bildschirm geworden. Auch die Steuerung und Auswahl der Bilder ist uns abgenommen worden. Wir sind, ohne es zu ahnen, zum passiven Bilder-Konsumenten geworden.

Das Fernsehbild ist zudem kein eigentliches Bild, sondern ein technisches Kunstprodukt. Es besteht nämlich entsprechend des elektronischen Ablaufs in der Bildröhre oder des Bildschirms aus vielen tausend einzelnen durch Kathodenstrahlung erzeugten fluoreszierenden Lichtpünktchen, die in ständigem Wechsel aufblitzen und die Illusion eines bewegten Lichtbildes hervorrufen. Das Fernsehen täuscht uns durch Scheinlicht mittels eines Scheinbildes Scheinbewegungen in einer Scheinräumlichkeit vor.

Nach dieser Entschleierung der physiologischen Seite des Fernsehens als auf Schein aufgebauten illusionären Vorgängen müssen wir die wichtigste

Seite, die Wirkung auf unser Seelenleben, betrachten. Es wäre bestimmt verkehrt, dem Fernsehen in der heutigen Zeit durch ein Pauschalurteil jede positive Berechtigung abzusprechen. Zweifellos hat es einen wichtigen Informations- und auch Bildungswert. Sein Unterhaltungswert ist mit kritischen Einschränkungen zu beurteilen. Dem stehen aber ebenso wichtige Gefahren und Probleme gegenüber. Die Grenzen zwischen Information und Manipulation, zwischen Unterhaltung und Zerstreuung sind jedoch fließend. Beim Fernsehen strömen mit einer fremdbestimmten Bilderflut unüberschaubare und nicht kontrollierbare Meinungen, Denkweisen und Urteile in unseren seelischen Bereich ein und rufen subtile bis brutalste Beeinflussungen hervor, denen der kritischste Mensch kaum gewachsen ist. Am verheerendsten wirkt sich das auf unsere Kinder und Jugendlichen aus, die diesem Ansturm hilflos gegenüberstehen und die die vorgespiegelten Illusionen mit der Wirklichkeit verwechseln. Hinzu kommt die Unfähigkeit vieler Menschen, vor allem wieder junger Menschen, den Bilderkonsum zu dosieren. Dabei wird Zerstreuung mit Entspannung verwechselt.

Je nach Alter, Entwicklungszustand und Persönlichkeitsstruktur entstehen Störwirkungen, die zwischen Nervosität und motorischer Unruhe sowie einer Art Seelenlähmung als ausgleichendem Totstellreflex des Seelenlebens schwanken. In vielen Fällen finden wir eine regelrechte Fernsehsucht mit Entzugserscheinungen bei Fernsehverzicht. Über die Inhalte der angebotenen Programme brauchen wir nicht viele Worte zu machen. Die Überbetonung von »Crime and Sex« sowie Gewalt bis Brutalität sprechen eine eindringliche Sprache. Schon lange vor Anbruch des elektronischen Zeitalters hat ein intuitiver Geist diese Zusammenhänge kurz und zutreffend in folgende Worte gekleidet:

Dummes Zeug kann man viel reden,
kann es auch schreiben
und weder Leib noch Seele töten.
S'wird alles beim alten bleiben.
Dummes aber, vors Auge gestellt,
hat ein magisches Recht.
Weil es die Sinne gefesselt hält,
bleibt der Geist ein Knecht.
(Johann Wolfgang von Goethe, aus Zahmen Xenien)

Hören und Sehen sind hochentwickelte und hochsensible Sinnesfähigkeiten, mit deren Hilfe wir mit unserer Umwelt kommunizieren. Jeglicher Missbrauch dieser Naturgaben verursacht Störwirkungen auf der seelischen Empfangsebene dieser Sinneseindrücke und führt zu einer echten Innenweltverschmutzung.

Aufgrund der engen psychophysischen Vernetzung werden in erster Linie unsere Immunfunktionen von solchen Einflüssen beeinträchtigt. Reduzierung oder Vermeidung dieser elektronischen Verführungen reicht allein nicht aus.

Lassen Sie sich durch die in diesem Buch dargestellten praktischen Übungsvorschläge zeigen, welche höherwertigen Seelenbetätigungen Sie an die Stelle von akustischem oder optischem »Lärm« setzen können.

Koordination und Integration

Das Lebensprinzip Ganzheit

Führen wir uns noch einmal die dargestellten Tätigkeitsmerkmale unseres Immunsystems zusammenfassend vor Augen. Wir haben als Eigenschaften des Immunsystems und zugehörige menschliche Fähigkeiten folgende sechs Stufen kennen gelernt:

1. Erkennen und Beurteilen
2. Informationsaustausch
3. Steuerung
4. Gedächtnis und Lernfähigkeit
5. Kennzeichnung und Darbietung
6. Abwehr und Vernichtung

Sie hatten Gelegenheit mit Bewunderung festzustellen, wie präzise, differenziert und zielgerichtet die Immuntätigkeiten auf jeder einzelnen dieser Stufen ablaufen. Für unser kritisches Verständnis erhebt sich jetzt aber doch eine grundsätzliche Frage: Wie kann diese überraschend vielschichtige Vernetzung einzelner Wirkebenen als Ganzes in einem doch offenbar harmonisch ineinander greifenden Ablauf ihre Aufgabe erfüllen? Hier begegnen wir dem übergeordneten Lebensprinzip der Ganzheit. Dieser Begriff bereitet unserem vertrauten analysierenden Verstand große Schwierigkeiten, weil er eher eine Vision ist als ein mathematisch-reduktionistisches Naturgesetz. Auch mit der Bühne, auf der diese Ganzheit sich entfaltet, haben wir Probleme. Es fehlt ein einleuchtendes Menschenbild, in dessen Rahmen eingebettet wir uns das Immungeschehen vorstellen können.

Dieses Menschenbild muss einen Rahmen haben, in dem alle Lebensprozesse ihre körperliche Darstellungsebene finden. Darüber hinaus muss es einen Mittelpunkt haben, von dem die dirigierenden Impulse ausgehen. Diese Darstellungsebene wird heute mit dem viel gebrauchten, aber wenig verstandenen Begriff »Ganzheit« bezeichnet. Den Mittelpunkt bildet unser Seelenkern, unser »Ich«, dessen Bedeutung allerdings in unterschiedlichster Weise aufgefasst und dargestellt wird.

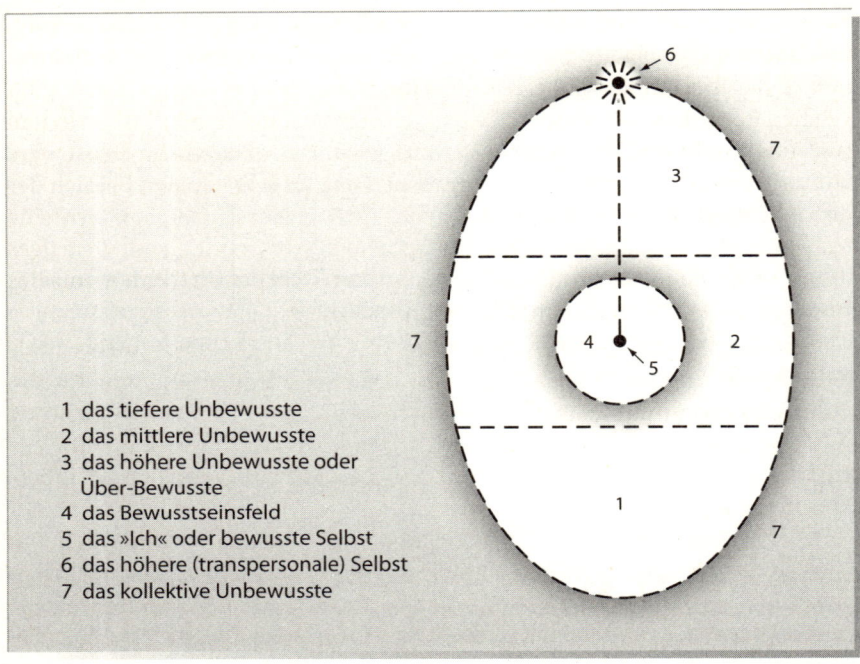

1 das tiefere Unbewusste
2 das mittlere Unbewusste
3 das höhere Unbewusste oder
  Über-Bewusste
4 das Bewusstseinsfeld
5 das »Ich« oder bewusste Selbst
6 das höhere (transpersonale) Selbst
7 das kollektive Unbewusste

(nach R. Assagioli 2004)

Ein hilfreiches Modell, um dieses komplexe Thema anschaulicher darstellen zu können, bietet das »Ei-Modell« von Roberto Assagioli, dem Begründer der Psychosynthese, um die Struktur des Menschen zu verdeutlichen. Er unterscheidet drei Ebenen:

- das tiefe Unbewusste, das die elementaren psychischen Funktionen, fundamentalen Antriebe und primitiven Impulse sowie die Welt der Träume und Vorstellungsbilder umfasst,

- das mittlere Unbewusste, das sich zusammensetzt aus psychologischen Elementen, die denjenigen unseres Wachbewusstseins sehr ähnlich und deshalb auch leicht zugänglich sind,

- und das höhere Unbewusste oder Überbewusste, ein Bereich der künstlerischen, philosophischen, wissenschaftlichen Inspiration, der Ethik, Kontemplation, Liebe, Spiritualität.

Eingebettet in das mittlere Unbewusste ist unser Bewusstseinsfeld: der ununterbrochene Fluss von Empfindungen, Gefühlen, Gedanken, Wünschen und Impulsen, die uns bewusst sind. Das Zentrum dieses Bewusstseinsfeldes bildet das Ich. Dieses schwindet aber, z. B. wenn wir schlafen oder in Narkose sind, und taucht auf rätselhafte Weise wieder auf. Diese Sicht führt zu der Annahme, dass es darüber hinaus noch ein fortdauerndes transpersonales Selbst gibt, welches über dem normalen Bewusstseinsstrom und seinen körperlichen Zuständen steht und davon nicht berührt wird. Das persönliche Selbst wäre dann wie eine Widerspiegelung des transpersonalen Selbst in den Bereich der Persönlichkeit zu sehen. Es ist kein neues oder eigenes Licht, sondern eine Projektion einer leuchtenden Quelle. Tatsächlich gibt es nur ein einzigartiges Selbst. Es ist eine Einheit, die sich jedoch in verschiedenen Graden von Bewusstheit und Selbstverwirklichung manifestiert.

Genauso wie es scheinbar zwei Arten von Selbst gibt, erscheinen wir als Mensch von unserer Umgebung getrennt. Das trifft allerdings nur für die Wahrnehmung unseres Alltagsbewusstseins zu. Je mehr ich mich in Richtung Empathie, Vertrauen, Verwunderung, Verbundenheit bewege, bis hin zur Erfahrung der Nondualität, umso mehr heben sich die Grenzen auf, überschreiten Raum und Zeit.

Wir Menschen sind also nicht voneinander isoliert, sondern eingebettet in einen ständigen und aktiven Austausch mit der Umgebung, dem Kollektiven Unbewussten nach C. G. Jung. Es findet also immer auch eine »psychologische Osmose« statt, analog der physiologischen Osmose zwischen allen Körperzellen.

Während ich mir Gedanken machte, wie ich Ihnen dieses schwierige, aber zentrale Thema nahe bringen könnte, habe ich, einem inneren Impuls folgend, ein Jugendfoto von mir aus alten Unterlagen herausgesucht. Da sitzt ein etwa 11-jähriger Junge in weißem Hemd und kurzer Hose umgeben von einer Gruppe größerer Bäume im hellen Sonnenlicht. Mit einem kleinen versonnenen Lächeln blickt er in die Kamera. Ich meine, ich sollte Ihnen erzählen, was es mit diesem Foto auf sich hat.

An einem frühen dunstig-warmen Sommermorgen hatte ich mich damals in einen verschwiegenen Winkel des weiten großelterlichen Gartens am Rhein zurückgezogen und mich meinen Gedanken und Gefühlen überlassen. Spontan geriet ich in einen merkwürdigen, mir bis dahin unbekannten Ausnahmezustand. Es war mir, als würden sich die Grenzen meiner Persönlichkeit auflösen, und ich fühlte mich als ein völlig integrierter Teil der mich umgebenden Natur. Es war wie ein ständiges Fließen von Wahrnehmungen, Gefühlen und Gedanken aus meinem Inneren in die Umgebung hinaus und aus der Umgebung wieder in mich hinein ohne jeglichen begrenzenden Widerstand. Wohl hörte ich wie von Ferne die typischen Geräusche meiner Umwelt, doch fühlte ich mich völlig als zugehöriger Bestandteil dieser Umwelt. Das gewohnte dualistische Bewusstsein zwischen mir als Subjekt und den Wahrnehmungsobjekten der Welt hatte sich plötzlich ganz verloren. In mir entstand das Gefühl einer nie erlebten Glückseligkeit. Es war ein zeitloses Erlebnis und ich weiß nicht, wie lange es anhielt. Bis auf einmal meine Großmutter mich entdeckt hatte, wie immer mit ihrem Fotoapparat bewaffnet, und besagtes Foto schoss. Ausgerechnet dieses Bild hat auf irgendeine Weise den Krieg und die völlige Zerstörung unserer Wohnung in Berlin überstanden. Manchmal hole ich es heraus und erlebe beim Betrachten einen leisen Widerklang des damaligen Erlebens gepaart mit einer stillen Wehmut.

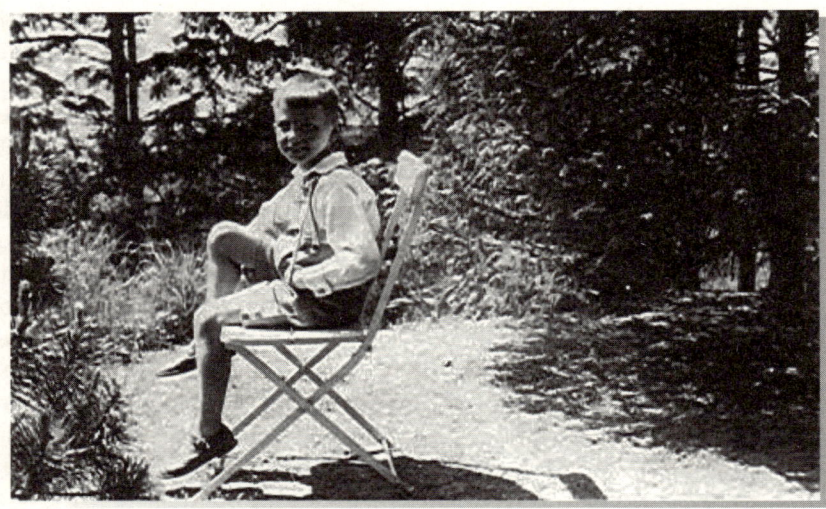

© zur Linden 2010

Gehört dieses sehr persönliche Erlebnis hierher? Hat es etwas mit unserem Thema zu tun? Immer wenn ich versuche, mich nicht nur theoretisch mit diesem schwierig zu erfassenden Begriff der Ganzheit zu verbinden, leuchtet in mir dieses geschilderte Erlebnis auf. Ich meine, es kann auf der reinen Erlebnisstufe ein Einstieg zum lebendigen Verständnis eines Wissens sein, das uns in der Gegenwart auf einer weiterentwickelten Evolutionsstufe wieder neu begegnet.

Vielleicht kann der eine oder andere meiner Leser das nachempfinden oder hat selber Ähnliches erlebt?

Jedenfalls können wir ahnen, dass wir hier an die Grenze unseres logischen Verstehens stoßen. Versuchen wir, uns dieser Grenze zu nähern.

Aus philosophischer Sicht verstehen wir heute unter Ganzheit die Vollständigkeit, Totalität, Unversehrtheit und Eigenständigkeit einer Sache. Demnach ist der Teil einer Sache nur aus der Ganzheit zu verstehen; das Ganze ist aber, wie bereits Aristoteles lehrte, mehr als die Summe seiner Teile. Im naturwissenschaftlichen Sprachgebrauch hat der Begriff Ganzheit das gut klingende Etikett ›Holismus‹ (griech. *holos* = ganz) bekommen. Die zugrundeliegende Idee hat sich auf drei unterschiedlichen Ebenen als außerordentlich fruchtbar erwiesen. Wir können in diesem Zusammenhang allerdings nur andeutungsweise auf diese Forschungsergebnisse eingehen.

Das holografische Prinzip hat 1946 der Physiker Denis Gabor auf der Suche nach einem besseren Mikroskop entdeckt. Durch zwei sich überlagernde Lichtstrahlen entsteht ein wirklich gespenstiges dreidimensionales Interferenzmuster des abzubildenden Objekts, das als Bild geisterhaft im Raum schwebt. Durch die Erfindung des Laserlichts mit seinen besonderen kohärenten (strahlenbündelnden) Eigenschaften konnte dieses Bild später auf einer fotografischen Platte festgehalten werden. Das so entstandene Hologramm besitzt alle Informationen über das abgebildete Objekt auf der ganzen Platte verteilt. So kann aus jedem Teilbereich der Platte, mag er noch so klein sein, das vollständige Objekt rekonstruiert werden. Das Hologramm ist also ein unvorstellbar dichter Informationsspeicher. Man hat geschätzt, dass der gesamte Bestand der amerikanischen Kongressbibliothek in einem holografischen Medium (Trägersubstanz) von der Größe eines Zuckerwürfels gespeichert werden könnte. Die Leistungsfähigkeit des holografischen Informationsspeichers ist in letzter Konsequenz so groß, dass sie unsere Raum-Zeit-Vorstellungen übersteigt. Der amerikanische Gehirnforscher und Nobelpreisträger Karl Pribram hat das holografische Modell zur Erklärung der Informationsspeicherung und -verarbeitung im Gehirn herangezogen. Da das visuelle Gedächtnis im Gehirn bisher nicht lokalisiert werden konnte, hat Pribram die Theorie aufgestellt, dass das Gedächtnis in Art eines Hologramms netzartig über das ganze Gehirn ausgebreitet ist und das Gehirn die Wahrnehmungen der Außenwelt durch eine Art mathematischer Umwandlungen interpretiert.

Offen ist allerdings wieder die Frage, wer oder was im Gehirn das Hologramm deutet. Selbst Pribram hat mit entwaffnender Offenheit zugegeben: »Ich hoffe, Sie sind sich darüber im Klaren, dass ich das alles nicht verstehe!« Er hat aber auch die Meinung geäußert, dass wir durch transzendentale oder mystische Erfahrung spontan Zugang zu diesem Bereich haben könnten. David Bohm, ein hervorragender amerikanischer Physiker, hat ein holografisch zu verstehendes Universum beschrieben. Was wir mit unseren Sinnen von der Welt wahrnehmen, ist eine entfaltete (explizite) Ordnung der Dinge, der eine unsichtbare eingefaltete (implizite) Ordnung zugrundeliegt. Er vergleicht letztere mit dem in der DNS des Zellkerns enthaltenen potenziellen Lebensprogramm, das sich bei seiner Aktivierung durch Ausformung und Entfaltung verwirklichen kann.

Im Bereich der komplementären Medizin wird der Ganzheitsbegriff sehr häufig in einem besonderen Sinne gebraucht. In zunehmendem Maße findet man die Bezeichnung Ganzheitsmedizin oder ganzheitliche Behandlung als Synonym, also sinnverwandt, für eine Auffassung, der der ganze Mensch mit Körper, Seele und Geist zugrunde liegt. Das ist auch unsere Anschauungsweise, die in diesem Buch zum Ausdruck kommt. Ganz zweifellos sind die in diesem Kapitel dargestellten Grundgedanken die Basis dieser Auffassung, wenn sie auch nicht immer so deutlich im Bewusstsein leben. Wir haben uns aber entschlossen, dieses schwierige Thema in diesem Buch darzustellen, um Ihnen eine Vorstellung von den uralt-modernen Erkenntnissen über die großen Beziehungszusammenhänge und das Informationsfeld zu ermöglichen, in dem unser Leben abläuft und in dem speziell unser Immunsystem wirkt.

Eine geradezu unglaubliche und hochdramatische Beobachtung haben Biologen bereits auf einer sehr niedrigen Entwicklungsstufe der Natur gemacht. Sie soll uns eindrücklich vor Augen führen, dass das Ganzheitsprinzip ein wesenhaftes Gestaltungselement der Evolution ist. Es ist die Lebensgeschichte einer Art Schleimpilz mit Namen *Dictyostelium mucoroides*.

Zu Beginn existieren nur die Sporen des Schleimpilzes. Aus diesen schlüpfen Amöben, die zunächst ein vollständig von einander unabhängiges, eigenständiges Dasein führen. Durch allseitige Bildung von Pseudopodien (Scheinfüßchen) breiten sie sich gleichmäßig auf ihrem Nährboden aus und vermehren sich außerordentlich stark durch Teilung. In dem Moment, wo die Nährgrundlage verbraucht ist, ändert sich schlagartig das Bild. Die bis dahin unabhängig von einander ungeordnet hierhin und dahin kriechenden Amöben werden wie von einer übergeordneten und richtenden Kraft ergriffen. Sie verlieren die kugelige Gestalt, werden länglich und beginnen sich in größeren Gruppen fortzubewegen. Zugleich mit der Ausrichtung der gemeinsamen Ortsbewegung entsteht eine Polarisierung der einzelnen Amöben in Vorder- und Hinterteil. Dann geschehen in rascher Folge hochdramatische und geradezu atemberaubende Ereignisse. Der Biologe E. Arndt schildert es folgendermaßen:

»Über die Amöbenmasse hin läuft ein Schatten, man hat den Eindruck, als wenn ein Windstoß über eine glatte Wasserfläche oder über ein Kornfeld fährt. Auf den ersten, kaum wahrnehmbaren, folgen in kürzer werdenden Abständen stärkere. War es beim ersten Schatten zweifelhaft, woher er kam und wohin er ging, so wird es bei den folgenden deutlich, dass sie von irgendeiner Stelle ungefähr in der Mitte des Amöbenhaufens kommen müssen. Hier wird ein Zentrum bemerkbar, bzw. zwei nahe benachbarte, von denen aus Wellen in rhythmischer Folge über die Masse der Amöben hinlaufen. Unter weiterer Verstärkung dieser Wellen resultiert zuletzt eine die ganze Masse erfassende rhythmische Bewegung, die sich in dem einen Falle mehr als pulsierend, im anderen mehr eine gleichmäßige Wellenbewegung darstellt. Diese Vorgänge können im Zeitrafferfilm unmittelbar studiert werden. Zunächst formen sich die Amöben in zahlreichen Einzelzügen, die alsbald zu größeren Zügen verschmelzen und schließlich – wie ein Strom ins Meer – alle auf einem bestimmten Mittel- und Zielpunkt einmünden. Hier ballt sich die zusammenströmende Masse der Amöben zu einem Hügel zusammen, der sich durch weitere Aufwanderung immer höher und steiler emportürmt. Zugleich entstehen mit dieser Zusammenballung zu einem einheitlichen und geformten Leib nun auch innere histologische Differenzierungen: Die Amöben, die mehr im Inneren des Hügels liegen, verhärten unter Vacuolisierung (Hohlraumbildungen) und Zellulosebildung und erzeugen eine zentrale, feste, langsam in die Höhe wachsende Säule, den Stiel des werdenden Fruchtkörpers. Die an der Oberfläche liegenden Amöben hingegen differenzieren sich zu einem feinen Häutchen. Zwischen dem zentralen verhärteten Stiel, einer Art Skelett, und dem zarten Oberflächenhäutchen kriechen nun immer mehr Amöben aufwärts, wodurch der Fruchtkörper weiter in die Länge wächst. Diejenigen Amöben, die schließlich ganz an die Spitze des ausgewachsenen Fruchtkörpers gelangen, bilden dort ein kugeliges Köpfchen, das Sporangium. Sie umgeben sich mit einer Schale und werden zu Sporen, denen wiederum isolierte Einzelamöben entschlüpfen. Damit kehrt der Entwicklungszyklus wieder an den Ausgangspunkt zurück.«

Deutlicher kann uns die Natur kaum die Existenz eines ganzheitlichen, formbildenden Kraftfeldes vorführen. Man kann solche komplexen Vorgänge mit Begriffen wie Selbstorganisation, genetischer Code, Chemotaxis, Neurotransmitter oder Enzymwirkungen beschreiben, die zweifellos an dem Geschehen beteiligt sind. Sie sind aber doch nur notwendige Werkzeuge innerhalb des Bildungsprozesses. Wer oder was aber ist der planende und lenkende Architekt? Letztlich unser Ich, transpersonales Selbst, geistiger Mittelpunkt unseres menschlichen Seins. Vielleicht kann ein etwas banaler aber anschaulicher Vergleich unserem Verständnis weiterhelfen. Stellen Sie sich eine große Behörde, ein Ministerium mit zahlreichen Abteilungen, Unterabteilungen und Referaten vor. Überall sitzen vorzüglich ausgebildete Beamte und Angestellte. Jeder ist ein ausgesprochener Fachmann in seinem Aufgabenbereich und weiß genau, was er zu tun hat. Aber ohne den Minister, der die großen Richtlinien und Zielangaben vorgibt, würde dieser große Behördenapparat nur unfruchtbar im Leerlauf rotieren. Erst der Minister, der als Mitglied des Kabinetts Zugang zur höchsten Regierungsebene hat, kann seinen Mitarbeitern den übergeordneten Sinn vermitteln, der ihrem Handeln zugrunde liegt und ihre Zusammenarbeit zielgerichtet aufeinander abstimmt. Wenn wir nun den Vergleich unter der besonderen Themenstellung dieses Buches weiterführen, stellt das Immunorgan die Abteilung ›Innere und äußere Sicherheit‹ dar. Die Leitung untersteht einem Staatssekretär, den wir an anderer Stelle als ›inneren Arzt‹ bezeichnet haben. Die Thymusdrüse wäre sein persönliches Büro, das unter Leitung seines persönlichen Referenten vor allem für die Schulung der Nachwuchskräfte verantwortlich ist. Andere Abteilungen sind für die erkennungsdienstlichen Feststellungen, die Nachrichtendienste, die Weitergabe der ministeriellen Richtlinien und Dekrete, das Archiv, die Pressearbeit und die polizeiliche Exekutive zuständig. Alle Aufgabenbereiche aber sind abhängig von den übergeordneten Anweisungen des Ministers und können nur in sehr beschränktem Umfang selbstständig für die Erhaltung der eigenen Funktionsfähigkeit sorgen. In diesem Vergleich verkörpert der Minister das Ich als oberste Instanz unserer Gesamtpersönlichkeit. Wir können auch sagen: Unser Ich/transpersonales Selbst formt und prägt die Ganzheit unserer Persönlichkeit zu einer einzigartigen Individualität.

Wir haben in den voraus gegangenen Kapitel versucht, Ihnen deutlich zu machen, dass die verschiedenen Wirkebenen des Immunsystems ein beeindruckendes komplexes Netzwerk bilden, das mächtigen Steuerungsprozessen unterliegt, die noch weitgehend unbekannt sind. Wichtiger ist jedoch in diesem Zusammenhang der Nachweis, dass jede immunologische Wirkebene ihre Entsprechung auf der Ebene der Psyche hat. Hierzu gehören beispielsweise die Lernfähigkeit, das Gedächtnis, die Unterscheidungsfähigkeit und alle anderen, schon ausführlich beschriebenen Wirkebenen. Die Psychoneuroimmunlogie hat inzwischen schon recht gründlich erforscht, wie eng die immunologischen und die psychischen Wirkebenen ineinander verschränkt sind und wie sie miteinander kommunizieren. Diese wissenschaftlichen Erkenntnisse machen eine ganzheitliche Betrachtungsweise zwingend erforderlich. Wir wissen inzwischen, wie Abschwächungen oder Aktivierungen der Immunfunktionen oder auch deren medikamentöse Stimulation oder Unterdrückung nicht nur unsere vitalen Erlebnisformen wie Appetit, Schlaf oder Sexualität verändern, sondern auch einen Einfluss auf zahlreiche psychische Funktionen haben, wie beispielsweise die Emotionen, die Grundstimmung, das Denken, die Konzentration und Aufmerksamkeit. Andererseits ist inzwischen aber auch gut belegt, wie stark diese psychischen Merkmale unsere Immunfunktionen verändern und auf welchen hormonellen und neurobiologischen Wegen diese Veränderungen erzeugt werden. Daher erscheint es nicht nur vernünftig, sondern zwangsläufig erforderlich, eine gemeinsame oberste Steuerungsinstanz zu postulieren.

Die zeitliche Dimension des Lebens – die Biografie

Unter Biografie verstehen wir die Betrachtung des Lebenslaufs unter zeitlichen Gesichtspunkten. Das Lesen der Biografie bedeutender Menschen kann außerordentlich interessant und lehrreich sein. Aber die eigene Biografie? Solange man sich selbst nicht für berühmt oder bedeutend hält, erscheint diese doch völlig nebensächlich und uninteressant. So denken die meisten Menschen, bis sie einmal angefangen haben, auf ihr eigenes Leben zurückzublicken und sich plötzlich in einer aufregenden Entdeckungsreise auf den verschlungenen Pfaden des bisherigen Lebensverlaufes befinden. Dazu bedarf es aber in der Regel eines besonderen Impulses oder Anlasses. Nur zu oft ist auch der Leidensdruck einer problematischen Krankheit der Beweggrund. Die Arbeit an der eigenen Biografie hat nichts mit einem zum Selbstzweck entarteten Herumwühlen in der eigenen Vergangenheit im Sinne einer Nabelschau zu tun. Zur strukturgebenden Führung bietet sich z. B. der von Rudolf Steiner entwickelte Sieben-Jahresrhythmus an, der bei jedem Menschen ganz bestimmte gleichartige Entwicklungsschritte erkennen lässt:

- Mit 7 Jahren Schulreife,
- mit 14 Jahren Pubertät,
- mit 21 Jahren Erwachsensein.
- Im gleichen Rhythmus lassen sich diese Entwicklungsschritte deutlich, aber weniger auffällig bis ins hohe Alter verfolgen.

Zwischen bestimmten Sieben-Jahresrhythmen bestehen korrespondierende Verbindungen, die wir an anderer Stelle Resonanz bzw. Dissonanz genannt haben. Dem Suchenden offenbaren sich Zusammenhänge, die das eigene Leben in einem ganz anderen Licht erscheinen lassen und fast immer ein großes Staunen auslösen, aber auch den roten Faden wiederfinden lassen, die eigene Lebensmelodie, den eigenen Ton. Die Auseinandersetzung mit der eigenen Biografie bedeutet auch, die eigene Lebens-Rhythmik verstehen lernen. Bei systematischer Erarbeitung unter erfahrener Anleitung können Sie aufschlussreiche Einsichten in die bisherigen Verknüpfungen Ihres Lebens gewinnen, in menschlicher und erlebnishafter Hinsicht. Daraus lassen sich wichtige Folgerungen für Ihre zukünftige Lebensgestaltung ziehen. Ohne dass Sie es zunächst merken, befinden Sie sich schnell in einem gedanklichen und emotionalen Erkenntnisprozess von oft grundlegender Tragweite. Vor allem beginnen die fundamentalen Fragen nach dem Sinn und der Aufgabe dieses Lebens vielfach unerwartete Antworten zu finden.

Mit dem Blick auf unsere Biografie begegnen wir einem sehr langwelligen Grundrhythmus des menschlichen Lebens. Durch Einsicht in die großen Zusammenhänge unseres eigenen Lebens können wir steuernd Einfluss gewinnen auf die Richtung des weiteren Lebensverlaufs, sei es in Resonanz oder Dissonanz mit den über- oder untergeordneten Rhythmen unseres Daseins. Zu diesen Rhythmen gehören die biologischen, in die die Funktionen unseres Immunsystems eingebettet sind. Gerade die Biografiearbeit ist in der Lage aufzudecken, wie viele Menschen, ohne es zu ahnen, in Dissonanz mit ihrer Biografie leben. So müssen sie sich ständig mit selbst geschaffenen, aber nicht im Bewusstsein lebenden Widerständen auseinandersetzen. Auf die Auswirkungen dieser Widerstände werden wir oft erst durch Signale auf der biologischen Körperebene aufmerksam. Eine unerklärliche Infektanfälligkeit oder rätselhafte Funktionsstörungen im Bereich von Herz und Kreislauf oder des Verdauungstraktes sind häufig »Wahrsager« derartiger Dissonanzen. Voraussetzung ist allerdings, dass wir gelernt haben und bereit sind, diese Störungen nicht nur als lästige Krankheitssymptome, sondern als wichtige Signalgeber zu verstehen. Dann gilt es, den Signalcode zu dechiffrieren und die erforderlichen Konsequenzen zu ergreifen.

Die Beschäftigung mit der eigenen Biografie ist ein Weg zu Selbsterkenntnis und damit auch der Schlüssel zur Selbstheilung, wie auch der folgende Fall eindrucksvoll demonstriert.

Der 40-jährige Armin S. saß mit angstvoll geweiteten Augen und hochrotem Kopf in seinem Einzelzimmer unserer Klinik. Seine Hände massierten abwechselnd die Herzgegend und griffen dann wieder leise zitternd nach seinem beschleunigten Puls. Er war nicht zu bewegen, zum Essen in den Speisesaal zu gehen und auch die wenigen Meter zur EKG-Kontrolle musste er im Rollstuhl gefahren werden. So war er Gefangener seines Krankenzimmers und verbrachte dort nicht enden wollende Stunden einsamer Angst. Als ich ihn in mein Arztzimmer holte, klammerte er sich die paar Schritte ängstlich an meinen Arm. Eine Wiederholung der Tatsache, dass auch bei uns alle technischen Untersuchungsergebnisse völlig normal waren, hätte ihm nicht geholfen oder im Gegenteil seine Ängste vor der von ihm empfundenen unbekannten Bedrohung seines Lebens nur noch vermehrt. So bat ich ihn, mir seine Lebensgeschichte zu erzählen. Zu meiner Überraschung erfuhr ich einen bewundernswerten und erfolgreichen Lebenslauf: Er war der Älteste von sechs Kindern. Mit 16 Jahren wurde er durch den Tod beider Eltern bei einem Straßenbahnunglück »Familienoberhaupt«. Es war ihm gelungen dafür zu sorgen, dass alle seine Geschwister einen Beruf ergreifen konnten. Der Jüngste hatte kürzlich seine Lehre beendet. Er selbst hatte ein Ingenieurstudium hinter sich und war erfolgreicher und angesehener Mitarbeiter in einem großen Konzern. Er war verheiratet, hatte ein gesundes Kind, ein eigenes Haus und natürlich ein Auto. Seine Herz- und Kreislaufbeschwerden hatten vor etwa sieben Jahren begonnen und seitdem trotz laufender ärztlicher Behandlung ständig weiter zugenommen. Auf meine Frage: »Was war denn vor sieben Jahren in ihrem Leben?« erzählte er etwas irritiert und zögernd eine Geschichte, von der er meinte, dass sie eigentlich »nicht hierher gehöre«. Er war in seiner Jugend ein echter Draufgänger gewesen und hatte seine Erfolge bei den Mädchen waidlich ausgenutzt. Das ging so lange, bis er seine jetzige Frau kennenlernte. Da war ihm klar, dass sie die Frau seines Lebens sein würde und er sein Verhalten dem anderen Geschlecht gegenüber gründlich ändern müsse. Stockend berichtete er: »Wenn ich in Begleitung meiner damaligen Braut einem hübschen jungen Mädchen begegnete, meinte ich, sie könne jetzt meine spontanen Gedanken lesen.« Prompt rötete sich vor Verlegenheit und Scham sein Gesicht, was bei seinem etwas südländischen Aussehen besonders auffallend gewesen sei. Bald trat diese Errötung aber nicht nur im Beisein seiner Braut auf, sondern auch wenn ihn ein Gegenübersitzender in der Straßenbahn intensiv anschaute oder im Betrieb jemand beim Telefonieren hinter ihm stand. Das steigerte sich so weit, dass er in einer Konferenz seinen Gesprächsbeitrag nur stotternd und mit hochrotem Kopf beisteuern konnte. Bald versuchte er alle Gelegenheiten ängstlich zu vermeiden, wo derartige peinliche Reaktionen bei ihm auftauchen könnten. Immer mehr begann er sich vor solchen Situationen zu ängstigen und spürte dann, wie sein

Herz schon im Voraus zu rasen begann. Demzufolge fing er an, sein Herz und seinen Puls ständig zu beobachten. Bald konnte er nicht einmal mehr aus dem 3. Stock auf die Straße herunterschauen, ohne schwindlig zu werden. Jetzt begann seine Odyssee bei den Ärzten. Da keine organischen Störungen festgestellt werden konnten, erhielt er ein Beruhigungsmittel und ein Psychopharmakon nach dem anderen. Immer öfter fiel er krankheitshalber im Betrieb aus. Auf Rat eines Arztes baute er sich in seinem Keller eine Kneippanlage zur Abhärtung. Trotzdem konnte er bald nicht mehr ins Kino oder Theater gehen, oder nur, wenn er am Rande der Sitzreihe sitzen konnte mit der Gewissheit, jederzeit hinauslaufen zu können. Jetzt war er schon drei oder vier Jahre nicht mehr in einer Kinovorstellung gewesen, auch traute er sich nicht mehr zu, selbst Auto zu fahren. Schließlich bekam er aus nichtigem Anlass einen so dramatischen »Herzanfall«, dass ihn der Notarzt wegen »Verdacht auf Herzinfarkt« ins Krankenhaus einwies. Da das Krankenhaus mit diesem Patienten nichts anzufangen wusste, schickten sie ihn in unsere Spezialklinik. Die Erschöpfung war nach diesem Bericht deutlich im Gesicht des Patienten zu lesen. Als ich ihn noch einmal aufforderte, sich die Situation erlebnishaft intensiv vor Augen zu führen, wie es war, wenn er mit seiner Braut einem anderen Mädchen begegnete, da griff er sich ans Herz und bekam einen hochroten Kopf. »Merken Sie etwas?« fragte ich ihn eindringlich. Da fiel es ihm wie Schuppen von den Augen. Das war der Kipp-Punkt seines bis dahin gesunden Lebens. An dieser Stelle begann sein Krankheitsweg. Es blieb mir nur noch, ihm zu erklären, dass die Wurzel seiner Beschwerden eine Errötungsfurcht, (medizinisch-psychologisch Erythrophobie genannt) aus Verlegenheit oder Scham seiner Braut gegenüber war. Alle weiteren Symptome hatten sich stetig steigend wie eine Spirale darauf aufgebaut. Der weitere Verlauf ist schnell geschildert: Sehr bald konnte er zum Essen in den Speisesaal gehen und Kontakt mit anderen Patienten aufnehmen. Am nächsten Wochenende kam seine Frau zu Besuch. Ich fand bei ihr volles Verständnis für die Zusammenhänge. Zum ersten Mal konnte der Patient sich ihr gegenüber zu seinen Schamgefühlen bekennen und erfuhr von seiner Frau liebevolles Verständnis. Am nächsten Wochenende kam die Frau für einige Tage. Sie brachte den Wagen mit und wir machten gemeinsam eine erste Ausfahrt mit erstem Restaurantbesuch seit langer Zeit. Er konnte zu seiner Frau ins Hotel ziehen und berichtete stolz vom Frühstück im Speisesaal und einem Kinobesuch. So war es dem Patienten nach einer langen Irrfahrt durch die Krankheit möglich, durch einen gezielten Blick in seine Lebensgeschichte sich selbst und seine verdrängten Gefühlsreaktionen besser kennen zu lernen und daraus für sein Leben und seine Gesundheit entscheidende Lehren zu ziehen.

Die kreative Seite

Kreativität (von lat. *creatura* = Schöpfung) ist die wesentlichste geistig-seelische Fähigkeit des Menschen. Wenn schöpferische Phantasie und unser Willensimpuls, inneren Vorstellungen und Bildern Gestalt zu verleihen, zusammenwirken, werden wir kreativ. Empfangene Sinneseindrücke und deren im Gedächtnis gespeicherte Erinnerungen sind dabei die von außen kommenden

Elemente, die sich in der Seele verdichten. Kommt der zündende Funke des Einfalls hinzu, kann sich Äußeres und Inneres vermählen, kann sich wenden, verwandeln und neu gestalten, bis das innere Bild geschaut wird.

Bevor wir uns mit der Bedeutung der Kreativität im Hinblick auf unsere Immunkräfte befassen, sei auf einige Erkenntnisse der modernen Gehirnforschung verwiesen. Jeder Mensch verfügt über zwei Hirn-Hemisphären. Beide zusammen sind die zentralen Empfangs- und Steuerungsinstrumente für alle Fähigkeiten und Wesensmerkmale, die die Individualität des einzelnen Menschen prägen. Beide Hirnhälften leisten die gleiche Menge Arbeit. Doch beide haben ihren eigenen Ablauf bewusster Gedanken und ihr eigenes Gedächtnis. Aber die Denkweisen beider Hälften sind fundamental unterschiedlich. Während die linke Hirnhälfte in Worten denkt, denkt die rechte in Bildern. In unserem Zusammenhang ist von Bedeutung, dass unterschiedslos jeder Mensch über eine linke Hirnhälfte verfügt, die alle Denkbereiche übernimmt, die sich in Worte fassen lassen und logischen Gesetzen folgen. Die rechte Gehirnhälfte jedes Menschen kommt dagegen bei allen Gelegenheiten zum Einsatz, für die man ein Gespür haben muss oder wenn aus verschiedenen Einzelelementen ein Gesamtbild zusammengesetzt werden soll. Dabei spielt es keine Rolle, aus welchen Sinnesfunktionen oder Gefühlsbereichen diese Elemente stammen. Alle Arten künstlerischen Schaffens haben hier die Basis ihrer Verwirklichung. Das Ausmaß der kreativen Aktivität und Schöpferkraft steht in einem engen Zusammenhang mit der gesamtmenschlichen Gesundheit. Es dürfte ohne weiteres einleuchten, dass eigentlich nur ein gesunder Mensch, der im Vollbesitz seiner körperlichen und geistigen Kräfte ist, zu kreativer schöpferischer Tätigkeit befähigt ist. Oder dass das Wiederauftauchen dieser Fähigkeit ein Zeichen der Gesundung ist. Akute Erkrankungen lassen nach einer gelegentlich auftretenden Initialphase gesteigerter Empfangsbereitschaft in der Regel als erstes die Kreativität erlahmen. Chronische Erkrankungen bewirken meist ein Stagnieren der schöpferischen Aktivität. Das charakteristische Kennzeichen einer depressiven Stimmungslage ist unmittelbar die völlige Blockierung jeglicher Kreativität.

Doch gibt es gerade bei den chronisch Kranken rühmliche Ausnahmen. Wir können in diesen Fällen sogar ungewöhnliche Leistungen künstlerischer oder wissenschaftlicher Kreativität erkennen. Ein bekanntes Beispiel ist der englische Physiker Stephen W. Hawking, der infolge eines schweren Nervenleidens im Rollstuhl sitzend sich nur noch mithilfe elektronischer Geräte verständlich machen kann. Trotzdem hat Hawking die moderne Naturwissenschaft mit Ideen bereichert, die ihn mit Einstein auf eine Stufe stellen. Vielfach lässt sich erahnen, dass Menschen gerade durch ihre Behinderung oder Krankheit zu hervorragenden kreativen Werken angespornt wurden. In diesen Fällen handelt es sich unseres Erachtens um erfolgreiche Selbstheilungsversuche in dem Sinne, wie wir es in den vorangegangenen Kapiteln darzustellen versuchten.

Ausnahmslos jeder Mensch besitzt ein in seinem Wesen verwurzeltes elementares Bedürfnis nach schöpferischer kreativer Betätigung. Ohne die Befriedigung dieses Bedürfnisses wird dem Menschen die geistige Basis seines Menschseins entzogen, weil sich der Mensch in seinem Bewusstsein erst durch schöpferisches Tun als Ich-begabtes Wesen erfährt. Kreativität ist demnach die edelste Form menschlicher Selbstverwirklichung. Zur Erhaltung der Gesundheit ist für jeden Menschen ein Mindestmaß an regelmäßiger kreativer Tätigkeit erforderlich. Ohne die immer wiederkehrende Bestätigung seines geistigen Wesenskerns würde für den Menschen die Gefahr eines Zurücksinkens auf eine animalische Stufe bestehen. Der innere Arzt macht ihn dann durch abgestufte Krankheitssignale auf diesen Mangel aufmerksam. Aus Befindlichkeitsstörungen werden Beschwerden körperlicher oder seelischer Art. Diese entwickeln sich zu Funktionsstörungen. Der nächste Schritt sind organische Erkrankungen, die sich bis zu bösartigen Tumoren steigern können.

Auf jeder Stufe ist der Mensch aufgerufen, den Code der Krankheitssymptome richtig zu deuten und die erforderlichen Schlussfolgerungen zu ziehen. Reine Symptombekämpfung kann hier das zugrundeliegende Problem nur verschleiern, verschleppen und letzten Endes verschlimmern. Man kann auch sagen, dass Gesundheit und Kreativität eng miteinander verkoppelt sind. Gesunde Anteile in uns sind die Voraussetzung für Kreativität und kreative Betätigung die Voraussetzung für die Erhaltung der Gesundheit.

Diese wechselseitige Abhängigkeit wird, wissenschaftlich ausgedrückt, gesteuert wie ein negativer rückgekoppelter Regelkreis, ein kybernetisches Grundprinzip biologischer Systeme, über das wir schon eingehender gesprochen haben. In unserem Fall unterliegt der angestrebte Gleichgewichtszustand zwischen Gesundheit und Kreativität verschiedenartigen Störeinflüssen. Aus unserer Umwelt wirken in erster Linie Reizüberflutung durch die Medien, vor allem Fernsehen und permanente Geräuschkulisse, außerordentlich störend auf uns ein. Dann gehören dazu echte kreative Mangelzustände, berufliche und familiäre Überforderung und fehlende Anregung zu kreativer Betätigung. Aus unserem inneren seelischen Milieu bilden depressive Verstimmungen mit nachfolgender Lethargie oder die stressbedingte Überaktivität und Betriebsamkeit hemmende Faktoren. Als korrigierendes Stellglied des Regelkreises verfügen wir alle über eine Einflussgröße, die wir schöpferische Fantasie nennen möchten. Dieser Begriff umfasst sowohl die wichtigen präventiven wie auch die vernachlässigten therapeutischen Potenziale. Hier einige illustrierende Beobachtungen.

Eine weiße Wolke auf weißem Papier?

Jetzt, nach zwei Jahren, hat sie sich etwas daran gewöhnt, am Anfang hat es sie nur überwältigt. Da war nichts gewesen, ich meine, nichts als ein Blatt weißes Papier, drei, vier winzige Farbtöpfchen und ein paar Pinsel, und dann ist etwas da, was es auf der ganzen Welt, so groß sie auch ist und so voll sie auch hängt mit Bildern, nicht gegeben hat: ihr Bild. Sie hat es gemalt, Frau W., gelähmt, auch die beiden Hände, bis auf einen einzigen Finger, 75 Jahre alt, Rentnerin, früher Magd, und ihr Bild, das ist ein Herbstbaum, vom Sturm gepeitscht, vom Sturm gebogen und geschüttelt, von seinen eigenen Blättern umwirbelt wie von Vogelschwärmen. Frau W. seit Jahren, Frau B. seit Jahrzehnten an den Rollstuhl gefesselt, Frau C. schier verwachsen mit zwei Krücken, Frau H. mit zwei gummibesohlten Stöcken, Frau L. fast blind, eine ist 98, eine ist 94, alle haben Schmerzen, Frau Z. ist schief gebogen von Arthritis, und sie malen Bäume, so überquellend von Blüten, dass man keine Blätter, keine Äste mehr sieht; sie malen glutrote oder dunkelgrüne Fische in himmelblauem Meer und Lilien von einer Zartheit, wie man sie manchmal noch in Bauerngärten findet. Ich habe im Lauf der zwei Jahre die Handschriften ihrer Pinsel kennen gelernt. Manchmal sehe ich die Handschrift eines anderen Pinsels in ihren Bildern. Ich brauche nicht fragen, wer hier einen kleinen Akzent gesetzt hat, eine Farbnuance nur, die dem Bild fehlte. Ich weiß, es ist sie gewesen, die Malerin Anne zur Linden, nicht wundertätig, aber Wunder wirkend in diesem Heim für gebrechliche, kranke, alte Menschen. Am Montag um 10 Uhr betritt sie das Haus und um 11 Uhr verlässt sie es wieder, und in dieser einen Stunde ist das Haus so still, als hätten die Frauen das getan, was ihnen ihre Gebrechlichkeit verbietet, als hätten sie die 9 Stufen überwunden, zwischen der Haustür und der Straße, um fortzugehen; doch gerade in dieser einen Stunde würde keine fortgehen, selbst dann nicht, wenn sie es könnte, denn in dieser einen Stunde malen sie: einen Stern, größer als eine Faust (»Ist er nicht zu groß?«), strahlend über winzig kleinen, kohlpechrabenschwarzen Schafen hinweg (»Weil sie doch im Schatten stehen, müssen sie schwarz sein«.), auf dem Hirtenfeld von Bethlehem, oder Kerzen, wie Flammenwerfer ihre Flammen werfen – und keine von ihnen hat bis vor zwei Jahren je ein Bild gemalt, keine trägt in sich ein imaginäres Museum. Kaum eine hat je ein Museum besucht. Tizian? Goya? Monet? Nicht einmal Namen. Niemand, der je zu ihnen gesagt hat: Schau diese Blüte an, wie schön sie ist! Niemand, der ihre Blicke je auf etwas anderes gelenkt hat als auf – nein, der Satz muss anders beginnen: Niemand, der je ihre Blicke abgelenkt hat von dem, was, bis sie alt, hilflos und krank geworden waren, Pflicht hieß, Pflicht war, die Selbstverständlichkeit, das, wofür sie angeheuert, angestellt, geheiratet worden waren. Die Küche. Der Stall. Das Feld. Das Treibhaus. Das Vieh. Das Haus. Das Kind. Der Mann (ich hätte ihn an erster Stelle nennen sollen, denn das war damals noch so, als sie jung waren). »Wie kann man eine weiße Wolke auf weißem Papier malen?« Sie mussten alt werden, siech, krank, gefesselt an den Rollstuhl, an die Krücken, sie mussten hierher gekommen sein, ehe ihre Fantasie sich der Frage zuwenden durfte, wie man auf weißem Papier eine weiße Wolke malen und ob man sie überhaupt darauf malen könne. Keine der Frauen hätte früher die Frage überhaupt auch nur verstanden, keine hätte sie früher je gestellt, je stellen können. Die Wolke war nur etwas gewesen, was, je nachdem, wo sie stand und wie sie aussah, entweder regnen wird oder hageln oder schneien. Wolke war (besser: bedeutete?): das Heu hinein in die Scheune, den Kinderwagen hinein in das Haus, die

Fenster schließen, das Treibhaus verwahren. Kein Blick, der die Wolke anders prüfte als auf ihre möglichen Folgen. Und nun, jetzt, hier, wird die Wolke zu etwas ganz anderem, zu einem künstlerischen, zu einem malerischen Problem. Wie es lösen? Plötzlich: die Befreiung. Die Farbe, sie müssen sie irgendwann besessen haben – könnten sie sie denn sonst malen? Und nur vergessen haben, zugeschüttet muss sie worden sein, und durch die Montage zwischen 10 und 11 hat die Farbe sich befreit, und Frau B., seit 56 Jahren an den Rollstuhl gefesselt, malt eine Sonnenblume: Wenn es die Verkörperung der platonischen Idee einer Sonnenblume gibt, so ist es diese Sonnenblume. »Ich habe als Kind einmal eine Sonnenblume gesehen, ich erinnere mich«. Vielleicht ist es das, was die Lehrerin in dieser einen Stunde tut: vergessene, verscheuchte Erinnerungen wecken? Erinnerungen an eine weiße Wolke, an eine Wiese mit Schafen, an einen Baum im Sturm. Eine Stunde. Ein Thema. Gestellt an alle, beantwortet von allen (nur Frau D. tanzt manchmal aus der Reihe und malt etwas ganz anderes). Gemeinsam allen, dass ihr Geburtsjahr, oft sogar sehr tief, im 19. Jahrhundert liegt, gemeinsam allen, dass etwas in ihnen oder an ihnen nicht mehr funktioniert, Herz oder Magen oder Beine, irgend etwas; gemeinsam das Haus und seine, wie auch ihre eigene sehr große Hilfsbereitschaft. Nicht gemeinsam sind ihre Erinnerungen und damit die Beantwortung der Aufgabe: blühender Baum. Eine Blüte vom Baum, ein Ast mit Blüten vom Baum, ein Baum mit Blüten, Bäume mit Blüten. Variationen über ein Thema. Ich staune, wie verschieden das Hirtenfeld sich an jenem Weihnachtstag darbot und wohin Ostereier sich verirren können, in Wüsten und auf Gletscher, in Blumenbeete oder an den Strand eines aufgewühlten Meeres. Quintessenz eines langen Lebens: jedes Bild. Das gibt ihnen, in meinen Augen, weit mehr Reiz, als ihn Kindermalereien haben. Es sind Spätwerke, man nehme das Wort in seiner wörtlichen Bedeutung, späte Werke aus der späten Zeit von Menschen, und doch das erste Eigenschöpferische, was diese Frauen jemals wagten. Bei der einen oder anderen beobachte ich, wie sie sich langsam ›freimalen‹. Um in ihrem Bild, um im Bild zu bleiben: Am Anfang war der Baum völlig kahl, dann wagte sich ein Vogelkäfig hinein, und bald, schüchtern, hier und dort ein Blatt, bis der Baum dann schließlich so viele von ihnen besaß, dass ein Sturm beschworen werden musste, um das Dickicht wieder etwas zu lichten. Sich selbst durch Farben und durch Formen befreien, wobei die Farbe das primäre ist. Aber es kommt noch etwas anderes hinzu, gewiss gleich wichtig: Wie sie durch das Malen die Wolken anders sehen als bisher, dadurch, dass sie sie malen, sehen sie sich selbst auch anders. Manchmal gelingt der einen oder anderen eine erstaunliche Objektivierung ihrer selbst, ihrer Situation: alt, krank, Heim; und alles drei verliert dadurch an Schwere. Es ist sehr viel, wenn etwas Neues in ein altes Leben tritt. Es ist nie zu spät. Es kann immer noch ein Neues in ein altes Leben treten, auch wenn es den Anschein hat, als wäre der Träger dieses alten Lebens für Neues, für Kreatives, nicht mehr erreichbar.

(Text von Marianne Langewiesche)

Klänge in der Dämmerung – musikalische Betreuung Vergessener

Alle sind alt, alle sind schwerst gebrechlich, viele sind verwirrt oder in ihrer menschlichen Ausdrucksfähigkeit völlig versandet. Manche liegen im Bett oder sind aus Sicherheitsgründen im Rollstuhl festgebunden. Ich trete in ihren Kreis, immer die gleiche »Erkennungsmelodie« summend, singend oder flötend. Ich stelle mich vor: »Ich bin Almut«

und begrüße jeden einzelnen mit seinem Namen. Dabei lege ich meine Hände auf die schmerzenden Glieder und bringe den erstarrten Körper, Kinderlieder summend, in leise Schwingungen. »Heile, heile Segen …«, Häschen in der Grube …«, »Kommt ein Vogel geflogen …«. Es wird ruhiger im Kreise, die Gesichter entspannen sich, Erinnerungen werden wach. Auf einzelnen Gesichtern entsteht ein zaghaftes Lächeln. Jetzt hat sich ein wenig Vertrautheit entwickelt und ich trete nun hinter jedes einzelne Gruppenmitglied und lege meine Hände vorsichtig auf den Kopf und lasse sie mehrmals langsam über Hals, Schultern, Arme und Hände heruntergleiten. Dabei hören wir Pachelbel, Mozart oder Lieder aus Taizé, und immer wieder *veni sancte spiritu*. Meine inneren Gedanken begleiten dieses kleine Ritual mit der Vorstellung, einen »Ruhemantel« um diese Menschen zu legen. Die Auswirkungen dieser Berührungen sind Entspanntheit in und am ganzen Körper, wenn auch nur für kurze Momente. Ein friedliches Gesicht mit einem fast heiteren Blick. Für kurze Augenblicke können sie die Schwere und die Schmerzen des Alters und des Alleinseins vergessen. Ein Teilnehmer weint jedes Mal, wenn ich »Sah ein Knab' ein Röslein stehen« singe. Sein verzerrtes Gesicht lässt den Kampf ahnen, ob ein Mann weinen darf. Es vergehen Wochen. Langsam bekomme ich heraus, dass er früher in einem Männerchor gesungen hat und dass immer wieder dieses Lied gewünscht wurde. Seine längst verstorbene Frau liebte dieses Lied so sehr. Trauer über das Alter und das Alleinsein? Ich schenke ihm eine kleine Mundharmonika, um ihm die lange Zeit bis zum nächsten Wiedersehen zu verkürzen. Das Weinen wird weniger, Vertrauen in den Jetztzustand größer. Ich habe einen wahren Freund gewonnen. In einer Stunde frage ich: »Was kann eine Hand alles machen?«…. lange Pause und Geduld zur Pause. Dann »Schlagen, strafen, klatschen und – streicheln«! Mein Gott, wie viel geben mir diese Menschen! Auf die Frage: »Wie malen Sie Ihre Seele auf einem Stück Papier?«, kommt als Antwort: »Wie einen schwarzen Teich« und von einer völlig desorientierten Frau: »Kann ich nicht, weil ich sie nicht anfassen kann«. Frau B., 88 Jahre, sagt: »Mein Arm ist müde und mir fehlt eine Drehung beim Waschen«. Alle machen gemeinsam Armgymnastik, um ihren Arm wieder aufzuwecken. Auf meine Frage: »Wann klatscht man?« antwortet die sich sonst sehr zögernd und langsam ausdrückende Frau: »Wenn man fröhlich ist«. Ein ganz kleines Erfolgserlebnis für mich. Nur 6 bis höchstens 10 Teilnehmer kann ich erreichen. Zu mehr reicht meine Kraft nicht. Aber langsam beginnen die Gruppenmitglieder miteinander zu kommunizieren, die Isolation wird durchlässiger, sie nehmen ihren Nachbarn links und rechts wieder wahr. Ja, es entsteht eine kleine Gruppengemeinschaft bei rhythmischem Klatschen oder Stampfen eines bekannten Liedes. Die Augen beginnen zu leuchten und die Hände strecken sich nach mir aus. »Wenn Sie da sind, bin ich drei Minuten jünger«, höre ich oder »Sie sind ein Engel, halleluja!«, dabei reißt die Frau ihre Arme, die sie sonst nicht mehr bewegen kann, hoch zum Himmel. Das sind die kostbaren Dankesbezeugungen, die ich empfange und die mir meine Arbeit als sinnvoll und lohnend erscheinen lassen.

(Text von Almut Neumann)

Natürlich ist noch nie jemand auf die Idee gekommen, das Immunsystem dieser Menschen zu untersuchen, aber ist es so abwegig, zu vermuten, dass durch die eine Stunde Zuwendung und liebevoller Anregung in der Woche die Immunkräfte der Gruppenteilnehmer einen kleinen Aufschwung erfahren? Ein kleines

Lächeln auf einem erstarrten Gesicht, ein Summton aus einem verstummten Mund, der Versuch eines rhythmischen Klatschens mit gichtverkrümmten Händen kann sicher auch wieder etwas Leben in einem sonst versandeten Abwehrsystem hervorrufen.

Sprechen diese beiden Berichte nicht eine zu Herzen gehende Sprache? Es bleibt eigentlich nichts mehr zu sagen übrig. Ein- oder zweimal in der Woche eine Stunde: Ein paar Töpfchen mit Farbe, Pinsel, Papier oder eine Singstimme und einige einfachste Musikinstrumente. Ein liebevoller, musisch begabter Mensch und eine neue Erfahrungswelt tun sich für die Vernachlässigten, Vergessenen, Ausgegrenzten auf. Ein Aufleuchten verschütteter Kreativität, ein Lichtblick im letzten Lebensabschnitt vor dem Übergang in die andere Dimension.

Präventive Aspekte

Es gibt eine spezielle medizinische Disziplin, die Präventiv-Medizin, deren Aufgabenbereich die Vorbeugung ist, die auf dieser Ebene Gesundheitsförderung genannt wird. Es bestehen auch internationale Richtlinien und Aufgabenstellungen für die Gesundheitsförderung, die 1986 als Ottawa-Charta festgelegt wurden. Darin wird »die große Bedeutung koordinierten Handelns von Regierungen, Gesundheits-, Sozial-, Bildungs- und Wirtschaftssektoren, von nichtstaatlichen und gemeinnützigen Einrichtungen und Initiativen, von Industrie und Medien« beschworen. In der Bundesrepublik Deutschland wurde Gesundheitsförderung bereits Ende 1988 als Pflichtaufgabe der Krankenkassen gesetzlich im Gesundheits-Reform-Gesetz – SGB V. § 20 – verankert.

Die Aufgabe wurde auch von den Kassen in unterschiedlichem Ausmaß und mit verschiedenartigen, z. T. umstrittenen Konzepten zu verwirklichen versucht. Im Zuge der laufenden Sparmaßnahmen sind aber gerade diese Initiativen stark ins Schussfeld der Kritik geraten und als erste erheblich reduziert oder ganz gestrichen worden. Ein Beispiel für die Konzeptlosigkeit der heutigen Gesundheitspolitik. Als kennzeichnende Zahlenbeispiele seien folgende statistische Angaben genannt: Weniger als 5 Prozent des Gesamtbudgets für das Gesundheitssystem fließen in Präventionsmaßnahmen (Internationales Expertentreffen des Zentrums für Krankenhausmanagement 2003), resp. 1,6 Prozent der Ausgaben der gesetzlichen Krankenversicherungen sind für Vorsorge und Reha-Maßnahmen vorgesehen (2006).

Inzwischen sind die Absichtserklärungen zur Förderung der öffentlichen Gesundheit auf europäischer Ebene noch einen Schritt vorwärts gekommen. Im Maastrichter Vertrag zur Gründung der Europäischen Union von 1993

verpflichten sich in Artikel 129 die Mitgliedsländer »ein hohes Gesundheits-
schutzniveau ihrer Bürger« zu gewährleisten. In einem inzwischen vorliegenden
Aktionsplan wird festgelegt, dass sich die gesundheitspolitischen Aktionen der
Gemeinschaft in erster Linie auf die Verhütung von Krankheiten richten sollen.
Damit rückt die Prävention in den Mittelpunkt der Aktivitäten für die »öffent-
liche Gesundheit«. Die Umsetzung dieser wunderschönen Absichtserklärung
scheitert aber offenbar immer noch am Fehlen der dafür notwendigen Mittel.
Nach wie vor werden in erster Linie entstandene Krankheiten behandelt, anstatt
Krankheiten vor ihrer Entstehung zu verhüten. Die Vorsorgeuntersuchungen
lösen dieses Dilemma nicht auf. Sie dienen der Früherkennung von Krankheiten. Insofern haben sie ihre Bedeutung. Sie dienen aber lediglich dazu, bereits
bestehende Krankheiten in einem möglichst frühen Stadium ihrer Entwicklung
festzustellen. Zweifellos lassen sich auf diese Weise Behandlungsmaßnahmen
erfolgversprechender einleiten. Doch haben diese Untersuchungen mit der
hier gemeinten *Vor*beugung von Krankheiten bereits vor ihrem Entstehen
nichts zu tun.

Vorbeugung ist zweifellos ein zentrales Gesundheitskonzept, das für alle
Menschen von grundlegender Bedeutung ist. Es hat aber die charakteristische
Eigenart, dass es nur vom Einzelnen verwirklicht werden kann. Eine wirkungsvolle Vorbeugung wird es daher nur geben, wenn es gelingt, möglichst viele
Menschen von der Notwendigkeit der dazu erforderlichen Maßnahmen zu
überzeugen und sie so zu den entsprechenden Eigenaktivitäten und Verhal-
tensänderungen zu motivieren.

Vorbeugung setzt demnach einen Bewusstseinsakt voraus, der im einzelnen Menschen stattfinden muss. Unser Vorschlag ist die Einführung eines
Lehrfaches Gesundheitspädagogik, das unsere Kinder vom Kindergarten bis
zum Schulabschluss abgestuft begleitet. Damit würden mittelbar auch die
Eltern erreicht.

Ärztliche Behandlungsmöglichkeiten bei Immunschwäche

Diesem Buch liegt die ausdrückliche Zielvorstellung zugrunde, dass Sie,
liebe Leserinnen und Leser, im Hinblick auf die Bewahrung Ihrer Gesundheit der einzige kompetente und verantwortliche Ansprechpartner sind. Im
Idealfall sollte eine ärztliche Behandlung wegen einer Abwehrschwäche Ihres
Immunsystems nicht erforderlich werden, wenn es Ihnen möglich ist, die
angegebenen Ratschläge und Anregungen zur Eigenaktivität konsequent zu
befolgen. Trotzdem können immer wieder Umstände eintreten, die ärztliche
Maßnahmen erforderlich machen, um einer Verminderung der körpereigenen

Abwehr entgegenzuwirken. Deshalb möchten wir Ihnen einige grundsätzliche Informationen für den Fall geben, dass Sie doch einmal ärztliche Hilfe in Anspruch nehmen müssen.

Wenn sich der Arzt ein Bild vom Zustand Ihres Immunsystems machen will, steht zunächst die Krankheitsvorgeschichte, die Anamnese, im Vordergrund. Eine gute Anamnese ist bereits die halbe Diagnose. Zur Erhebung einer gezielten Anamnese gehört neben fundierter ärztlicher Erfahrung meist ein relativ großer Zeitaufwand. Damit berühren wir aber schon ein heißes Eisen unseres modernen Medizinbetriebes. Trotz aller Beteuerungen der verantwortlichen Funktionäre der Krankenkassen und der Gesundheitspolitiker, die sprechende Medizin zu fördern, werden Beratungen als zentrale ärztliche Leistung derartig niedrig honoriert, dass die Ärzte hinsichtlich der wirtschaftlichen Seite ihrer Praxisführung in große Schwierigkeiten geraten. Ein vorwiegend auf eingehender Beratung fußender Praxisstil lässt sich heute mangels leistungsentsprechender Honorierung nicht mehr durchführen. Dadurch wird die so wichtige Erkennung psychosomatischer Zusammenhänge durch die Gestaltung der Gebührenordnung praktisch aus der Diagnostik ausgeschlossen.

In der Regel lässt sich durch die Anamnese und die dazugehörige körperliche Untersuchung ein voll ausreichendes Bild über den psychophysischen Gesundheitszustand des Patienten und seine Abwehrlage gewinnen. Dieses Bild kann heutzutage durch eine gezielte Labordiagnostik untermauert werden. Im Zuge der Immunforschung wurde eine Reihe von Untersuchungsmethoden entwickelt, die ganz speziell auf den Zustand der Immunfunktionen ausgerichtet sind. Die Ergebnisse der Laboratoriumsmedizin können durch eine Reihe von Untersuchungsverfahren der biologischen oder energetischen Medizin ergänzt werden. Diese Verfahren sind schulmedizinisch nicht anerkannt, können aber dem erfahrenen Arzt oft wertvolle Hinweise auf ursächliche regulative Zusammenhänge geben, die auf andere Weise nicht festgestellt werden können. Es handelt sich dabei um apparative Methoden, wie z. B. Elektroakupunktur (EAP), bioelektrische Funktionsdiagnostik (BFD), Regulations-Thermographie, vegetativer Reflextest u.a.m. Zur Labordiagnostik gehören vor allem die Dunkelfeldmikroskopie, die Kupferchlorid-Kristallisation, die mikrobiologische Stuhluntersuchung, das CEIA- Flockungsprofil u.a. Nichtapparative diagnostische Verfahren sind z. B. die angewandte Kinesiologie und die Diagnostik nach F. X. Mayr, die Hand-, Nagel-, Antlitz- und Zungen-Diagnostik. Zu einer ganzheitlichen Diagnostik gehört auf jeden Fall eine sorgfältige Herd- und Störfeldsuche (›Fokaldiagnostik‹). Das heißt, es wird nach dem Vorhandensein versteckter Entzündungsherde im Körper geforscht. Diese befinden sich überwiegend an den Zahnwurzeln, in den Nasennebenhöhlen oder im Bereich chronisch entzündeter Lymphdrüsen, z. B. den Tonsillen (Rachenmandeln).

Obwohl lokal häufig keinerlei subjektive Beschwerden bestehen, können solche Störfelder die Abwehrfunktionen des Immunsystems im Laufe der Zeit erschöpfen, so dass sie für ihre normalen Aufgaben nicht mehr ausreichend zur Verfügung stehen. Ein weiteres wichtiges diagnostisches Aufgabengebiet ist in der heutigen Zeit die Forschung nach Kontaminationen (Belastungen) durch Schwermetalle oder andere Noxen (Schadstoffe) aus der Umwelt.

Es ist an dieser Stelle nicht möglich, näher auf die genannten diagnostischen Verfahren einzugehen. Es hängt davon ab, in welche Praxis Sie geführt werden und zu welchem Arzt Sie ein Vertrauensverhältnis gewinnen können hinsichtlich der verwendeten diagnostischen Methoden. Es liegt uns nur daran, Ihnen vor Augen zu führen, dass die Immundiagnostik nicht durch einen einzigen Supertest erfolgen kann. Sie ist in jedem Fall ein Mosaikbild, das vom diagnostischen Blick des erfahrenen Arztes über die sorgfältige Anamnese bis zu speziellen Verfahren der Labor- oder Apparatediagnostik reicht. »Vor die Behandlung haben die Götter die Diagnose gesetzt« heißt eine ärztliche Devise. Sie können Ihren Arzt bei seiner Diagnosefindung wesentlich unterstützen, wenn Sie zur Erstkonsultation eine vorbereitete schriftliche Krankenvorgeschichte und Anmerkungen zu möglicherweise bei Ihnen vorliegende Umwelt- oder auch Innenwelt-Belastungen mitbringen.

Die Behandlung gestörter Immunfunktionen ist nicht in erster Linie ein Medikamentenproblem. In aller Regel gilt: Sie selbst sind Ihr bester Arzt. Ohne Ihre wichtige Eigenleistung und Kooperation kann die allerbeste ärztliche Behandlung nicht viel erreichen. Ihnen diese Tatsache durch Einsicht in die Zusammenhänge verständlich zu machen, ist ein wesentliches Ziel dieses Buches. Doch gibt es zahlreiche Möglichkeiten, mit denen der Arzt Ihre eigenen Bemühungen für eine Verbesserung Ihrer Immunfunktionen wirksam unterstützen kann. Dabei ist in grundsätzlicher Hinsicht zwischen einer Substitutions- und einer Stimulationsbehandlung zu unterscheiden.

Substitution heißt, einen Stoff, den der Organismus nicht oder nicht in ausreichendem Maße bereitstellen kann, durch Zufuhr von außen zu ersetzen. Dieser Therapieansatz wird überwiegend in der schulmedizinischen Behandlung, also von der offiziellen Universitätsmedizin, verfolgt. Im Vordergrund steht eine passive Immunisierung durch Zufuhr von Immunglobulinen, insbesondere Gammaglobulinen. Sie werden sich erinnern, dass es sich dabei um die eiweißhaltigen Rezeptormoleküle handelt, die auf der Oberfläche der B-Lymphozyten sitzen und als Antikörper die Aufgabe haben, Antigene zu erkennen und an sich zu binden. Dadurch werden die B-Lymphozyten zu enormer Vermehrung angeregt und stehen dann für die Abwehr einer Infektion zur Verfügung.

Eine andere Ebene der Substitutionstherapie betrifft die Vitamine. Zweifellos können Vitamingaben die körpereigene Abwehr anregen. Im Vordergrund stehen dabei die Vitamine A, E und C. Es sollte natürlich Ihr erstrangiges Ziel sein, durch eine gesunde Ernährung keine Vitaminmangelsituation entstehen zu lassen.

- Vitamin A (Retinol) ist in Milch, Leber und Eigelb enthalten. Als Vorstufe, Provitamin A (Karotin), kommt es in zahlreichen Pflanzen vor, insbesondere Karotten.

- Vitamin E (Tokopherol) findet sich vor allem in Mais, Sojabohnen und Weizen.

- Vitamin C (Askorbinsäure) ist enthalten in Frischgemüse und Zitrusfrüchten. Sein Fehlen hat im Mittelalter auf den wochenlangen Segelschiffreisen durch Mangelernährung die gefürchtete Skorbuterkrankung ausgelöst. Vitamin C unterstützt wesentliche Stoffwechselvorgänge und spielt bei allen Wiederherstellungsvorgängen eine wichtige Rolle.

Vitamine können zweifellos die Immunfunktionen günstig beeinflussen. Allerdings muss hier vor einem Vitamin-Fetischismus gewarnt werden. Es ist nicht vernünftig, fahrlässige oder leichtsinnige Unterlassungen bei den eigenen Ernährungsgewohnheiten durch Zufuhr künstlicher Vitamine ausgleichen zu wollen.

Eine weitere Ebene der Substitutionstherapien ist die Gabe von Mineralien und Spurenelementen. Diese sind für den mineralischen Aufbau des Körpers und die Aufrechterhaltung des chemischen Gleichgewichtes zwischen Säuren und Basen erforderlich. Sie haben aber auch eine große Bedeutung für den Stoffwechsel als Katalysatoren, indem sie bestimmte Stoffwechselvorgänge durch ihre bloße Anwesenheit in einer unwahrscheinlich niedrigen Konzentration erst ermöglichen. Zu nennen sind hier die Mineralien

- Kalzium (Ca),
- Kalium (K),
- Magnesium (Mg),
- Eisen (Fe),
- Kupfer (Cu),
- Zink (Zn),
- Selen (Se),
- Molybdän (Mo),
- Mangan (Mn) und
- Germanium (Ge).

Sie sollten auch in einer gesunden Ernährung enthalten sein. Es gibt aber je nach Essgewohnheiten und geologischer Struktur des Wohnorts regionale Defizite. Auch können Mangelzustände auftreten, wenn die Aufnahme dieser Substanzen durch ein gestörtes Darmmilieu vermindert wird.

Eine weitere Maßnahme ist die Stimulationsbehandlung. Sie hat das Ziel, durch Medikamente oder andere ärztliche Maßnahmen die Selbstheilungskräfte des Immunsystems zu erhöhter Aktivität anzuregen. Hierzu gehören gezielte physikalische Behandlungen der sogenannten Hydrotherapie, in erster Linie Kneippanwendungen. In besonderen Fällen können Kuren in Reizklimazonen verordnet werden, z. B. im Mittel- oder Hochgebirge oder als Thalassotherapie in Meeresklima.

Unter dem Begriff Ordnungstherapie werden weitere unterstützende Behandlungsformen zusammengefasst, wie z. B.:
- Akupunktur
- Fußreflexzonenbehandlung
- manuelle Lymphdrainage
- Feldenkrais- und Alexandermethode
- Eutonie
- Shiatsu
- Osteopathie

Ein grundlegendes Behandlungsverfahren bildet die mikrobiologische Therapie, früher Symbioselenkung genannt. Sie haben in früheren Kapiteln schon die grundlegende Bedeutung einer gesunden Darmflora für unsere Abwehrfunktionen kennen gelernt. Aufgrund des Ergebnisses einer bakteriologischen Stuhluntersuchung können die heute so häufigen Defizite im Bereich unserer Darmsymbionten, z. B. als Folge vorangegangener Antibiotika-Behandlungen, durch eine systematische Ernährungs- und Medikamentenbehandlung ausgeglichen werden. Diese Behandlung erfordert aber von Patient und Arzt viel Geduld und Konsequenz.

Eine ganze Reihe pflanzlicher Präparate haben eine ausgesprochen immunstimulierende Wirkung und können als gezielte Phytotherapie eingesetzt werden. Einige der am häufigsten verwendeten Pflanzenauszüge möchte ich Ihnen aufzählen:
- Echinacea angustifolia (Kegelblume)
- Viscum album (Mistel)
- Euphrasia officinalis (Augentrost)

- Rhus toxicodendron (Giftsumach)
- Thuja (Lebensbaum)
- Aconitum (Eisenhut)
- Gelsemium (wilder Jasmin)

Andere pflanzliche, aber auch tierische Präparate werden überwiegend in homöopathisch potenzierter Form verordnet, z. B.:
- Eupatorium (Wasserhanf)
- Drosera (Sonnentau)
- Ipecacuanha (Brechwurzel)
- Hyoscyamus (Bilsenkraut)
- Apis mellifica (Honigbiene)
- Formica rufa (Ameise)
- Cantharis (spanische Fliege)
- Lachesis (Gift der Grubenotter)

Durch gezielte ärztliche Maßnahmen können Ihre Immunfunktionen wirkungsvoll angeregt und unterstützt werden. In jedem Fall ist aber Ihre Kooperation durch Einhaltung einer gesunden Ernährung und andere in diesem Buch geschilderte Eigenleistungen entscheidend für den Therapieerfolg. Es ist ein Aberglaube, dass sich eigene Versäumnisse bei der Gestaltung des persönlichen Lebensablaufs durch Einnahme von Medikamenten ausgleichen oder ersetzen lassen.

Glossar

Allergen: Antigen, das zu Allergie führt

Allergie: »Andersempfindlichkeit« des Organismus, die aufgrund einer Sensibilisierung durch ein Allergen zu krankhaften Immunreaktionen (Überempfindlichkeit) führt

Antigen-Antikörper-Reaktion: reversible, auf physiko-chemische Wechselwirkungen beruhende Verbindung eines Antigens mit dem spezifischen, gegen dieses gerichteten Antikörper zu einem immun-inaktiven Antigen-Antikörper-Komplex

Antigen: jede Substanz, die vom Körper als fremd erkannt wird

Antikörper: die als Reaktion auf ein Antigen spezifisch gegen diese gebildeten und ausgeschiedenen Eiweißkörper. Diese haben die Fähigkeit zu spezifischer Bindung des Antigens

Arzneimittel: »pflanzliche, tierische oder synthetische Stoffe, die gemäß Arzneimittelgesetz bestimmt sind zur Diagnostik oder – als Therapeutika – zur Beeinflussung von Zuständen oder Funktionen des Körpers, als Ersatz für natürliche vom menschlichen oder tierischen Körper erzeugte Wirkstoffe oder Körperflüssigkeiten sowie zur Beseitigung oder zum Unschädlichmachen von Krankheitserregern, Parasiten oder körperfremden Stoffen.«

B-Lymphozyten: Lymphzellen, die mit besonderen Eiweißstrukturen auf ihrer Oberfläche versehen sind und sich bei Kontakt mit Antigenen zu speziellen Abwehrzellen entwickeln können

Bakterien: kleinste einzellige Mikroorganismen, die sich durch Spaltung vermehren

Biokatalysator: Enzym, Hormon, Vitamin oder Spurenelement, das als »Wirkfaktor« bestimmte Stoffwechselvorgänge ermöglicht

Ca: (Carcinoma) gebräuchliche Abkürzung für Karzinom

Chemotaxis: die durch einen chemischen Reiz ausgelöste, auf den Reizort gerichtete Bewegungsreaktion beweglicher Organismen

DNS (Desoxyribonucleinsäure): Träger aller Erbinformationen im Zellkern

Dysbiose: quantitative und qualitative Störung des Gleichgewichts der Darmflora, z.B. nach Antibiotikabehandlung

Effektorzelle: Immunfunktionen ausführende Zelle

Elektrosmog: jede Art und Intensität elektromagnetischer Strahlung, welche bei der Erzeugung, dem Transport und dem Verbrauch technisch erzeugter elektrischer Energie in das Umfeld gelangt

Enzym: für den Stoffwechsel aller Organismen unentbehrlicher Eiweißkörper, der als Biokatalysator viele biochemische Vorgänge erst ermöglicht

Ferment: ältere Bezeichnung für Enzym

Gedächtniszellen: besondere immunkompetente Zellen, die nach einem ersten Kontakt mit einem Antigen die besonderen Merkmale dieses Fremdstoffes wiedererkennen können

Granulozyten: der Abwehr von Antigenen dienende besondere Leukozyten

Heilmittel: »jedes (Hilfs-)Mittel für Heilzwecke im eigentliche Sinne, das Arzneimittel«

HLA-System: das erstmals an weißen Blutkörperchen anhand der von ihnen kodierten Oberflächen-Antigene entdeckte, für die Immunabwehr wichtige Regulationssystem des Organismus

Hormon: Signalstoff, der überwiegend in besonderen Drüsen oder Gewebsbereichen gebildet wird und über den Blut- oder Lymphstrom an seine Erfolgsorgane geleitet wird und – ohne selbst verbraucht zu werden – in kleinsten Mengen biochemische Reaktionen veranlasst

Hormonrezeptor: gewebsspezifischer Eiweißkörper der Zellmembran, an dem das Hormon gebunden wird

Immunisierung, Immunisation: Herbeiführen einer Immunität des Organismus

Immunität: die durch Immunisierung herbeigeführte und durch Auftreten spezifischer Antikörper und Zellen gekennzeichnete veränderte Reaktionsbereitschaft des Immunsystems gegenüber Antigenen (z.B. Viren, Bakterien, Fremdeiweißen)

Immunkompetente Zellen: Zellen mit der Aufgabe und Fähigkeit, auf ein bestimmtes Antigen spezifisch zu reagieren

Immunsystem: das die Immunität bewirkende System

Interferone: von kernhaltigen Zellen nach Infektion mit Viren gebildete niedermolekulare Eiweiße, die als Hemmstoffe intrazellulärer Virusvermehrung und schnell wachsender Tumorzellen wirken

Interleukine: Stoffe, die bei der Immunreaktion Signale zwischen immunkompetenten Zellen vermitteln

Ionen: elektrisch geladene Teilchen, die aus Atomen oder Molekülen entweder durch Entzug eines oder mehrerer Elektronen oder durch Elektronenzufuhr entstehen

Karzinogen: Faktor oder Substanz physikalischer, chemischer oder belebter Natur, die am Ort der unmittelbaren Einwirkung oder fern davon die Bildung einer bösartigen Geschwulst auslöst

Karzinom: bösartige Geschwulst (gebräuchliche Abkürzung: Ca.)

Killerzelle: zytotoxisch wirkende Zelle

Komplement: das im Blutplasma in unterschiedlicher Menge, Wirksamkeit und Zusammensetzung vorhandene Eiweißkörpersystem, das eine wichtige Rolle bei den Immunreaktionen spielt

Leukozyt: weißes Blutkörperchen

Lymphoretikuläres Gewebe: das aus netzartigem Bindegewebe und Lymphozyten aller Reifungsstufen zusammengesetzte Gewebe der lymphoretikulären Organe (Milz und Lymphknoten)

Lymphozyten: in Milz, Lymphknoten und anderen Organen gebildete Zellen des lymphatischen Systems, die als B-Lymphozyten oder T-Lymphozyten eine wichtige Rolle im Immunsystem spielen

Lysozym: schleimlösend wirkendes Enzym in bestimmten Geweben, Körperflüssigkeiten und Leukozyten

Makrophagen: sogenannte »Fresszellen«, die aber auch andere Immunzellen aktivieren können

Mediator: chemischer »Vermittler« oder »Überträgerstoff« des Nervensystems

Monozyt: größte weiße Blutzelle, reich an Fermenten und zu Phagozytose befähigt

Nebenwirkung: »jeder nicht erwünschte Effekt einer Maßnahme oder eines Arzneimittels; bekannt und voraussehbar oder aber unerwartet.« Es werden acht ursächlich verschiedene Nebenwirkungsgruppen registriert

Neoplasma: gutartige oder bösartige Neubildung von Körpergeweben im Sinne eines autonomen Überschusswachstums

Neuropeptid: eiweißartiger Signalstoff

Neurotransmitter: chemische Substanz, die an den Nervenendplatten (Synapsen) Nervenimpulse überträgt

Onkologie: Lehre von den echten Geschwülsten als Zweig der inneren oder experimentellen Medizin

Östrogen: Geschlechtshormon, dessen Konzentration z.B. im Verlaufe des weiblichen Genitalzyklus schwankt

Parasiten: Schmarotzer pflanzlicher oder tierischer Art, der sich auf Kosten eines anderen Lebewesens (»Wirt«) von dessen Stoffwechsel ernährt

Phagozyt: »Fresszelle« mit der Fähigkeit, unbelebte oder belebte Fremdpartikel aufzunehmen und zu verdauen (Phagozytose)

Phagozytose: die aktive Aufnahme unbelebter oder belebter Partikel in das Innere einer Zelle zur Eliminierung von Fremdelementen

Placebo: »Wirkstofffreies, äußerlich nicht vom Original unterscheidbares »Leer-« oder »Schein-Medikament« (»Falsum-Präparat«) für Placebo-Therapie (um das Verlangen nach einer nicht notwendigen Medikation zu befriedigen) und Blindversuch.«

Potential: physikalische Größe zur Beschreibung eines Kraftfeldes

Spurenelemente: in geringer Konzentration im Organismus vorkommende anorganische Bioelemente, die als ergänzende oder lebensnotwendige Nahrungsbestandteile gelten und sich vielfach als spezielle Immunstimulatoren herausgestellt haben

Symbiont: an einer Symbiose teilnehmendes Lebewesen

Symbiose: dauerhaftes Zusammenleben verschiedenartiger Lebewesen

Synapse: Kontaktstelle zwischen Nervenzellen bzw. Nerven und anderen Zellen, an der Nervenimpulse zur Aktivierung der nachgeordneten Zelle übertragen werden

T-Helferzellen: im Thymus gebildete Lymphozyten, die bei der Antikörperbildung mitwirken

T-Lymphozyten: vom Thymus abhängige Träger der zellvermittelten Immunität, die körperfremde Zellen zerstören können

T-Suppressorzellen: im Thymus gebildete Lymphozyten, die Immunreaktionen unterdrücken können

Thymus: hinter dem Brustbein gelegene Hormondrüse (»Bries«), die als »Ministerium« des Immunsystems gilt und wichtige Immunzellen (T-Lymphozyten) bildet und »ausbildet«

Toxizität: die für die verschiedenen Organismenarten unterschiedliche Giftigkeit einer Substanz

Tumor: jede umschriebene Schwellung (»Geschwulst«) von Körpergeweben.

Virulenz: die den Grad der Schädlichkeit bestimmende Infektionskraft eines Erregers

Virus: besonders kleine Krankheitserreger, die sich nur in lebenden Zellen vermehren und auf künstlichen Nährböden nicht züchtbar sind

Vitamin: lebensnotwendiger, stickstoffhaltiger Nahrungsbestandteil, der bei Fehlen Mangelerscheinungen auslöst

Wirksamkeit: zwischen Wirkung und Wirksamkeit wird bezeichnender Weise nicht unterschieden. Nach Kienle ist Wirksamkeit: »die Qualität und Dauer der Lebensverlängerung«. Die genaue Unterscheidung dieser beiden Begriffe hat in der Arzneimittelprüfung eine entscheidende Bedeutung

Wirkstoffe: »Heilmittel (Pharmakon); d.h. definierbare Elemente und Verbindungen, die biologische Wirkungen auslösen.«

Wirkung: »Effekt zugeführter Wirkstoffe«

zytotoxisch: zellvergiftend, -schädigend, z.B. Antikörper

Literatur

Assagioli, Roberto: Handbuch der Psychosynthese, 4. dt. Aufl., Rümelang (Nawo-Verlag) 2004

Aktivierung innerer Kräfte, Faszination menschlicher Körper, (Time-Life Books) 1994

Aristoteles: Ausgew. v. A. Pieper, München (Eugen Diederichs)1995

Bauer, Joachim: Das Gedächtnis des Körpers, München (Piper Verlag) 2007

Belschner, Wilfried: Das Playback-Theater: die Perspektive der Bewusstseinsforschung. In: Transpersonale Psychologie und Psychotherapie, 15(2009), 1

Berendt, Joachim Ernst: Das dritte Ohr, Rowohlt (Reinbek) 1985

Berendt, Joachim Ernst: Nada Brahma. Die Welt ist Klang, Frankfurt (Insel) 1983

Berendt, Joachim-Ernst: Ich höre - also bin ich, Freiburg (Hermann Bauer) 1989

Capra, Fritjof: Das Tao der Physik, München (O.W. Barth / Scherz) 1975

Capra, Fritjof: Wendezeit, München (Scherz) 1982

Cardas, Elena: Atmen – Lebenskraft befreien, München (Gräfe und Unzer) 1989

Chopra, Deepak: Die heilende Kraft, München (Knaur) 1995

Collier, Renate: Wie neugeboren durch Darmreinigung, München (Gräfe und Unzer) 1995

Dürr, Hans-Peter (Hrsg.): Physik und Transzendenz, Bern (Scherz) 1994

Eccles, John, C.: Das Gehirn des Menschen, 2. Aufl. München (Piper) 1976

Fischer, Christoph u.a.: Wasser ist mehr als H_2O. In: CO'MED, Nr. 6/1996

Fox, Matthew: Schöpfungsspiritualität, Stuttgart (Kreuz) 1993

Glöckler, Michaela: Die Biographie der Menschen und ihre geistigen Gesetze. In: Gesundheitspflege initiativ, Bd.4

Goswami, Amit: Das bewusste Universum, Bielefeld (Lüchow) 2007

Grön, Ortrud: Pflück dir den Traum vom Baum der Erkenntnis, Bergisch Gladbach (EHP) 2007

Grof, Stanislav; Bennett, Halzina: Die Welt der Psyche, München (Kösel Verlag) 1993

Hanzl, Günther S.: Das neue medizinische Paradigma, Heidelberg (Haug) 1995

Hartmann, Otto Julius: Menschenkunde, 2. Aufl. Frankfurt (Vittorio Klostermann) 1959

Hawking, Stephen: Eine kurze Geschichte der Zeit, Reinbek (Rowohlt) 1988

Heine, Hartmut: Lehrbuch der biologischen Medizin, Stuttgart (Hippokrates) 1991

Honauer, Urs: Wasser die geheimnisvolle Energie, München (Irisiana) 1998

Jung, Carl Gustav: Der Mensch und seine Symbole, Olten (Walther) 1968

Knill, Paolo J.: Das unvermittelbare Heilmittel oder Das Dritte in der Kunsttherapie, Boldern 1987

Koob, Olaf: Wenn die Organe sprechen könnten, Stuttgart (Mayer) 2005

Laszlo, Ervin: Kosmische Kreativität, Frankfurt (Insel) 1995

Linden zur, Anne: Die Kraft in uns selbst, Meditatives Malen; SIGNAL-Sonderdruck, Heidelberg (Haug) 1987

Linden zur, Volker: Etwas muss endlich geschehen – Geobiologie reif für die Erforschung. In: SIGNAL 2/83

Linden zur, Volker u. Helga: Immunsystem natürlich stärken, München (Gräfe und Unzer) 1993

Linden zur, Volker: Krebs – Impuls für neues Leben – Wege vom Betroffenen zum Beteiligten, Hochheim (CO'MED) 2010

Linden zur, Volker: Sich öffnen für Kreativität. Erkennen und Heilung des »Kreativitätsmangelsyndroms«. In: EHK 2/98

Linden zur, Wilhelm: Beitrag zu einem neuen Menschenbild. Vortrag 30.4.72, Gesellschaft für Anthropoökologie

Linden zur, Wilhelm: Geburt und Kindheit, 12. Aufl. Frankfurt (Vittorio Klostermann) 1986

Lipton, Bruce H.: Intelligente Zellen, Burgrain (KOHA) 2006

Majorek, Marek B.: Können Gene Morphogenese erklären? In: Der Merkurstab 2/2008, 112-122

Majorek, Marek B.: Können Gene diejenigen Leistungen erbringen, die ihnen zugeschrieben werden? In: Der Merkurstab 1/2009, 5-19

McTaggart, Lynne: Das Nullpunktfeld, München (Goldmann) 2003

Meinhold, Werner J. u.a. (Hrsg.): Das menschliche Bewusstsein, Zürich u.a. (Walther) 1998

Meyer, Frank: Besser leben durch Selbstregulation, Frankfurt (Info3) 2008

Pfluger-Heist, Ulla: In der Seele liegt die Kraft, Rümelang (Nawo-Verlag)

Popp, Fritz-Albert: Neue Horizonte in der Medizin, Heidelberg (Haug) 1983

Popp, Fritz-Albert: Die Botschaft der Nahrung, Frankfurt (Zweitausendeins) 1999

Reimann, Michael: Entdecke die Musik in Dir, München (Kösel Verlag) 1998

Rohen, Johannes W.: Morphologie des menschlichen Organismus, Stuttgart (Freies Geistesleben) 2007

Rohrbach, Christof: Radiästhesie, Heidelberg (Haug) 1996

Roitt, Ivan M. u.a.: Kurzes Lehrbuch der Immunologie, Stuttgart (Thieme) 1995

Rossi, Ernest Lawrence: Die Psychobiologie der Seele-Körper-Heilung, Essen (Synthesis) 1991

Schwenk, Theodor: Das sensible Chaos Stuttgart (Freies Geistesleben) 1962

Servan-Schreiber, David: Die neue Medizin der Emotionen, München (Goldmann) 2006

Sheldrake, Rupert: Das Gedächtnis der Natur, München (Scherz) 1991

Sheldrake, Rupert: Die Wiedergeburt der Natur, München (Scherz) 1991

Sogyal Rinpoche: Das tibetische Buch vom Leben und Sterben, München (O.W. Barth) 1994

Spektrum der Wissenschaft, Spezial: Das Immunsystem, 1997

Sommer, Beate: Immunfit forever, Vorwort: Prof. G. Uhlenbruck, (Eigenverlag) 2003

Steiner, Rudolf: Das Wesen des Musikalischen und das Tonerlebnis im Menschen, Stuttgart (G. Fischer) 1994

Stühmer, Rolf: Körper & Geist, München (Universitas) 1997

Treichler, Markus: Mensch – Kunst – Therapie, Stuttgart (Urachhaus) 1996

Vester, Frederic: Leitmotiv vernetztes Denken, 2. Aufl. München (Heyne) 1989

Vester, Frederic: Unsere Welt – ein vernetztes System, 8. Aufl. München (dtv) 1993

Vester, Frederic: Wasser = Leben, Ravensburg (Maier) 1987

Wilber, Ken (Hrsg.): Das holographische Weltbild, München (Scherz) 1986

Wischmann, Heinz: Die Homöopathie aus der Sicht der Quantenphysik. In: Co'Med 4/96

Zänker, Kurt S. (Hrsg.): Kommunikationsnetzwerke im Körper, Heidelberg (Spektrum) 1991

Zeylmans van Emmichoven, Frederik Willem: Die menschliche Seele, Basel (Die Pforte) 1953

Information im Internet

Umweltschutz:

Zeitschrift Strahlentelex mit ElektrosmogReport: http://www.strahlentelex.de

Verbraucherschutzzentrale NRW: www.verbraucher.de

Institut für baubiologische Gesundheitsberatung: www.das-gesunde-Haus.de

Ecolog-Institut: www.ecolog-institut.de

Gesundheit / Krankheit:

Deutsche Datenbase zu HIV und AIDS: http://www.AIDS-Info.net

Die Datenbank für außergewöhnliches Wissen: http://datadiwan.de

Fragebogen zur Selbstregulation: www.selbstregulation.de

Krebsgefährdung:

Krebsinformationsdienst: http://www.krebsinformation.de

Deutsches Krebsforschungszentrum Heidelberg: http://www.dkfz-heidelberg.de

Suchmaschine für Patienten, Pflegekräfte und Ärzte: http://www.oncolinks.de

Naturwissenschaft

Zeitschrift Bild der Wissenschaft: http://www.wissenschaft.de

Zeitschrift Spektrum der Wissenschaft: http://www.spektrum.de

Irvin D. Yalom

EXISTENZIELLE PSYCHOTHERAPIE

ISBN 3-926176-19-9 · 616 S.

Die fünfte deutsche Auflage liegt in korrigierter Fassung vor und ist erweitert um ein Vorwort von Irv Yalom zur neuen deutschen Ausgabe und um ein Interview mit dem Autor von Ulfried Geuter.

»Das große Standardwerk der Humanistischen Psychologie – kaum ein Werk ist so inhaltsreich. Und dabei schreibt Yalom so lesbar wie in seinen Romanen, so dass er auch vielen Laien moderne Psychotherapie verständlich machen kann – auf den Schreibtischen der Profis liegt er eh'.«

»Ein Fehler, dieses Buch nur Psychiatern und Psychologen zu empfehlen, denn jeder, der sich für Motive des menschlichen Daseins interessiert, wird hier Anregungen finden.«

Rollo May

»Wenn mich Leser fragen, welches meiner Bücher mir am liebsten ist, fällt mir die Antwort nicht leicht. Wie die meisten Autoren bin ich meist in das Buch verliebt, das ich gerade schreibe. Aber wenn ich wüsste, dass ich meine Feder für immer niederlegen müsste, würde ich wohl antworten, dass ich besonders stolz auf das Buch Existentielle Psychotherapie *bin.«*

Irvin Yalom, Vorwort zur deutschen Auflage